Dr. med. Christa Keding

DIE WUNDERSAME WELT DES MUSKELTESTS

Die weiteren Bücher von Dr. med. Christa Keding

Analytische Kinesiologie. Der Muskeltest als Brücke zu ganzheitlicher Heilung.
7., gründlich überarbeitete Auflage 2007. ISBN 978-3-0350-5019-6

Psychologische Kinesiologie. Die Kraft der Psyche als Tür zur Heilung.
6., verbesserte Auflage 2007. ISBN 978-3-0350-5022-6

Der große Kinesiologie-Ratgeber. Ganzheitliche Heilung durch den Muskeltest.
Analytische und psychologische Kinesiologie in einem Band.
Einmalige Sonderausgabe. Gebunden. ISBN 978-3-0350-3026-6

Entspannung statt Verspannung.
Hilfreiche und erprobte Ratgeber!

Helga Baureis: **Du wirst ja immer jünger!** Die besten Tipps für die schönsten Jahre.
Neu! ISBN 978-3-0350-5064-6

Emil Coué: **Autosuggestion.** Die Kraft der Selbstbeeinflussung durch positives Denken.
5., überarbeitete Auflage 2007. ISBN 978-3-0350-1507-2

Gerhard Leibold: **Gesichtsdiagnostik.** Schüßler-Salze und ihre praktische Anwendung im Alltag. 2. Auflage. ISBN 978-3-0350-1505-8

Resi Meier: **Praktische Kneipp-Anwendungen.** Waschungen, Bäder, Dämpfe, Güsse, Wickel, heisse Rolle, Auflagen, Heilkräuter, Kneippen mit Kindern.
5., korrigierte Auflage 2008, herausgegeben vom Schweizerischen Kneippverband.
ISBN 978-3-0350-5100-1

Thomas Methfessel: **Tai Chi für Anfänger.** Illustrierte Einführung in die chinesische Bewegungsmeditation. 12. Auflage 2008. ISBN 978-3-0350-3037-2

Shirley Trickett: **Endlich wieder angstfrei leben.** Selbsthilferatgeber gegen Angst, Depressionen und Panikattacken. 10. Auflage 2007. ISBN 978-3-0350-0020-7

Dr. med. Christa Keding

DIE WUNDERSAME WELT DES MUSKELTESTS

Glaubwürdigkeit, Chancen, Herausforderungen

Oesch Verlag

Die in diesem Buch vorgestellten Tipps und Übungen dienen der Selbsthilfe. Sie sind wirksam, leicht durchführbar und für jeden geeignet. Sollten Sie jedoch ernsthafte Gesundheitsprobleme haben, gleich, ob physischen oder psychischen Ursprungs, begeben Sie sich bitte in fachliche Behandlung.
Die Angaben in diesem Band basieren auf dem bei Erscheinen aktuellen Wissensstand von Medizin und Naturheilkunde, soweit er Autorin und Verlag zur Verfügung gestanden hat.
Alle Ratschläge wurden von Autorin und Verlag sorgfältig erwogen und geprüft; dennoch kann eine Garantie nicht übernommen werden. Eine Haftung der Autorin bzw. des Verlags und seiner Beauftragten für Personen-, Sach- und Vermögensschäden ist ausgeschlossen.

Umschlaggestaltung: Birgit Klein, E-Mail: info@8chtsam.de
Druck und Bindung: CPI – Ebner & Spiegel, Ulm
Printed in Germany

ISBN 978-3-0350-3036-5

Gern senden wir Ihnen unser Verlagsverzeichnis:
Oesch Verlag, Jungholzstraße 28, CH-8050 Zürich
E-Mail: info@oeschverlag.ch
Telefax 0041/44 305 70 66 (CH: 044 305 70 66)

Unser Buchprogramm finden Sie im Internet unter:
www.oeschverlag.ch
www.joppverlag.de

Inhaltsverzeichnis

Zum Sprachgebrauch

Liebe Leserinnen und Leser, geneigte Therapeutinnen und Therapeuten sowie Kinesiologinnen und Kinesiologen – es fällt schwer, flüssig zu schreiben, und das Lesen wird so auch nicht einfacher, ich fühle mich gestelzt und unrund. Mir fehlt die Eleganz, die ich bei anderen Autoren gefunden habe, mit -en und -innen zu jonglieren. Ich bitte deshalb um Nachsicht, wenn ich den gewohnten Standard männlicher Wortgebilde beibehalte. Sie stehen weniger für Personen als für die angesprochene Funktion (wie z. B. Tester oder Therapeut oder Patient), und insofern erscheint es mir sehr gewollt, zwischen weiblichen und männlichen Ausübenden zu unterscheiden.

Vor dem Anfang

Da sitze ich nun, zum wie viel hundertsten Mal, an meinem Laptop, heute bei Traumsommerwetter auf meinem Balkon in Hamburg. Mitten im Getümmel der Großstadt reicht mir »meine« Eiche einen Ast über das Balkongitter und filtert das Sonnenlicht eines warmen Augusttages. Lauer Wind streichelt die Haut und trägt das Kreischen und Lachen der Kinder vom Spielplatz herüber.

Und warum sitze ich ausgerechnet an solch einem Tag am Schreiben?

Vielleicht ist es ein Versuch, mich von der wunderbaren Atmosphäre eines seltenen Sommertags tragen und inspirieren zu lassen. Mehrere Wochen liegen hinter mir, in denen ich keine einzige Zeile formulieren konnte. Anfangs ärgerte ich mich nur über diese Schreibblockade, wollte ich doch mein Buch den vielen Neugierigen allzu gern auf einer Tagung zum Jahresende präsentieren. Überhaupt fand ich es an der Zeit, mit dem Thema endlich zu Potte zu kommen. Und ahnte (zum Glück) nicht, dass ich einen Sommer später immer noch auf meinem Balkon an demselben Buch arbeiten würde, ohne dass die Vollendung in Sicht ist.

Es begann damit, dass ich mit Hilfe einer schriftlichen Ausarbeitung einige Irritationen zur Kinesiologie klären wollte, um in meinen Seminaren zu ein paar schwierigen Fragen Rede und Antwort stehen zu können. Ich bekomme immer wieder gute Einfälle, wenn ich beispielsweise Tagebuch schreibe, und dieses Medium wollte ich diesmal nutzen, um in meiner Aufgabe als Kursleiterin voranzukommen.

Je länger ich mich jedoch mit den Themen beschäftigte, um so klarer wurde mir, dass die erarbeiteten Informationen nicht nur in meine Kurse gehören, sondern auch meine früheren Bücher *Gesund durch analytische Kinesiologie* und *Gesund durch psychologische Kinesiologie* erweitern und ergänzen. Ebenso wurde immer klarer, dass die Fragen nicht mal eben nebenbei abzuhandeln waren, sondern Raum brauchten, ihnen auf den Grund zu gehen. So zeichnete sich allmählich ab, dass es nicht bei ein paar Aufzeichnungen bleiben würde, sondern dass es ein rundes Gesamtwerk werden müsste, ein ganzes Buch halt.

Und so begann ich zu schreiben, nicht ahnend, auf was ich mich da eingelassen hatte. Was zunächst nach der Ausleuchtung einiger Schwierigkeiten und der Dokumentation mancher Ideen aussah, entpuppte sich im Werden zu einem Großprojekt. Erst kurz vor Abschluss des Buches wurde mir überhaupt das Ausmaß klar, zum einen, dass ich in diesem Buch die Ergebnisse und Beobachtungen jahrelanger intensiver Studien auswerte, und zum anderen, dass einige Rückschlüsse, wenn man ihre Tragweite zulässt, enorme Konsequenzen für die therapeutische Arbeit allgemein wie auch konkret für die Kinesiologie haben können.

Doch immer wieder wurde mein Schreibfluss unterbrochen. Nicht nur durch die alltäglichen Aufgaben in Praxis und Seminaren, sondern vor allem, weil ich einen Knoten in den Gehirnwindungen hatte und keine Zeile zustande brachte. Allzu oft lag mir das, was ich auf dem Herzen hatte, schon fast auf den Lippen – pardon, in den Fingerspitzen –, aber es kam nicht raus.

Zum Glück haben mich meine Patienten und Kursteilnehmer gelehrt, dass es immer einen Sinn hat, wenn sich vor uns eine Blockade aufbaut, und nur in den allerseltensten Fällen, wenn überhaupt jemals, ist der Sinn, dieses Hemmnis gewaltsam zu beseitigen und sich in derselben Spur weiter zu zwingen.

So habe ich in den fast vier Jahren, in denen ich an diesem Buch gearbeitet habe, selbst viele Entwicklungs- und Erkenntnisschritte durchgemacht und phasenweise wahre Geburtsprozesse durchlebt, und erst in ihnen wurde mir bewusst, dass ich tatsächlich seit Beginn meines Schreibens zu Fragen von »Kinesiologie und Bewusstsein« mit einer grundsätzlichen inneren Auseinandersetzung schwanger gewesen bin.

Immer wieder durchdrang ich die Gedanken eine Nuance tiefer, immer wieder erschlossen sich erweiternde Aspekte, immer wieder wurden neue Erkenntnisse geboren, vieles davon erforderte eine erneute Überarbeitung. Manches inspirierte mich inhaltlich, anderes betraf das Wie. Und ein ganz konkretes Wie begleitete mich bis zum Ende des Buches und darüber hinaus beim jeweils erneuten Durcharbeiten des gesamten Werkes.

Mein Dauerbrenner: Wie gehe ich in der Öffentlichkeit eines Buches damit um, wenn ich etwas äußern möchte, das von anderen als Kritik aufgefasst werden kann (und vielleicht sogar so gemeint ist)?

Viele Punkte dieses Buches sind Schritt um Schritt gereift, haben sich nach und nach erschlossen, aber keiner hat mich so anhaltend dabei in Spannung versetzt wie die Frage: Ist es sinnvoll und weise und zum Besten des Ganzen, auch in einigen Punkten kritisch Stellung zu beziehen?

Wie bei einem werdenden Kind, das die Gene von Vater und Mutter mit etlichen Gegensätzen mitbekommt und sich in allen Anlagen »entscheiden« muss, welche es ausbildet, so habe ich auch in mir Gegensätze zu einem Ganzen werden lassen wollen. Für mich war das ein intensiver, fortwährender Prozess. Sie werden das Endergebnis lesen, aber einen kurzen Blick in mein inneres Ringen möchte ich Ihnen nicht vorenthalten. In mir tobte ein Höllenkampf verschiedenster Seelen:

Die *Seele mit dem Heiligenschein* wies sanft und weisheitsvoll darauf hin, dass es nicht darum gehe, andere zu be- oder verurteilen, jeder würde seinen Weg auch ohne meine schlauen Worte finden.

Die *Übervaterseele* verbündete sich sofort mit ihr und verwies darauf, dass drei Finger auf mich zeigen, wenn ich mit einem auf andere zeige.

Die scharfe *Kritikerseele* fragte mich nach meiner Legitimation, mich überhaupt zu diesem Thema zu äußern.

Die *Angsthäsinnenseele* stimmte sofort mit ein – ich will mich schließlich auch nicht in die Nesseln setzen.

Die einsichtige *Vernunftseele* wollte keinesfalls, dass Einzelbeispiele als Rundumschlag missverstanden werden könnten, und riet deshalb vorsichtshalber von ihrer Erwähnung ab.

Die *Diplomatenseele* meinte, es sei sicher alles nur eine Frage der Formulierung, ich solle nur eifrig weiter daran schleifen, irgendwie ließe sich jeder Einwand auch positiv ausdrücken.

Demgegenüber brennt der *Herzensseele* das Anliegen dieses Buches auf den Nägeln. Sie ist so angefüllt, berührt und begeistert von all den Erfahrungen mit dem Muskeltest, dass ihr nichts wichtiger ist, als die Erkenntnisse daraus mit all denen zu teilen, die ähnliche Fragen auf dem Herzen haben. Die Herzensseele fühlt sich frustriert und eingesperrt durch die Riege der Mundtotmacher.

Die *Wahrhaftigkeitsseele* tritt der Herzensseele zur Seite und besteht darauf, dass laue Halb(wahr)heiten nur eine faule Ausflucht sind. Sie lehnt einen Eiertanz auf dem Hochseil entschieden ab.

Und eine klitzekleine *Aufmüpfigkeitsseele* kontert unterstützend: »Selbst schuld, wenn sich jemand auf die Zehen getreten fühlt!«

Und meine arme *Autorinnenseele* fühlte sich zwischen Baum und Borke und hörte auf zu schreiben.

Starke Verbündete auf der einen Seite. So viele Stimmen hat die andere Seite nicht – aber haben sie ein anderes Gewicht? Gibt es da überhaupt Lösungen, die allen Seelen gerecht werden?

Die liebevolle Geburtshilfe von Freunden und Mitarbeiterinnen brachte dann in Kooperation mit der *Seelenchefin* das Kind ans Licht, das sich jetzt nicht mehr krampfhaft müht, ein Zwitter zu sein. Die Seelenchefin hörte bevorzugt auf das Herz und die humorvolle *Weisheitsseele*, die in dem lauten Gestreite wohl überhört worden war. Das Ergebnis war eindeutig:

Ich kann nichts anderes schreiben als das, was in mir ist und mir am Herzen liegt. Ich will nicht taktieren oder aus Berechnung (zum Beispiel um Karmapunkte zu sammeln) mit meinen Gedanken hinterm Berg halten. Wenn ich meine Motive geprüft habe, kann ich nur noch frisch von der Leber weg formulieren. Und ich werde es so tun, wie mir der Schnabel gewachsen ist, mit allen Risiken und Nebenwirkungen.

Und wie sagte die Weisheitsseele so nett? – »Du willst doch wohl nicht wegen ein paar Nebenwirkungen kneifen?«

Also ist die Entscheidung getroffen. Denn ich weiß, wie vielen Therapeuten und Kinesiologen ich aus der Seele spreche, und ebenso weiß ich, dass sich viele Anwender der Kinesiologie dieselben oder ähnliche Fragen stellen wie ich – und wahrscheinlich oft ähnliche Antworten gefunden haben. Ich vermute, dass die meisten, denen meine Sichtweise neu und fremd ist, bislang nur noch nicht genauer über das Thema nachgedacht haben. Und ich gehe davon aus, dass Kinesiologen offen, neugierig und kooperativ sind, indem ihnen eine seriöse Kinesiologie am Herzen liegt.

Und so sitze ich wieder einmal an einem lauschigen Sommerabend auf meinem Balkon, das Eichhörnchen huschte gerade hinterm Laptop vorbei, und ich freue mich, dass ich den Dreh zum Schreiben wiedergefunden habe. Wer weiß, ob ich im nächsten Sommer vielleicht immer noch schreibe.

Einstiege

Warum und für wen dieses Buch?

Der rote Faden:
Wie die wunderbare Methode der Kinesiologie für mich immer wunderlicher wurde und wie scheinbar banale Fragen meine alten Vorstellungen zum Einsturz brachten, schließlich aber aus den Trümmern ein neues Denkmodell entstand.

Vor etwa 20 Jahren muss eine Glücksfee mein Leben gestreift haben. Ich war damals Hausärztin mit einer großen Landpraxis, glücklich und frustriert zugleich. Einerseits liebte ich meine Aufgabe, und ich liebte auch die Patienten. Das wiederum war Anlass zu Kummer und Frustration, denn je länger ich die Menschen betreute, die mir ihr Vertrauen schenkten, um so mehr erkannte ich, wie unzulänglich all meine schulmedizinischen Bemühungen waren. »Erfolg« war, wenn ein Abszess nach Eröffnung ausheilte, wenn akute Beschwerden (oftmals von allein?) wieder verschwanden, wenn ich chronisch Kranke mit einem Medikament so »einstellen« konnte, dass sie weniger litten oder bessere Laborwerte zeigten.

Aber dass chronisch Kranke auch mal wieder *gesund* wurden, kam nicht vor. Auch dass ungeklärte Beschwerden und Symptome die Patienten weiter quälten, ohne dass wir eine Diagnose oder Ursache fanden, machte sowohl sie wie mich unglücklich.

Als langjährige Begleiterin meiner Patienten wollte mir immer weniger in den schulmedizinischen Kopf, dass »unheilbar« das letzte Wort sein sollte. Mein so oft stumm oder laut ausgesprochenes Gebet hieß »Lieber Himmel, der menschliche Körper ist doch sicherlich in der Lage, die eine oder andere chronische Störung zu beheben, anstatt nur ihre Symptome zu bekämpfen – wenn ich dazu beitragen kann, lass es mich bitte finden!«

Ich fand auch einiges – Pflanzenheilkunde, Homöopathie, Neuraltherapie u. a. –, blieb aber irgendwie weiterhin unzufrieden. So hilfreich und nebenwirkungsarm manches davon war, es entsprach nicht wirklich dem, was ich mir unter Heilung vorstellte.

Dann kam besagte Fee. Sie nahm meinen Mann mit auf ein Chirotherapie-Seminar. Als er von dort zurückkehrte, ahnte ich noch nicht, dass sich von dem Zeitpunkt an unsere Welt auf den Kopf stellen und zugleich mein Wunsch an den Himmel in Erfüllung gehen würde: Er brachte den Muskeltest mit. Ein scheinbar ganz einfaches Instrument, bei dem sich un(ter)bewusste Instanzen über eine veränderte Muskelkontrolle sichtbar und fühlbar und damit bewusst verständlich »mitteilen«: Man versucht, den ausgestreckten Arm eines Anderen herunterzudrücken – wenn er »hält«, ist alles okay, wenn nicht, heißt das »Alarm«.

Der Muskeltest revolutionierte meine Praxis, öffnete einen völlig neuen Blick auf Gesundheit und Krankheit und bewirkte vor allen Dingen Heilung in so vielen Fällen, wie es mir schulmedizinisch nie begegnet war. Alles das, was dieses Testverfahren aus der Kinesiologie für mich und meine Praxis bedeutete, ließ mich so »überlaufen«, dass ich es nach einiger Erfahrung mit anderen teilen wollte, woraus zunächst Seminare und später meine ersten beiden Bücher entstanden.

Auch zu diesem Buch ist der Anlass weiterhin die Begeisterung über und die Liebe zu einem grandiosen Instrument für Heilung und Gesundheit – der Anstoß dazu kam diesmal jedoch nicht aus der überfließenden Freude, sondern aus Irritation, Frust und teilweise sogar aus Ärger. Denn irgendwas »stimmte« nicht mit meiner heißgeliebten Methode. Nicht etwa, dass meine Arbeit mit ihr unbefriedigend wurde, ganz im Gegenteil.

Sand ins Getriebe kam von anderer Seite. Hin und wieder »knirschte« es bei bestimmten Themen in meinen Seminaren, häufiger aber noch fühlte ich mich fast schon persönlich betroffen, wenn ich in der Öffentlichkeit und vor allem im Kollegenkreis erlebte, dass man kein gutes Haar an der Kinesiologie ließ. Das wiederum sensibilisierte mich, aufmerksamer einiges von dem zu registrieren, was andere an dieser Methode bemängelten, schon allein, weil ich sie verteidigen wollte.

Was mich dann aber am ärgsten traf, war mein Erschrecken: Die Kritiker und Gegner hatten gar nicht in allem Unrecht!

Das wurmte mich zunehmend. Denn ich liebe diese Methode, und ich sehe in ihr ein großes Potential, in der Medizin einen Siegeszug anzutreten. Und wo immer ich jemanden oder etwas liebe, wird es mir am Herzen liegen, dass es ihm gut geht, dass Unstimmigkeiten ausgeräumt und Krisen gelöst und Potentiale gefördert werden. Wenn ich jemanden oder etwas liebe, gebe ich mein Bestes. Wenn alles das für meine Kinder, meinen Liebesgefährten, meine Freunde, meine Patienten gilt, warum dann nicht ebenso für eine Aufgabe meines Lebens?

Meine Wunderkiste

Immerhin hatte ich mit der Kinesiologie eine wundervolle Methode kennengelernt. Kein Wunder also, dass ich mich für sie einsetze, sie fördern und verbreiten möchte. Denn Wunder sind in der Arbeit mit der Kinesiologie nun mal keineswegs selten:

Der Muskeltest ist ein wunderbares Werkzeug, mit dem sich einfach und systematisch Krankheitsursachen und optimale Therapiewege aufzeigen lassen. Er begleitet einen wundervollen Heilungs- und Entwicklungsweg, wie ich ihn mir aus meinen schulmedizinischen Zeiten niemals hätte träumen lassen. Aber es wird auch viel Wunderliches mit dem Test angestellt, so dass manche ihr blaues Wunder erleben in der Resonanz der Öffentlichkeit. Es verwundert nicht, dass der Kinesiologie recht viel Skepsis begegnet bei so manchen wundersamen Auftritten.

Es lässt sich unschwer heraushören, dass ich offensichtlich mit der Kinesiologie auch unschöne Erfahrungen gemacht habe. Ich habe solche am eigenen Leibe erlebt, höre sie aber in ähnlicher Weise auch von Freunden, Kursteilnehmern, Patienten und Lesern meiner Bücher.

Die eine oder andere »schlechte Erfahrung« ist natürlich nichts Besonderes, das kommt in jeder Therapieform vor. Wenn diese schlechten Erfahrungen jedoch auf Ergebnissen basieren, die per Muskeltest aus der untersuchten Person selbst herausgelesen werden und damit doch letztlich »wahr« sein müssen, dann wundert mich das.

Andererseits: Konnte überhaupt alles wahr sein, was da an Testergebnissen herauskam? Wenn das stimmt, dann haben manche Patienten zwei konträre Wahrheiten, denn es passiert nicht allzu selten, dass zwei kinesiologische Untersucher exakt Gegenteiliges per Muskeltest herausfinden. Oder es werden mit dem Test Behauptungen aufgestellt, die sich schlichtweg als falsch herausstellen, beispielsweise indem zeitlich definierte Heilversprechen »ausgetestet« werden, die der Körper des Patienten dann aber nicht hält.

Und nicht nur am Patienten direkt kommen manchmal widersprüchliche, unlogische oder gar gefährliche Aussagen zustande (zu letzteren rechne ich, wenn bereits in einem ersten Therapiekontakt angeblicher sexueller Missbrauch »aufgedeckt« wird); auch Ausbilder ein und derselben Methode lehren hin und wieder diametral Gegensätzliches.

Das Wunderlichste an diesem Phänomen ist, dass innerhalb seines eigenen Systems der jeweilige Anwender »beweisen« kann, dass es nur nach seiner Fasson funktioniert, und er widerlegt seinen Kollegen, der vom Gegenteil ausgeht und dieses Gegenteil ebenfalls beweisen kann!

Was ich anfangs noch als Missverständnis oder als Mangel an genauerer Information verstand, bestätigte sich bei sorgsamer Recherche immer mehr.

Solche Beobachtungen machten mich stutzig. Und sie waren letztlich der Anstoß zu diesem Buch. Es nahm seinen Ausgangspunkt in etlichen Irritationen, die mich vorübergehend sozusagen kinesiologisch ausbremsten. Wonach sollte ich mich richten, wenn es konträre Wahrheiten zu geben schien?

Widerspruch und Wahrheit

Zunächst ging ich davon aus, dass das eine richtig und das andere falsch sein müsse, was ich ergründen wollte, indem ich mich mit den Einzelfällen schriftlich auseinandersetzte, um »die Wahrheit« zu finden. Mein Notizberg von Anmerkungen, Beobachtungen, Thesen, Belegen und Fragen schwoll immens an, eine Klärung war nicht in Sicht. Im Gegenteil: Es kamen immer mehr Puzzleteile hinzu. Bei manchem ging es längst nicht mehr um die Kinesiologie als Methode, und doch gehörte alles zu einem Gesamtbild, das ich aber nicht erkennen konnte.

Völlig irritiert war ich beispielsweise über Therapeuten, die »per Wahrheitsbote Muskeltest« bei fast allen Patienten dieselben Störungen fanden, während dieselben Patienten anderen Therapeuten andere Testantworten anboten. Ebenso konnte ich nicht begreifen, dass man den Muskeltest als Verkaufsargument (z. B. auf Gesundheitsmessen) missbrauchen kann.

Wie gesagt: Je länger ich der Materie nachging, desto mehr sammelte sich in meinem Körbchen.

Nachdem ich alles gesichtet und sortiert hatte, blieb die Fülle zwar bestehen, aber ich hatte zumindest einen gemeinsamen Nenner, um den es mir persönlich ging: Was sich vor mir ausbreitete, waren lauter Bruchstücke, die nicht zusammen passen wollten und damit irgendwie die Kinesiologie unglaubwürdig wirken ließen.

Da schloss sich zumindest der Kreis zu meiner persönlichen Betroffenheit. Denn, ich sagte es ja schon, mir liegt am Herzen, dass das Instrument Kinesiologie – für mich noch konkreter der Muskeltest – Zugang zu seriösen Therapiemethoden bekommt. Das wird erst geschehen, wenn er durch Glaubwürdigkeit standhält.

Wenn ich wiederum mein gesammeltes Material unter der Überschrift »Glaubwürdigkeit« sichtete, kamen Zug um Zug noch einige weitere Aspekte hinzu, die ich berücksichtigen musste.

So wartet die Kinesiologie ohnehin in ihrer Methode mit einigen Merkwürdigkeiten auf, die sich jenseits unseres gängigen Wissenschaftsverständnisses bewegen, beispielsweise, dass man Substanzen allein durch Berührung auf ihre Verträglichkeit testen oder per Muskeltest mit seinem Gegenüber telepathisch kommunizieren kann. Auch das galt es irgendwie einzubeziehen, wenn ich mich für den Muskeltest stark machen wollte.

Nicht zu vergessen, obwohl es mehr oder weniger Randerscheinungen sind, einige unkluge Präsentationen dieses wertvollen Instruments im privaten Rahmen, in manchen Praxen und in der Öffentlichkeit.

Alles das wollte verstanden und dann in Worten verpackt werden, wenn ich dem Muskeltest helfen wollte, aus einer wissenschaftlichen Grauzone heraus dennoch klar und seriös zu erscheinen. Auf diese Weise verstehe ich mich als eine Art Anwältin des Muskeltests. Ich möchte einem »Mandanten« mein Wort leihen, dem selbst oft die geeigneten Worte fehlen und der ohnehin einen recht schweren Stand hat durch seine eigenartigen Phänomene. Sein Dasein muss nicht noch zusätzlich erschwert werden durch Verwirrendes oder ein negatives Image.

Was einmal eigentlich nur gedacht war als Vorbereitung auf meine Seminare oder Vorträge, hatte wiederum durch die Erarbeitung schon so viel Wertvolles zutage gebracht, dass es schade gewesen wäre, allein auf meinem Erkenntnisberg sitzen zu bleiben. Zumal es bei der Beschäftigung mit der Materie nicht dabei blieb, nur Frust und Enttäuschung oder gar Mängel zu benennen.

Zu meiner großen Freude entwickelte sich im Laufe der Zeit, in der ich daran gearbeitet habe, ein stimmiges Denkmodell, in dem sich alle Widersprüche auflösen, mit dem alle Phänomene des Tests zumindest hypothetisch erklärt werden können, mit dem darüber hinaus deutlich wird, wie sogar Willkür und Manipulation in den Muskeltest einfließen können. Diese Einflüsse beim Muskeltest nachvollziehbar zu machen, kommt der kinesiologischen Arbeit und den Patienten zugute – und damit nicht zuletzt auch der Methode und ihrem Ansehen.

Dieses Modell möchte ich hier anbieten, damit es auch anderen nützlich werden kann, die schon mal über manche Merkwürdigkeiten in der Kinesiologie, aber ebenso in anderen feinstofflichen Methoden, irritiert sind und doch so gern verlässliche Orientierungshilfen an der Hand hätten.

Und *wem* könnte dieses Buch nützlich werden?

Logischerweise allen, die sich mit Kinesiologie beschäftigen, sei es als Therapeuten, als Schüler der Methode, als Privatanwender, als potentielle Patienten, als Ausbilder, Zufallsleser oder Kritiker.

Es könnte nützlich sein, wenn Sie Kinesiologie bzw. den Muskeltest kennen, praktizieren, kennenlernen wollen, skeptisch betrachten oder noch gar nicht kennen und nur neugierig sind, was hier läuft – im nächsten Kapitel gebe ich einen Einblick in die Kinesiologie (nicht nur) für Nichtkinesiologen.

Was erwartet Sie?

Dieses Buches lädt Sie ein, den Muskeltest einmal aus einem anderen Blickwinkel zu betrachten, aus der Perspektive des Bewusstseins. Wobei es niemanden überraschen dürfte, dass das Bewusstsein in der Anwendung des Muskeltests eine entscheidende Rolle spielt.

> Das Ungewohnte mag sein, die Tragweite zu begreifen, die damit einhergeht, wenn das Bewusstsein nicht nur eine *Rolle* spielt, sondern letztendlich *Regisseur* des gesamten Verfahrens ist.

Dementsprechend ist der Leitfaden dieses Buches das Thema »Bewusstsein«, unter verschiedenen Aspekten und Qualitäten. Er entspringt aus einem Knoten von Unstimmigkeiten, die ich zu entwirren versuche. Dann folgt er der Linie des Denkmodells, mit dem die Unstimmigkeiten und Widersprüche gelöst werden können, um sich danach in einzelne Unterfäden aufzuteilen, die auf die Spur verschiedener Konsequenzen und Erkenntnisse führen. Am Ende fügen sich die Unterfäden wieder zusammen und führen zu den Perspektiven, die sich aus diesen Erkenntnissen ergeben.

Konkret heißt das:

- Es beginnt mit der Einstellung zur Kinesiologie in der Öffentlichkeit und der Frage, welches Bewusstsein *zu* ihr herrscht; hier geht es um die Außenwirkung.
- Das Kernstück beschäftigt sich mit der Rolle des Bewusstseins *in* der Anwendung der Kinesiologie als Schlüssel für das Verständnis von Ungereimtheiten, Widersprüchen und Ambivalenzen.
- Im letzten größeren Teil des Buches ziehen wir die Konsequenzen, die sich für unser Bewusstsein *aus* den Ergebnissen des kinesiologischen Tests ergeben.
- Unterwegs streifen wir den faszinierenden Bereich persönlicher Bewusstseinsentwicklung, wie sie *durch* die Kinesiologie begleitet werden kann.
- Zuletzt werfen wir einen Blick auf Potentiale des Bewusstseins, wie sie sich *über* die Kinesiologie *hinaus* abzeichnen.

Der Weg durch dieses Buch wird nicht immer geradlinig verlaufen, sondern die Vielschichtigkeit des Themas lenkt schon mal einen Sprung hierhin und dorthin, und ebenso werde ich Sie auf den einen oder anderen kleinen Umweg mitnehmen – aber wir wissen ja, Umwege führen bisweilen schneller ans Ziel, vor allem, wenn ein Stau auf der Autobahn des geradlinigen Denkens besteht.

Mein Anspruch ist die Glaubwürdigkeit, meine Ausrichtung ist die Anerkennung von Kinesiologie und Muskeltest auf einer seriösen Grundlage. Dennoch lege ich hier bewusst keine wissenschaftliche Abhandlung vor. Ebenso wenig beanspruche ich, »die« Wahrheit gefunden zu haben, auch wenn ich hoffe, ihr mit meiner Auseinandersetzung ein Stück näher zu kommen.

Meine Ideen und Hypothesen wollen eine Entwirrungs- und Orientierungshilfe bieten für diejenigen, die sich im kinesiologischen Dschungel zu verlaufen drohen, wollen anregen zum Beobachten, Prüfen, Mitdenken. Wenn sie durch überzeugende Argumente widerlegt werden, haben sie als These schon ihren Zweck erfüllt. Wenn sie im Laufe der Wahrheitssuche erweitert und korrigiert werden, ebenfalls. Wenn sie sich einfach nur bestätigen, erst recht.

In Kürze für Eilige:
Ich möchte mich dafür einsetzen, den Muskeltest in seinen Prinzipien besser zu verstehen und ihm dadurch zu mehr allgemeiner Anerkennung verhelfen.

Widersprüche kinesiologischer Anwendungen und einige spezielle Phänomene des Muskeltests untergraben die Glaubwürdigkeit der Methode. Meine Suche gilt den Prinzipien, durch die sich solche Widersprüche integrieren oder auflösen lassen.

Kinesiologie – ein Einblick, nicht nur für Einsteiger

Der rote Faden:
Was Kinesiologie eigentlich ist, als Ganzes und allgemein, und was speziell die analytische Kinesiologie ausmacht. Wie und warum der Muskeltest überhaupt funktioniert und inwiefern er in Medizin und Psychotherapie geradezu Wunder wirken kann.

Über Kinesiologie kann man in zwei Minuten das Allerwichtigste sagen, man kann sie in zwei Stunden im Überblick erklären, in zwei Tagen kann man recht gut die grundsätzlichen Prinzipien bis zur einfachen Anwendung vermitteln, zwei Wochen braucht es, um die Grundlagen der Methode zu erfassen oder in die wesentlichen Richtungen der Kinesiologie hineinzuschnuppern. Und Jahre dürfte es brauchen, um mit ihr kreativ oder gar virtuos zu jonglieren.

Kurz ein wenig Allgemeines

Beginnen wir mit der knappsten Kurzformel für neugierige Neulinge:

> Das zentrale Arbeitsinstrument in der Kinesiologie ist eine Prüfung von Muskelreaktionen, um Auswirkungen unterschiedlichster Reize auf einen Menschen oder ein anderes Wesen nachzuweisen.

Meist handelt es sich dabei um unterschwellige Reize, die nicht vom Bewusstsein registriert werden. Solche unterschwelligen Einwirkungen werden »feinstofflich« genannt. Solange es noch keine eindeutigen wissenschaftlichen Erklärungen für diese Art von Reaktionen gibt, möchte ich mich dem allgemeinen Sprachgebrauch anschließen und sie »feinstofflich« nennen.

So einfach sich das Wort »Kinesiologie« übersetzen lässt, so wenig kann man aus dem Namen allein herleiten, was diese Methode ausmacht. Kinesiologie kommt aus dem Griechischen und setzt sich zusammen aus »kinesis« = Bewegung und »logos« = Lehre, heißt also eigentlich Bewegungslehre. Was fälschlicherweise an eine Sporttechnik oder Trainingsmethode oder eventuell noch an Rehabilitationsmaßnahmen oder Tanztherapie denken lassen könnte – alles das ist jedoch nicht gemeint.

Ich zitiere im Folgenden zunächst einmal einen Text der Vorsitzenden des Europäischen Verbandes für Kinesiologie, Ingeborg Weber:

> *Kinesiologie als Lehre von der Bewegung beschäftigt sich im engeren Sinne mit dem Zusammenspiel der Nerven, Muskeln und Knochen, ihrem Einfluss auf die Körperhaltung und Bewegungsabläufe.*
>
> *Darüber hinaus arbeitet die Kinesiologie mit der seelischen, geistigen und übergeordneten spirituellen Ebene. Ihr Ziel ist es, Bewegung in festgefahrene Emotionen, Denkweisen, Glaubenssysteme und Verhaltensmuster zu bringen, um den Menschen seine Balance, seine Mitte und seinen Platz im Kosmos finden zu lassen.*
>
> *Diese verschiedenen Ebenen werden über die Meridianenergie – der Grenze zwischen grob- und feinstofflichem Körper – verbunden. Die energetische Ebene ist der biochemischen, stofflichen Ebene übergeordnet, egal wo angesetzt wird – alles hat Wechselwirkung über diese Lebensenergie auf andere Ebenen. So können unterschiedliche Ansätze letztendlich zum gleichen Ziel führen.*
>
> *Aus der chiropraktischen Entwicklung heraus arbeitet die Kinesiologie auf der körperlichen Ebene bei verspannten, hypertonen Muskeln oder geschwächten hypotonen Muskeln mit verschiede-*

nen Korrekturen, die von Dr. George Goodheart entwickelt wurden.

Frank Chapman entdeckte die neurolymphatischen Reflexpunkte und dass eine Massage dieser Punkte die Entgiftung der Lymphe anregt. Goodheart stellte dann die Verbindung der einzelnen Punkte zu den entsprechenden Muskeln her. Terence Bennet erforschte die neurovaskulären Kontaktpunkte. Bestimmte Punkte am Kopf rufen bei sanfter Berührung eine vermehrte Durchblutung des Gehirnareals hervor. Auch hier konnte Goodheart die Verbindung zu entsprechenden Muskeln herstellen.

Anfang der 70er Jahre gelang es Dr. Goodheart, aus dem Akupunktursystem der Chinesen über die Meridiane und ihre Verbindung zu Organen, die Zuordnung zu bestimmten Muskeln zu finden. Durch Streichen der Meridianverläufe oder Halten von Anfangs- und Endpunkten des Meridians wird ein abgeschalteter Muskel gestärkt.

Des weiteren werden Haltungsschwächen, Fehlstellungen und Reflexe der Bewegungsabläufe getestet und durch Korrekturtechniken behoben. Diese Blockaden, die sich auf der geistig-seelischen Ebene auswirken, führen zu Lernschwierigkeiten und können zum Hindernis in der persönlichen Entwicklung werden.

Darüber hinaus kann jeder Muskel als Indikator eingesetzt werden, als eine Art Biofeedback-Instrument. Der Indikatormuskel reagiert als Antwort des Körpers auf einen Reiz oder Stress. So können zum Beispiel gestestet werden: Nahrungsmittel, Medikamente, Schadstoffe, Testsätze mit Toxinen, Viren, Bakterien und Parasiten.

Die Kinesiologie beachtet das Symptom und stellt dann die Verbindung zur Ursache her, um aus dem ganzheitlichen Ansatz den Menschen zu heilen.

Diese universalen Möglichkeiten des diagnostischen und therapeutischen Vorgehens haben zu einer raschen Ausbreitung des Kinesiologie in der ganzen Welt geführt.

Kinesiologie ist in viele Berufsfelder integriert und weiterentwickelt worden, so dass heute weltweit sehr verschiedene Richtungen eingesetzt werden. Die Richtung Stress-Release, basierend auf der Arbeit von Hans Selye, dass Stress eine nichtspezifische Reaktion des Körpers auf jede an ihn gerichtete Anforderung is, zeigt auf, dass die Menschen unterschiedlich auf diese Anforderungen reagieren und eine Kaskade von körperlichen Reaktionen abläuft, die letztendlich eine Krankheit hervorrufen. Mit Hilfe des Muskeltests können Stressoren identifiziert und Korrekturen eingesetzt werden. Daraus haben sich weitere Richtungen entwickelt.

Der kinesiologische Muskeltest hat den Vorteil, dass der Patient direkt am Geschehen beteiligt ist und Testergebnis und Korrektur selbst spürt und prüfen kann. Voraussetzung ist, dass er auf der bewussten und unbewussten Ebene einverstanden ist und gesund werden will.

(Informationsblatt für Kursinteressenten)

In einen Satz gebracht: Was die Entdecker und Anwender unter Kinesiologie verstehen, ist ein Wechselspiel zwischen Unterbewusstsein und Muskelsteuerung und einem System reflektorischer Behandlungen einerseits und der Auswirkung bestimmter, konkret festgelegter Bewegungsfolgen für die Funktion von Denken, Lernen und Koordination andererseits. Aus dem Überblick der Verbandsvorsitzenden ist zu ersehen, dass sich die Kinesiologie seit ihrer Entdeckung vor knapp 50 Jahren in fast unzählige Anwendungszweige differenziert hat, und ständig werden weitere Einsatzmöglichkeiten erschlossen und neue Elemente anderer Therapierichtungen in die Kinesiologie integriert. Sie bilden inzwischen ein weit ausladendes Geäst, das hier nicht vollständig vorgestellt werden kann und soll.

Die analytische Kinesiologie

Als Methode betrachtet, ist auch die von mir entwickelte analytische Kinesiologie eine weitere Facette des bunten Spektrums Kinesiologie. Doch obwohl sie Ähnlichkeiten mit anderen schon bekannten Richtungen wie angewandte Kinesiologie oder Health Kinesiology oder Neuralkinesiologie und vor allem Psychokinesiologie aufweist, unterscheidet sie sich in einem wesentlichen Punkt: durch Weglassen.

Sie bringt keine neuen Elemente in die Arbeit, sondern ist eher die minimalisierte Version der Kinesiologie, eine Essenz. Dadurch wird sie handlich und ist vielfältig zu nutzen. Sie orientiert sich an wesentlichen Prinzipien und reduziert die Methodik.

Darauf möchte ich im Folgenden noch etwas ausführlicher eingehen, nicht nur, weil die analytische Kinesiologie von mir entwickelt wurde, sondern auch, weil im Grunde genommen erst ihre Unterschiede zu anderer kinesiologischer Methodik den Anstoß für dieses Buch gegeben haben.

Mein Interesse in der Praxis als Allgemeinärztin galt im wesentlichen der zentralen Frage, warum und wodurch ein Mensch krank geworden ist. Ich war überzeugt, wenn ich mit den Patienten die Ursachen ihres Krankseins aufdecken könnte, dann gäbe es einen optimalen Behandlungsansatz, nämlich, in erster Linie und so weit wie möglich diese Ursache zu beheben bzw. an ihr zu arbeiten.

Natürlich hatte ich in meiner Kinesiologie-Ausbildung auch dafür Ansätze kennen gelernt, oft verborgen in komplexen Verflechtungen. Aber mir fehlte eine klare, praxisgerechte Systematik. Ich brauchte für mein Naturell und meine Arbeitsbedingungen etwas Übersichtlicheres, Handliches, Logisches, das sich zunächst auch noch mit meiner bisherigen Medizin einigermaßen vertragen würde.

Seit meiner ersten Bekanntschaft mit der Kinesiologie hatte es mir der Muskeltest als solcher ganz besonders angetan, während ich manche andere Komponenten der Methode zwar schätzte, sie zogen mich jedoch nicht so sehr an.

Grundlagen des Muskeltests

Meine Praxiserfahrung mit dem Muskeltest und die Entwicklung einer Systematik führten also zu einer eigenen Arbeitsstruktur innerhalb der Kinesiologie, der ich den Namen »analytische Kinesiologie« gab, um Unterschiede zu anderen Ausrichtungen erkennbar zu machen. Zu ihr gehören folgende Grundbausteine (für welche die analytische Kinesiologie natürlich kein Alleinvertretungsrecht beansprucht):

- eine Testtechnik mit korrekter Berücksichtigung der Muskelphysiologie,
- eine übersichtliche, praxisgerechte und logisch aufgebaute Testsystematik,
- die Interaktion zwischen Tester und Getestetem über Bewusstseinsfelder (das Thema dieses Buches!),
- in der psychotherapeutischen Behandlung die Minimierung des Testanteils bei Konzentration auf das gestörte Muster sowie Minimierung der Behandlungstechnik bei der Stressablösung.

Die analytische Kinesiologie benutzt den Muskeltest quasi als nacktes Werkzeug, das sich zu vielerlei Zwecken einsetzen lässt. Man kann ihn als ein ähnliches Instrument verstehen wie ein Pendel oder einen Biotensor, nur dass in der Kinesiologie die Informationen nicht mit einem Hilfsmittel angezeigt werden, sondern mit einer Muskelreaktion beim untersuchten Probanden.

Physiologisch basiert der Muskeltest auf der Tatsache, dass alle Skelettmuskeln, am ganzen Körper, ihre Reaktionsweise unter bestimmten Umständen gleichzeitig verändern. Üblicherweise steuern wir diese Muskeln mit dem willkürlichen Nervensystem, das heißt, sie »gehorchen« dem Willen ihres Menschen.

Daneben existiert jedoch noch eine zweite Steuerfunktion der Muskulatur über das autonome, unbewusste Nervensystem. Das reagiert schneller als das willkürliche, aber eben nur »automatisch«, verfügt also über wenig Variationsmöglichkeiten. In Gefahrensituationen werden nämlich keine komplexen Handlungsmuster gebraucht, die längere Verschaltungswege im Gehirn beanspruchen, sondern einfachere und schnellere reflektorische Reaktionen, z. B. Weglaufen oder Kämpfen, wenn ich angegriffen werde.

Sobald die Wahrnehmungssysteme des Menschen aus verschiedenstem Anlass auf Alarm gehen, unterbricht das willkürliche Nervensystem für einen Augenblick die Kontrolle über die Muskelfunktion, um die schnellere autonome Reaktion nicht zu behindern. Wir kennen das von einfacheren Reflexen (z. B. die Hand von der heißen Herdplatte wegzuziehen) ebenso wie von angelernten, verinnerlichten Abläufen, wie das Bremsen beim Autofahren, bevor wir überhaupt »wissen«, warum der Fuß auf der Bremse steht.

Die Entkopplung zwischen willkürlichem Nervensystem und Muskulatur dauert nur einen kleinen Moment, danach kann das Bewusstsein sich wieder in die Muskelsteuerung einschalten und sinnvoll mithelfen – oder dagegen arbeiten (obwohl Feuer einen Fluchtreflex auslöst, können wir bewusst in ein brennendes Zimmer zurücklaufen, um einen Menschen zu retten).

Beim Muskeltest ist die Zeitspanne, in der wir die Reaktion prüfen können, jedoch länger, als sich mit dem wenige Millisekunden dauernden Umweg durch die Großhirnrinde begründen ließe. Das lässt einen zusätzlichen Mechanismus annehmen, dessen Funktionsweise ich ähnlich vermute wie die ideomotorische Steuerung der Muskulatur in der Hypnose (in Hypnosesitzungen gibt das Unterbewusstsein »Zeichen« wie ja und nein beispielsweise durch eine vereinbarte Handbewegung).

Diese kurze neuromuskuläre Entkopplung (die Kinesiologen sagen dann, »der Muskel schaltet ab« oder »der Muskel entriegelt«) zeigt also an, dass das Körpersystem auf Alarm geht. Dies tut es aber nicht nur, wenn ein Bär hinter uns auftaucht oder eine Maus durch die Küche läuft, sondern schon bei unterschwellig bedrohlichen Reizen, die wir mit dem Bewusstsein noch gar nicht als Gefahr erfassen, wie zum Beispiel bei ungesunden Nahrungsmitteln, unverträglichen Sonnencremes, elektromagnetischen Feldern oder emotionalen Belastungen.

Die Tragweite dieser Aussage ist enorm. Sie besagt nämlich, dass es in unserem Körper Frühwarnsysteme gibt, die über völlig andere – noch unerforschte – Sensoren verfügen als die bekannten Sinnesorgane! Diese »erkennen« potentielle Gefährdungen in minimaler Dosierung und würden, wenn man ihren Warnungen folgt, dadurch verhindern, dass sich aus der Summe kleiner Negativreize anhaltende Schäden im System Mensch manifestieren.

Stressor

In Bezug auf den Muskeltest heißt das: Wenn der Muskel kurzfristig eine gewünschte willkürliche Handlung nicht ausführen kann, lässt das auf eine offensichtliche oder unterschwellige Gefahr schließen.

Daraus ergibt sich im Rückschluss, dass wir den Muskeltest benutzen können, um schädliche Einwirkungen auf den Organismus zu identifizieren. Solche schädlichen Reize nennt die Kinesiologie »Stressoren«.

In der analytischen Kinesiologie läuft das so ab, dass der Patient einen Arm ausgestreckt vor den Körper hält (das Halten in dieser Position ist dabei der Auftrag des bewussten Nervensystems), während der Therapeut durch langsam ansteigenden Druck prüft, ob der Arm wirklich gehalten werden kann.

Das Halten spürt er an einem »Einrasten« des aktivierten Muskels, das sich für Tester und Proband ein bisschen so anfühlt wie das Einrasten des Sicherheitsgurts im Auto, wenn plötzlicher Zug auf ihn einwirkt. Das Einrasten (kinesiologisch auch »Sperren« genannt) ist

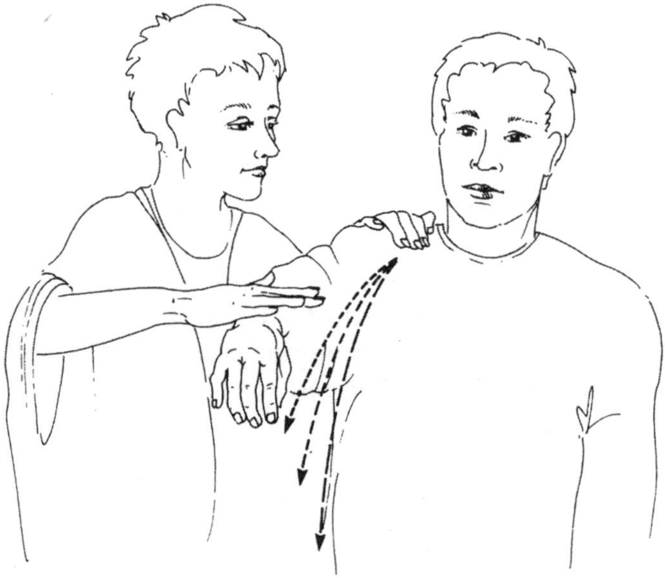

Testhaltung

für den Testenden das Zeichen, dass der Wille sich auf die Muskulatur überträgt, und für das Muskelsystem ist es die Kennung, auf welchen Prüfdruck es sich im weiteren Verlauf einzustellen hat. Dieses »Einrasten« sollte im Idealfall von Tester und Getestetem (zumindest aber vom Testenden) gespürt werden, sonst ist der Druck zu schwach oder – weitaus häufiger – zu kurz.

Wichtig ist dabei ein sich *langsam* (2–3 Sekunden) aufbauender Druck, der keinesfalls ruckartig erfolgen darf, und ebenso wenig ist Kräftemessen angesagt, weil es nicht um Stärke und Schwäche geht, sondern nur um den Nachweis der willkürlichen Muskelkontrolle.

Bei technisch korrektem Druck kann der Proband den Arm auch in einer längeren Testserie leicht halten und spürt darüber hinaus selbst eindeutig seine Reaktionen (Näheres können Sie in meinen weiteren Kinesiologie-Büchern nachlesen, z. B. in *Gesund durch analytische Kinesiologie,* Jopp/Oesch, Zürich, *Der große Kinesiologie-Ratgeber,* Oesch, Zürich).

Dieser Leertest der Haltereaktion ist die Ausgangsgröße. Im Vergleich mit ihr können wir erkennen, wie der Organismus auf unterschiedliche Reize antwortet.

Vor dem eigentlichen Test ist es üblich, durch einen eindeutig negativen Reiz zu prüfen, wie sich die neuromuskuläre Entkopplung (= Nichteinrasten) bei der jeweiligen Testperson darstellt. Es gibt Menschen, deren Arm sich beim gleichmäßigen Druck von oben allmählich und kontinuierlich nach unten bewegen lässt, bei anderen fällt der Arm nach der Entkopplung geradezu von allein nach unten.

Um unser Muskelsystem als Anzeigeinstrument zu benutzen, müssen wir es »eichen«. Wir brauchen eine Ausgangssituation, in der der Muskel neutral reagiert, also »einrastet«, sowie eine Reaktionsweise, die Störung oder Stress signalisiert.

Dazu benutze ich als Einstieg 2 standardisierte Testbilder, auf die alle Menschen in jedem Lebensalter, allen Kulturen und jeder Lebenssituation gleich reagieren: den so genannten »Smilie« mit dem Lächeln und den »Heulie« mit den heruntergezogenen Mundwinkeln. Bei letzterem registriert der Körper Stress und lässt die Muskulatur entkoppeln, der Testende kann den Arm trotz Halteversuch ohne Gewalt nach unten drücken.

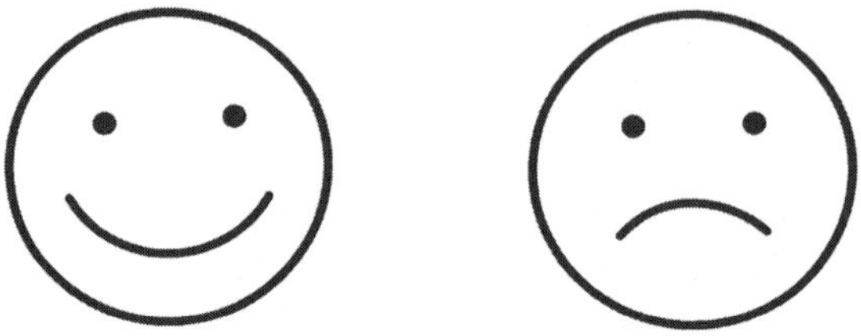

Ist der Unterschied zwischen »eingerastetem« Arm und »entkoppeltem« bzw. an- oder abgeschaltetem Muskel eindeutig, kann der eigentliche Test beginnen, indem der Proband verschiedenen Reizen ausgesetzt wird.

Uns sind üblicherweise Reize vertraut, die wir mit unseren Sinnesorganen aufnehmen, also erbauliche oder grausige Bilder, angenehme oder schrille Töne. Um das zu differenzieren, brauchen wir keinen Muskeltest.

Das Besondere an diesem Test ist, dass aber auch die bewusst wahrgenommenen Reize durch einen Spezialfilter unseres Unterbewusstseins laufen, wo sie nach sensibleren Kriterien beurteilt werden; so mag der Zeitgeschmack (= Oberfläche) klassische Musik öde finden, das Unterbewusstsein würde bei Mozart jedoch mit einem gehaltenen Arm Wohlbefinden signalisieren, während eventuell bei der beliebten Marschmusik oder dem »angesagten« Heavy Metal der Arm nachgibt.

Wichtig ist noch, dass das neuromuskuläre System den Muskel bei Konfrontation mit einem Negativreiz *nur für kurze Zeit* »abschalten« lässt. Bei anhaltendem Kontakt mit einem Reiz adaptiert das Körpersystem (die Adaptationszeit variiert je nach Reizintensität und beträgt in der Regel nur wenige Sekunden), so dass der anfangs schwach getestete Arm sich trotz weiterer Reizeinwirkung wieder leicht halten lässt.

> Erst durch diese Adaptation wird der Muskeltest überhaupt möglich, denn es dürfte keine einzige stabile Ausgangssituation beim Testen geben, die in jeder Hinsicht völlig frei ist von jeglichen negativen Einwirkungen. Gäbe es die Adaptation nicht, würden sämtliche potentiell negativen Reize der Umgebung, angefangen vom Stromkabel über die Tapetenfarbe bis zur Fliege an der Wand, anhaltend einen starken Arm verhindern müssen – und damit gäbe es keinen Muskeltest.

Da das Muskelsystem auch auf unterschwellige Reize reagiert, die über noch unbekannte Rezeptoren aufgenommen werden, gibt er Auskunft über Wahrnehmungen, die den bekannten Sinnen weitgehend verschlossen sind.

Das heißt, mit dem Test kommen wir an Informationen heran, die wir sonst nur über äußerst aufwendige und manchmal riskante Wege herausfinden würden.

> Gerade deshalb ist die große Domäne des Muskeltests vor allem das Austesten von Substanzen auf Verträglichkeit oder auch der Test von Medikamenten allein durch Körperkontakt. Ebenso lassen sich Strahlungsfelder nachweisen, sobald sie den Organismus störend beeinflussen.

So sind zwar einerseits wesentliche Fragen offen, über welche Kanäle der Organismus beispielsweise allein bei Körperkontakt eine Substanz einschätzen kann. Doch selbst wenn sich eines Tages nachweisen ließe, dass es ein subtiles Schadensabwehrsystem einschließlich der dazugehörigen Sensoren gibt, erklären sich daraus nicht alle Möglichkeiten des Muskeltests. Allein schon die Tatsache, geeignete Medikamente austesten zu können, lässt sich nicht mehr unter dem Aspekt von Alarm oder Stressor einordnen. Diese Art Kommunikation mit der Körperintelligenz braucht also ein erweitertes Verständnis.

Die Funktionen des Muskeltests wären nicht vollständig, ohne an dieser Stelle eine weitere wichtige Reaktionsweise vorzustellen. Sie beruht auf der Tatsache, dass unser Körpersystem zwar offensichtlich recht »simpel« auf Konfrontation mit Stressreizen reagiert, sich aber keineswegs auf diesen simplen Mechanismus beschränkt.

Das heißt, im intelligenten System Mensch kann der Organismus durch Zusammenspiel mit dem Bewusstsein noch viel mehr: Wir können die grundsätzliche Funktion des Tests, das On-Off-Phänomen der Muskelreaktion als Stressanzeige, durch Ansprache der Körperintelligenz erweitern. Damit tritt die »Hardware« des Muskeltests in den Hintergrund und macht Platz für die »Software«, in der die neuromuskuläre Entkopplung nicht mehr von einer klassischen Stresswirkung gesteuert wird, sondern von einer gewählten Vorgabe.

In diesem Zusammenhang wird der Muskeltest zu einem Indikator, der unserer Intention folgt. Dieses kann auf zweierlei Weise geschehen, nämlich durch die Vereinbarung von Suchkriterien (= Raster) oder in einem ausformulierten Dialog.

Obwohl die Raster dem Stressortest näher liegen, beginne ich zwecks einfacherer Darstellung mit dem Dialog, um dadurch am Ende die Raster besser verständlich werden zu lassen.

Dialog

Jeder, der schon einmal den kinesiologischen Test erlebt hat, dürfte den verbalen Test kennen. Da werden Fragen gestellt, und die Reaktion des Muskels zeigt an, ob das Un(ter)bewusste des Probanden mit Ja oder Nein antworten möchte.

Oder es werden Aussagen formuliert, bei deren Bestätigung der Arm stark bleibt bzw. bei Negation nachgibt; hier fungiert er als eine Art »Lügendetektor«. Sofern Fragen gebildet werden, sind weder Ja noch Nein Stress (ein »Nein« zu einer Tracht Prügel oder zu einem Joint kann doch wohl nicht negativ sein, oder?), so dass wir mit dem Unterbewusstsein die Bedeutung seiner Reaktion vereinbaren müssen.

Der Auftrag geschieht oftmals halbbewusst, weil die Testenden einen starken Arm als Ja-Antwort logisch empfinden und diese Einstellung in den Test einfließen lassen. Aber es funktioniert auch umgekehrt, der Körper »gehorcht« selbst dann, wenn Sie wollen, dass der Arm beim Nein hält und beim Ja nachgibt.

> Der Muskeltest fungiert hier nicht mehr als physiologische Stressorreaktion, sondern als ein Indikator, der von der Körperintelligenz gesteuert wird.

Beim Dialog per Muskeltest fassen wir in Worte, was Psyche oder Körper sagen würden, wenn sie direkt zu uns sprechen könnten, wir bieten sozusagen fertige Aussagen an, damit die Muskelreaktion nur noch »ankreuzt«, was richtig und was falsch ist. Dabei treten wir üblicherweise in Kontakt zu Ebenen, die unserem Tagesbewusstsein nicht zugänglich sind.

Auf diese Weise lassen sich Rückversicherungen einholen zum Behandlungsverlauf (»Wir sind auf dem richtigen Weg zur Lösung des Problems« oder »Es fehlt noch etwas, um die Behandlung zu vervollständigen«), es lassen sich medizinische Fragen wie notwendige Maßnahmen oder Medikamentendosierungen ebenso klären wie Glaubenssätze in der psychotherapeutischen Arbeit und manches mehr.

Viele Ergebnisse des Muskeltests erfordern über den Stressor hinaus weitere Auskünfte, weil sie für sich noch nicht aussagekräftig genug sind. Vielleicht müssen wir klären, warum bei einer Apfelsine der Muskel nachgegeben hat: Ist es ausgerechnet nur diese Apfelsine, oder sind es Apfelsinen generell? – Ist sie schadstoffbelastet, unreif oder verdorben? – Wird die Fruchtsäure nicht vertragen, oder liegt eine Allergie vor? – Betrifft der Test die Schale oder auch das Fruchtfleisch? – und manches mehr. In solchen Fällen ist der Körperdialog per Muskeltest ebenso wertvoll wie beispielsweise bei der Klärung, ob eine Operation notwendig ist oder zu welchem Zeitpunkt ein Eingriff stattfinden sollte.

So lässt sich quasi per Vereinbarung die Funktion des Muskeltests umprogrammieren, um »mit dem Körper zu reden«. Das wiederum ist auch nicht in jeder Situation ökonomisch. Stellen Sie sich vor, Sie sind auf der Suche nach einem geeigneten Heilmittel; all die zu prüfenden Mittel seien per se unschädlich – also müsste, da kein Stress ausgelöst wird, bei jedem Mittel der Arm gehalten werden. Damit würden wir das Gewünschte nicht finden können.

Wenn Sie aber wiederum zu jedem einzelnen Mittel eine vollständige Aussage formulieren müssen, um den Körper jeweils nach der Nützlichkeit zu »fragen«, würden Sie bei 25 oder 93 verschiedenen Substanzen erstens sehr lange brauchen, zweitens würde der Kopf rauchen und die Zunge einen Knoten bekommen. Was für ein Umstand!

Rastertest

Mit dem Raster wird es einfacher. Er kombiniert zur Vereinfachung die Funktionen von Dialog und Stressor. Wir geben unsere Intention, mit der wir an den Test herangehen, als Suchkriterium schon zu Beginn des Tests vor, erteilen also dem Un(ter)bewussten den Auftrag, von vornherein die nachfolgenden Substanzen nach unserer Absicht zu selektieren. »Etwas« in der Körperintelligenz versteht, wonach gesucht werden soll, und setzt gehorsam den Befehl für die gesamte anschließende Testserie um.

> Mit dem Raster setzen wir in gewisser Weise die Funktion des Stressors außer Kraft, gehen aber dennoch systematisch ähnlich vor wie beim Stressortest.

Mal ganz praktisch: Stellen Sie sich vor, Ihre beiden Kinder fühlen sich unpässlich. Eines hat Halskratzen, das andere Blähbauchbeschwerden. Sie haben in Ihrer Hausapotheke an die 20 Heiltees aus biologischem Anbau. Vorausgesetzt, dass die Kinder auf keinen der Tees allergisch sind, müsste also bei jedem der Tees der Arm gehalten werden (er löst ja keinen Stress aus). Damit kämen Sie nicht an das gewünschte Ergebnis, für die jeweiligen Beschwerden Ihrer Kinder den passenden Tee zu finden. Und bei jedem Tee umständlich zu formulieren, wäre, wie gesagt, extrem aufwendig.

Der Rastertest hingegen macht es wieder einfach: Sie wählen für das Kind mit den Halsschmerzen die Vorgabe, dass der Tee dem Kind gegen Halsschmerzen helfen soll – und siehe da, vermutlich wird der Arm nur bei Salbeitee stark bleiben. Mit der Ausrichtung auf Blähbauch bei dem anderen Kind reagiert er demzufolge positiv auf Fencheltee. Bei allen anderen Tees würde dann, obwohl sie völlig unschädlich sind und somit auch kein »Stressor« sein können, der Muskel nachgeben.

Diese Vorabdefinitionen bedeuten also für den Test, dass der Arm bei gewünschten positiven Suchkriterien (z. B. einer geeigneten, notwendigen oder optimalen Arznei) stark bleibt und bei allem, was dem Suchkriterium nicht entspricht, nachgibt, selbst wenn es nicht schädlich ist.

Ebenso nützlich ist der Rastertest, wenn eigentlich alle zu testenden Substanzen Stressoren wären, wir unter ihnen aber etwas nach unserem Gutdünken auswählen wollen.

Beispielsweise würde in der »Stressorfunktion« bei allen alkoholischen Getränken der Muskel wegen des Alkoholgehalts abschalten; wenn wir aber mit einer Rastervorgabe testen, können wir unter verschiedenen Weinsorten die bekömmlichste durch einen starken Muskel herausfinden – die Stressorfunktion wird in diesem Fall per Handlungsauftrag außer Kraft gesetzt und vom neuromuskulären System »ignoriert«.

Vielleicht haben Sie Lust, es selbst einmal auszuprobieren, sofern Sie den Muskeltest schon beherrschen:

Sammeln Sie einige Nahrungsmittel, Kosmetika, Waschpulver, ein paar Edelsteine, vielleicht auch Vitaminkapseln oder ähnliches.

Testen Sie einmal alle Substanzen ohne jeglichen Kommentar und ohne jede Absicht durch (vor Beginn eichen!).

Der Arm wird nur dann nachgeben, wenn etwas vom Körper als schädlich erkannt wird. So wird er vermutlich auch bei einer Sonnenmilch, bei der Zahnpasta, beim Edelstein dem Testdruck standhalten.

Machen Sie dann eine Vorgabe, die Ihnen sinnvoll scheint, z .B.: Der Arm bleibt stark bei allem, was als Nahrungsmittel geeignet ist. Testen Sie wieder dieselben Substanzen durch – das Ergebnis wird ein anderes sein. Überlegen Sie sich weitere Vorgaben, z. B.: Was gesundheitsfördernd ist o. ä.

Mit Rastern zu testen, die auf individuelle Praxissituationen zugeschnitten werden können, halte ich für eine der ökonomischsten und effektivsten Anwendungen des Muskeltests, besonders auch für Therapeuten.

Zusammengefasst heißt das, dass wir den Muskeltest in zwei Anwendungsfunktionen nutzen können:

- Stressorsuche – der Muskeltest als reine Prüfung einer Reizreaktion
- Indikatorfunktion – mit dem Körpersystem wird vereinbart, wie die Muskelreaktion erfolgen soll
  - entweder innerhalb von Rastern, die Suchkriterien definieren,
  - oder im Dialog, d. h. im Zwiegespräch mit dem Unterbewusstsein im Sinne von Frage und Antwort bzw. wahren oder unwahren Aussagen

Wenn nichts anderes gilt, d. h., wenn die Software ausfällt, geht der Test auf den reinen Reizreaktionsmodus zurück. Wenn ich eine andere Testfunktion wünsche, sollte ich mir dessen bewusst sein und sie möglichst klar vorab formulieren.

Das bisher zum Muskeltest Gesagte lässt sich knapp auf zwei Punkte bringen:

- Der Muskeltest ist ein Instrument, und das Instrument wird in bestimmten Funktionen angewendet.
- Der Muskeltest ist das *Was,* die Funktion ist das *Wie*. Das »Was« kann nur sinnvoll genutzt werden, wenn man weiß, »wie« es eingesetzt wird, hier bei uns in den Funktionen von Stressor oder Indikator, und als Indikator dann entweder im ausformulierten Dialog oder als dialogische Vorgabe im Sinne des Rasters.

Nun fehlt zu allem noch das »Wo«, denn jedes Werkzeug braucht ein Objekt, an dem es werken kann. Schließlich wollen wir den Muskeltest nicht um seiner selbst willen praktizieren, sondern in irgendeinem Lebensbereich etwas herausfinden, das wir ohne seine Hilfe nicht erkennen könnten.

Wir brauchen also einen Pool, in den wir mit dem Testwerkzeug hineingreifen. Für einige heißt dieser Pool »kinesiologische Methodik« oder »Lernförderung« oder »Ernährungsberatung«. Für mich in meiner Arbeit als Ärztin ist dieser Pool die Medizin bzw. die Psychotherapie, in die ich die Suchfunktion des Muskeltests integriere, ihre gewählte Rahmenstruktur heißt analytische Kinesiologie.

Analytische Kinesiologie in der Medizin

Die analytische Kinesiologie bietet sich besonders für den Einsatz in der Praxis an, wo es darauf ankommt, effektiv und ökonomisch zu arbeiten. Ein praxisgerechtes Handwerkszeug muss so unkompliziert sein, dass es sich in jede erdenkliche Untersuchungssituation einpasst und universell benutzt werden kann, darüber hinaus sollen seine Ergebnisse nachvollziehbar und auch für den Patienten überzeugend sein.

Der Muskeltest gab mir endlich das an die Hand, was ich in der Medizin und auch im Hilfsmittel der Kinesiologie gesucht hatte: Die Möglichkeit, gezielt Krankheitsursachen aufzudecken. Diese Ursachenforschung ist das Herzstück der analytischen Kinesiologie, da sie schnell und einfach jede Art von Beschwerden in vier verschiedene Ursachen-Schubladen (mit einigen Unterfächern) packt, aus denen sich qualitativ unterschiedliche Behandlungsansätze ergeben:

Krankheiten und Beschwerden können entstehen

- durch Schädigung der Struktur (z. B. Verletzung),
- durch Störung in der Biochemie (z. B. als Folgen von Vergiftungen, Infekten oder falscher Ernährung u. a.),
- durch psychische Belastungen oder
- durch energetische Einflüsse. Zu Letzteren gehören Störungen des Energieflusses und der elektrischen Funktionen des Körpers, ent-

standen durch Einwirkungen von außen wie Elektrosmog oder geopathogene Zonen, oder durch Behinderung der Energieverteilung durch Narben, Zahnherde u. a.

Therapeutisch gesehen, muss es sehr unterschiedliche Konsequenzen haben, ob ich beispielsweise Kopfschmerzen habe, weil ich gegen einen Schrank gestoßen bin oder weil ich einen Zahnherd habe oder weil ich mich über meinen Chef ärgere oder weil ich mit Holzschutzmitteln belastet bin oder weil in mir ein Infekt schwelt oder weil ich die Nacht durchgezecht habe.

Wem nützt eine dreijährige Psychotherapie, wenn ein Gang zum Zahnarzt der einzig heilsame Schritt wäre? Warum sollte man sich alle Zähne ziehen lassen, wenn man nur den Radiowecker vom Bett zu nehmen bräuchte? Wozu soll mein ganzes Haus von Radiästhesisten auf den Kopf gestellt werden, wenn ich meine Ehekrise lösen müsste?

Dieses »Schubladendenken« macht es möglich, immer in einen geeigneten Behandlungstopf zu greifen, auch wenn die daraus resultierenden Therapien dann wieder variieren können. Wenn beispielsweise Herzrhythmusstörungen emotional bedingt sind, ist zwar psychische Bearbeitung angesagt, aber welche psychotherapeutische Methode gewählt wird, steht frei.

Die verschiedenen Krankheitskategorien verfolgt die analytische Kinesiologie (nicht nur sie, aber sie besonders) über den Test von »Modalitäten«, die durch bestimmte Fingerhaltungen ausgelöst werden. Sie sind aus dem Yoga (dort Mudras genannt) entlehnt und weisen auf spezielle innere Energieflüsse hin.

Der Therapeut geht per Test jeder Modalität so lange nach, bis die Ursache aufgedeckt und der geeignete Weg zur Korrektur gefunden ist, das heißt, *die analytische Kinesiologie führt vom Symptom über die Ursachenforschung bis zu konkreten Konsequenzen in der Lebensführung oder in der Therapie.*

Die Erfolgsquote solcher Behandlungen hätte ich mir zu Zeiten meiner Allgemeinarztpraxis nicht träumen lassen. Aus meinen schulmedizinischen Kenntnissen heraus hätte ich mir nicht vorstellen können, dass es völlig ungewohnte Heilungswege gibt für unklare Befindlichkeitsstörungen bis hin zu schweren chronischen Krankheiten, indem wir die Ursachen erkennen und behandeln. Nie hätte ich gedacht, dass Allergien, MS, Kopfschmerzen, Bandscheibenschäden, Hautausschläge, Krebserkrankungen, Anämie, Stoffwechselstörungen, Schlaflosigkeit, Gelenkprobleme, Infektanfälligkeit, Autoimmunerkrankungen, Blasenentzündungen oder Augenkrankheiten oft durch verhältnismäßig einfache Therapien heilen oder sich drastisch bessern können.

Um Missverständnissen vorzubeugen: Ich halte keineswegs die Vielfalt anderer Behandlungen für überflüssig, seien sie naturheilkundlich, energetisch, körperorientiert, homöopathisch oder konventionell. Ich betone nur, dass es auf Dauer nicht zur Heilung führt, wenn *ausschließlich behandelt* wird, ohne die Hintergründe einer (insbesondere chronischen) Krankheit zu verstehen. Ideal ist es, das eine mit dem anderen zu verknüpfen – und für den Teil der Ursachenforschung bietet sich die analytische Kinesiologie als handliches und effizientes Instrument an.

Kinesiologisch-psychotherapeutische Begleitung

Während es für die einen (und natürlich auch für mich) an ein Wunder grenzt, wenn sich ein pathologisches Blutbild nach einer Schadstoffausleitung normalisiert oder Kopfschmerzen zeitgleich mit dem Radiowecker verschwinden, fasziniert es mich persönlich noch mehr, Menschen auf ihrem psychisch-geistigen Entwicklungsweg zu begleiten. Ich liebe die psychotherapeutische Arbeit mit der analytischen Kinesiologie, weil ich immer wieder erlebe, wie sie Menschen aus seelischen Nöten jeder Art zu einem authentischen und zufriedenen Leben führen kann. Dass auf diesem Weg auch viele Symptome verschwinden und Krankheiten heilen, versteht sich für mich von selbst. Deshalb möchte ich hier die Art psychotherapeutischer Begleitung, wie ich sie in meiner Praxis ausübe, noch etwas ausführlicher vorstellen.

Zunächst einmal: Ich mag eigentlich keine Abkürzungen, aber ebenso wenig monströse Wortgebilde. Genau genommen hieße das, was ich praktiziere und in Ausbildungen weiterreiche, »psychotherapeutisch-analytische Kinesiologie«. Oder noch korrekter: analytisch-kinesiologische Psychotherapie. Denn so wie sich die medizinisch-analytische Kinesiologie einfügt in den Kontext Medizin und in meine Arbeit als Ärztin, so verbinden sich einige Elemente der Kinesiologie, genauer gesagt der analytischen Kinesiologie, mit den Elementen der Psychotherapie. Das möchte ich hier vorab klarstellen, aber im laufenden Text hab ich es gern kürzer. Damit es lesbar bleibt, greife ich deshalb doch zur Abkürzung und nenne die hier vorgestellte Arbeit **AKP**.

Diese AKP nutzt im Grunde nur zwei Komponenten der Kinesiologie und potenziert damit die Wirkung konventioneller Psychotherapie in ungeahnter Weise. Sie bedient sich des Muskeltests als Wegweiser ins Unterbewusste und integriert zusätzlich das Stress-Release; letzteres ist eine einfache Biofeedback-Behandlung, mit der überholte Lebensmuster, traumatische Erfahrungen oder Ängste gelöst werden können, nachdem deren Primärprägung aufgedeckt und verstanden ist.

In der AKP halten sich Psychotherapie und Kinesiologie in etwa die Waage, das heißt, es wird psychotherapeutisches Grundwissen vorausgesetzt, ebenso wie Selbsterfahrung und Supervision der therapeutischen Rolle.

Der Schwerpunkt bleibt, den Patienten nach seinen Bedürfnissen und Möglichkeiten zu erfassen und ihn aktiv zu unterstützen, seinen eigenen Weg zu finden. Darum wird in solchen Sitzungen nicht nur getestet, sondern der Test wird genau an die Stelle gesetzt, wo er am nützlichsten ist, nämlich dort, wo wir eine Rückmeldung des Unterbewusstseins brauchen, um weiterzukommen, um zu korrigieren, um zu verstehen oder auch um ein Thema abzuschließen.

Somit beginnt jede AKP-Sitzung mit dem Gespräch. Ausgehend von einem körperlichen Symptom als Alarmsignal eines psychosomatischen Hintergrunds oder von einem aktuellen Lebenskonflikt oder einer psychischen Gestimmtheit, versuche ich, mit dem Klienten seine Situation zu verstehen. Die Absicht ist, hinderliche, unreife Lebensmuster zu entlarven oder traumatische Erfahrungen offenzulegen, die einem gesünderen Umgang mit seiner Situation im Wege stehen. Meist zeichnet sich das wesentliche Thema schon im Gespräch ab.

Das Gespräch allein stößt, wie ich es aus konventionellen psychotherapeutischen Erfahrungen kenne, sehr oft an Grenzen. Die Einsicht in eine Problematik heißt noch längst nicht, auch die störende Prägung wirklich zu erkennen, und selbst das hieße nicht, dass sie sich durch Erkenntnis in Luft auflöst.

Das alleinige Gespräch schafft es zudem oft nicht, die un(ter)bewussten Signale zu übersetzen, die der Mensch aus seiner Psyche erhält, sei es über körperliche Symptome, sei es über wiederholte schwierige Lebenssituationen.

Das Unterbewusstsein gibt sich ja schon alle erdenkliche Mühe, uns durch Magenschmerzen auf die Kritik aufmerksam zu machen, die auf denselben geschlagen ist, oder durch sich zuspitzende Wiederholungen ähnlicher Probleme darauf hinzuweisen, dass es da etwas zu lernen und zu ändern gibt. Signale von »unten« aus dem Unterbewusstsein und kopfgesteuertes Gespräch »oben« scheinen sich nicht zu verbinden, ein Umstand, der die gesprächsorientierten Psychotherapien oft so zäh macht.

Wenn das Unterbewusstsein doch direkter mit uns reden würde, so dass wir es auch mit unserem Bewusstsein begreifen könnten.

Wie gut, dass wir die Kinesiologie haben! Mit ihrer Hilfe können wir dem Unterbewusstsein eine verbale Sprache verleihen, sozusagen eine Übersetzungshilfe für all die Situationen, die unsere unbewussten Instanzen eher analog über Symptome, Gefühle und Problemkonstellationen ausdrücken. Indem wir dem Unterbewusstsein, dem alle Zusammenhänge bekannt sind, Wörter zur Verfügung stellen, kann es quasi auf diese Wörter zeigen, die besonders zum aktuellen Thema passen.

Und wie macht es das? – Beispielsweise mit dem Muskeltest. Wir setzen den Test ein, wenn wir uns im Gespräch einer Deutung der Patientensituation nähern – also zwecks Prüfung und Kontrolle – oder wenn wir trotz Vorgespräch nicht recht vorankommen – also zwecks Erweiterung.

Konkret heißt das, wir bieten dem Unterbewusstsein eine Auswahl von Stichwörtern zum Thema Psyche und Geist an. Der Muskeltest verrät uns dann, welche dieser Begriffe in Bezug auf die aktuelle Situation mit Stress besetzt sind. Wenn solche Schlüsselwörter benannt und getestet werden (d. h., der Muskel gibt nach), kann der Patient wiederum assoziieren, wie sie in sein Thema hineinpassen.

Manchmal löst ein Begriff eine Kaskade von Einfällen aus, die auf den eigentlichen Punkt führen, oder der Patient fühlt sich auf noch nicht erklärliche Weise betroffen und bestätigt durch diese Empfindung, dass es »darum geht«. All das dient dazu, Zusammenhänge tiefer zu erfassen und zu verstehen. So entwickelt sich aus den Signalen, die uns das Leben in Form von Problemen sendet, eine Zwiesprache, die auch das Bewusstsein einbezieht.

Zu diesem Zweck – dem Auffinden stressinduzierender Schlüsselbegriffe – bedienen sich Kinesiologen sogenannter »Stressorlisten«. In ihnen sind Begriffe zusammengestellt, die verschiedene Aspekte emotionaler Erfahrung und Entwicklung beschreiben, wie z. B. Selbstwert, Freude, Enttäuschung, Anpassung, Geborgenheit, Einsamkeit, Zorn und vieles mehr.

Solche Listen bekommen Kursteilnehmer in Ausbildungsskripten, oder sie finden sich in Büchern. Sie sind beispielsweise entstanden aus dem Gefühlsausdruck von Körperorganen und Meridianen oder Farben oder im sogenannten Verhaltensbarometer des »Three in one concept« der klassischen Kinesiologie und anderen »Suchmaschinen«. Diese Listen sind Angebote, eine Arbeitsgrundlage. Sie sind nicht festgeschrieben, sondern können nach Bedarf reduziert, erweitert, geändert, kombiniert oder ganz neu entworfen werden. Wichtig ist nur, dass sie einen Zugang schaffen zu allen (arche)typischen emotionalen Erfahrungen des Menschen.

Da in der AKP per »Rastervorgabe« üblicherweise nur wenige, dafür jedoch die entscheidenden Stressbegriffe getestet werden, können wir sie ohne großen Aufwand ins Gespräch integrieren und überprüfen, ob sie das Thema bestätigen oder korrigieren. Dadurch ist der Muskeltest ein wichtiges Bindeglied zur inneren Wahrheit des Patienten, die jedoch nur richtig gedeutet werden kann, wenn die gefundenen Schlüsselwörter in einen Gesamtkontext eingebettet werden.

So baut die Kinesiologie über den Test von Stressoren eine Brücke zwischen Unterbewusstsein und Bewusstsein.

Durch Gespräch, Muskeltest und Rückmeldungen im weiteren Gespräch zeichnet sich das störende emotionale Muster immer mehr ab. Indem wir dieses Muster dann per Test seiner primären Entstehungszeit zuordnen, die sehr häufig in der frühen Kindheit wurzelt, wird die emotionale Prägung verständlich aus der damaligen Lebenssituation in der Familie einerseits und der Empfänglichkeit für bestimmte Themen in den verschiedenen kindlichen Entwicklungsstufen (sen-siblen Phasen) andererseits.

Sofern der Wunsch besteht, sich von dem hinderlichen Muster zu lösen, schließt sich dieser »Psychoanalyse im Zeitraffer« das Stress-Release an. Dieses basiert auf der von Terence Bennet entdeckten reflektorischen Aktivierung bestimmter Gehirnareale bei Berührung neurovaskulärer Punkte am Kopf.

In unserer Arbeit nutzen wir aus der Vielzahl der Punkte nur die beidseitigen Stirnbeinhöcker. Nach meiner Erfahrung aus fast 20 Anwendungsjahren brauchen wir – warum auch immer – keine weiteren Varianten oder sonstige Interventionstechniken, um effektiv unreife Prägungsmuster zu lösen und den Weg für Neuentwicklungen freizuschalten.

Das Stress-Release erfolgt, indem der Klient sich in seinen Gedanken mit geschlossenen Augen in das Thema vertieft, während der Therapeut die beiden Stirnbeinhöcker berührt. Es dauert, je nach innerer Verankerung des Musters und je nach Klarheit der Vorarbeit, etwa 10 bis 15 Minuten. Vereinfacht dargestellt, scheint die symmetrische Durchblutungsförderung in der rechten und der linken Gehirnhälfte und tieferer Gehirnareale, die durch die Gedanken an das Thema aktiviert werden, zu einem geistig-emotionalen Abgleich der Situation und infolgedessen zu einer Neubewertung der Erfahrungen zu führen.

Nach dem Stress-Release wird kontrolliert, ob sich die Stressoren gelöst haben, ein kurzes Nachgespräch beendet die Sitzung. Die Patienten werden aufgefordert, in der kommenden Zeit darauf zu achten, was sich im Fühlen, Erleben und Verhalten – oder auch an körperlichen Symptomen – verändert. Meist berichten sie über einen deutlichen Schritt in eine neue Richtung, die nicht mehr dem früheren Verhaltensmuster entspricht. Spätere Sitzungen arbeiten dann nicht mehr an demselben Muster, sondern verfolgen andere Facetten desselben Großthemas oder neue Entwicklungsschritte.

Mit keiner anderen Methode, die ich als Psychotherapeutin und Alternativmedizinerin kennen gelernt habe, erlebe ich vergleichbare Durchbrüche der Persönlichkeitsentfaltung wie mit der AKP. Deshalb habe ich ihr hier auch recht viel Raum gegeben.

Rundblick

Soviel in groben Zügen zur Kinesiologie, speziell durch die Brille der analytischen Kinesiologie. Dieser Überblick kann nur das Wesentliche anreißen und keine »Gebrauchsanweisung« für Einsteiger sein. Wenn Sie neugierig sind, finden Sie mehr in meinen Büchern *Gesund durch analytische Kinesiologie* und *Gesund durch psychologische Kinesiologie* und natürlich in etlichen anderen kinesiologischen Standardwerken.

Zum Abschluss dieses Kapitels möchte ich noch einmal die mir wichtigen Kernaussagen über Kinesiologie zusammenfassen:

> Kinesiologie enthält sowohl aufdeckende (diagnostische) als auch therapeutische Elemente. Sie ist für medizinische und psychotherapeutische Behandlungen geeignet und ebenso als Selbsthilfemethode für Laien. Zu letzterer zähle ich einmal alle Möglichkeiten, per Muskeltest feinstoffliche Informationen für den alltäglichen Gebrauch zu gewinnen, zum anderen kinesiologische Balancierungen, die durch einfache Übungen die Selbstregulation des Körpers unterstützen.

Die Anwendungsmöglichkeiten der analytischen Kinesiologie reichen von der optimalen Wahl der Therapieform über den Nachweis von Krankheitsursachen bis zu einem General-Check-up per Muskeltest in der Medizin und dem Aufdecken von blockierenden Lebensmustern und deren Auflösung in der Psychotherapie.

Auch die analytische Kinesiologie bleibt letztlich ein Kind der »Mutter Kinesiologie«. Den Hauptunterschied der analytischen Kinesiologie zu anderen Zweigen sehe ich in der Konzentration auf das Essentielle (»weniger geht nicht«) und den weitestgehenden Verzicht auf Methodisches. Der Vorteil ist, dass die Prinzipien deutlich hervortreten und dass die Anwendung vereinfacht wird.

Nun hoffe ich, dass Sie, sofern Sie noch keinen Einblick in die Kinesiologie hatten, sich jetzt etwas Konkreteres darunter vorstellen können. Nur ist es mit dem Muskeltest wie mit einer Pizza: Die Zutaten zu beschreiben, ersetzt nicht das Schmecken. Letztlich muss man den Muskeltest an sich erlebt haben, um zu wissen, was gemeint ist. Aber vielleicht haben Sie Glück, dass sich jemand freut, es Ihnen zeigen zu dürfen. Sollten Sie zu den Skeptikern gehören, lassen Sie es sich von einem versierten Tester zeigen und bitten Sie dabei um einen so aufmerksamen und korrekten Test, dass Sie den Unterschied von »Halten« und »Abschalten« selbst spüren. Es funktioniert wirklich. Dennoch kann ich die Zweifler gut verstehen, weil der Kopf solche Phänomene nicht kennt und nicht jede praktische Demonstration überzeugt. Und die Zweifler werden in den folgenden Kapiteln noch genug Gedankenfutter bekommen, bevor sie hoffentlich in späteren Kapiteln dann doch versöhnt und überzeugt werden können.

In Kürze für Eilige:
Kinesiologie ist eine sehr komplexe Untersuchungs- und Behandlungsmethode mit vielen verschiedenen Ausrichtungen. Allen gemeinsam ist der Muskeltest, der bei Kontakt mit einem Reiz anzeigt, ob dieser für den getesteten Menschen verträglich oder schädlich ist.

Der Muskeltest kann im Alltag für Laien ebenso nützlich sein wie im therapeutischen Einsatz.

In der analytischen Kinesiologie wird der Muskeltest u. a. in einer einfachen Systematik als Wegweiser zu Krankheitsursachen auf körperlicher und psychisch-geistiger Ebene genutzt.

Qualitätssicherung

Der rote Faden:
Was die Kinesiologie mit den Störchen und dem Kinderkriegen zu tun hat, und wie Professor Bavelas uns helfen kann, nicht in Erklärungsfallen zu laufen.

Qualitätsmanagement ist heute in aller Munde, und die grundsätzliche Motivation, die dahintersteckt, ist allemal lobenswert, nämlich für ein taugliches Produkt zu sorgen. Für eine Therapiemethode heißt das, einigermaßen verlässlich optimale Behandlungsergebnisse anzusteuern und dafür die geeigneten Richtlinien zu schaffen.

Worunter die meisten Qualitätssicherungsexperten verstehen, bewährte oder für bewährt gehaltene Durchführungsrichtlinien festzuschreiben, was nichts anderes heißt, als den Anwendern quasi standardisierte Arbeitsabläufe vorzuschreiben und ihnen damit meist das Leben schwer zu machen.

Für gewisse Bereiche, wie beispielsweise für die Messtechnik, auch in medizinischen Labors, macht das durchaus Sinn. In anderen Bereichen eher Schwach-Sinn. Denn indem wir uns an bestimmte Durchführungsregeln halten, garantieren wir als Therapeuten noch lange kein gutes Behandlungsergebnis. Und doch sollte uns genau daran am Ende gelegen sein, einen Boden zu finden, auf dem wir uns sicher bewegen können und auf dessen Grundlage wir den Patienten versprechen können, dass wir im wesentlichen wissen, was wir tun und was es bewirken soll. Was letztlich auch uns selbst ruhiger schlafen lässt.

Qualitätssicherung liegt demnach im Interesse aller Beteiligten, das gilt für die Kinesiologie ebenso wie für jede andere Untersuchungs- oder Therapiemethode. Allerdings verstehe ich sie nicht als eine Verordnung von Staat oder Institutionen, sondern als eine ethische Verpflichtung und Frage der eigenen Gewissenhaftigkeit.

Mit Recht wünschen vor allem die Behandelten, dass es Kriterien der Verlässlichkeit gibt – und darin hat es zurzeit die Kinesiologie gegenüber manchen anderen naturheilkundlichen Verfahren aus mehrerlei Gründen etwas schwerer. Denn die Kinesiologie ist vergleichsweise jung und hat sich zugleich innerhalb ihres noch kurzen Lebens in eine solche Vielzahl von Untermethoden verzweigt, dass es gar nicht so einfach ist, grundsätzliche Verlässlichkeitskriterien in der Fülle von Verschiedenheiten zu benennen.

Andererseits sind genau diese Kriterien eine wesentliche Voraussetzung dafür, eine solche neue Methode überhaupt vertrauenswürdig zu machen. Auch da ist die Kinesiologie deutlich mehr Fragezeichen ausgesetzt als manche andere komplementärmedizinische Methode. Angefangen von der Funktionsweise des Muskeltests als solchem über den Substanztest durch Verpackung und Kleidung hindurch bis zu mentalen Interaktionen und mancherlei mehr, gibt es reichlich Klärungsbedarf, um ihr via Glaubwürdigkeit eine Tür zur allgemeinen Anerkennung zu öffnen. Noch gibt es in Anwendung der Kinesiologie zu viele Faktoren, die, sogar kinesiologieintern, umstritten sind und geklärt werden müssen, um die Kinesiologie als ein seriöses Verfahren überzeugend zu machen.

Reicht Empirie?

Kinesiologie hat sich im wesentlichen aus Erfahrungen und Ideen entwickelt, sie wurde, wie bei Heilverfahren üblich, nicht als Theorie auf dem Reißbrett entworfen und *erfunden,* sondern *entdeckt.* Deshalb ist sie zunächst auf eine Sammlung von Beobachtungsdaten angewiesen mit der Frage: »Was passiert, wenn ...«.

Logischerweise können da seltenst aus einem Einzelfall Rückschlüsse gezogen werden, zumal gerade Heilung vielen komplexen Einwirkungen unterliegt, nicht zuletzt auch suggestiven. Das heißt aber, es müssen sehr viele Fälle verfolgt und dokumentiert werden, auch langfristig, um überhaupt zu beurteilen, wo es etwas mit Kinesiologie zu tun haben kann und wo andere Faktoren mitgemischt haben könnten.

Mit anderen Worten: Zunächst brauchen wir eine Menge empirisches Material, um daraus einigermaßen schlussfolgern zu können. Die erste Aufgabe ist also Dokumentation und Langzeitbeobachtung.

Wie erfreulich – davon hat die Kinesiologie schon einiges zu bieten. Doch ihren Kritikern reicht das keineswegs, um das geradezu revolutionäre Potential des Muskeltests anzuerkennen oder die Kinesiologie auch nur salonfähig zu machen.

Und auch mir reicht es nicht. Denn empirische Belege allein sind zwar notwendig, aber sie stehen verloren im Raum, solange die Resultate der Methode nicht durch Beweise oder zumindest Hypothesen in einen stimmigen Bezug gesetzt werden können. Ohne die Vorstellung, wie die Erfolge der Kinesiologie *erklärt* werden können, fehlen orientierende Anhaltspunkte für die Verlässlichkeit – und damit Glaubwürdigkeit – der Methode. Reine Empirie ist reine Statistik – und mit der ließe sich dann sogar »beweisen«, dass der Rückgang der Geburtenrate in Deutschland auf die Verdrängung der Störche zurückzuführen ist.

Was eine Methode also ebenfalls braucht, um zu überzeugen, sind Erklärungsmodelle, durch die man sich die inneren Zusammenhänge vorstellen kann. Bei den Störchen könnte das heißen, dass sie tatsächlich die Babys bringen.

Oder, wenn wir eine Ebene weitergehen, kämen wir an den gemeinsamen Nenner, dass sich in unserer denaturierten Umwelt die Störche nicht mehr wohl fühlen und die Menschen keine Lust mehr auf Nachwuchs haben.

Erklärungsmodelle helfen den Anwendern, ihre Erfahrungswerte abzugleichen und einerseits dadurch die Hypothesen zu prüfen und zu korrigieren, andererseits die eigenen Ergebnisse besser nachzuvollziehen und entsprechende Erfahrungen weitergeben zu können. Denn nicht nur die Kritiker, auch wir als anwendende Therapeuten schauen vor allem auf die Therapieversager, die uns die Nachtruhe kosten. Erst mit geeigneten Denkmodellen lernen wir verstehen, was möglicherweise schiefgelaufen ist, und wir erkennen, worauf es wirklich ankommt. Dabei sind die Erklärungsmodelle am tauglichsten, aus denen sich innerhalb einer Grundhypothese *alle* auftauchenden Phänomene der Methode herleiten lassen.

Der nächste Schritt muss demnach nicht nur zu der Überlegung führen, wie es funktioniert (im Sinne einer Gebrauchsanweisung), sondern *warum* es funktioniert, das heißt, welche Steuerungsprinzipien dahinter liegen. Wir müssen *verstehen,* wenn wir sinnvoll handeln wollen – was noch öfter in diesem Buch Thema sein wird.

Solange Erfahrungen nur beschreibend und ohne Verständnis tieferer Bezüge weitergegeben werden, wird sich in der Verbreitung einer Methode schließlich der Stille-Post-Effekt einschleichen, bei dem am Ende unverständliches Kauderwelsch herauskommt. Oder es werden Hypothesen konstruiert, die letztlich gar nichts mehr mit der Sache zu tun haben. Das kann sich die Kinesiologie, wenn sie Fuß fassen will als ernstzunehmende Methode, nicht leisten. Und sie hat es auch nicht nötig.

Voreilige Hypothesen

Wie so etwas aussehen könnte, zeigt – fernab von Kinesiologie – ein Experiment, das Professor *Alex Bavelas* an der Stanford-Universität durchgeführt und der Kommunikationsforscher Paul Watzlawick in seinem Buch *Wie wirklich ist die Wirklichkeit?* beschrieben hat. Ich gebe es hier leicht gekürzt wieder:

> *In einer Versuchsserie sitzen jeweils zwei Versuchspersonen, A und B, vor einem Projektionsschirm. Zwischen ihnen ist eine Trennwand, Kontakt ist ihnen untersagt. Beide haben vor sich je zwei Drucktasten mit der Bezeichnung »gesund« und »krank« sowie zwei Signallämpchen mit der Aufschrift »richtig« beziehungsweise »falsch«. Der Versuchsleiter projiziert nun eine Reihe von Diapositiven von Gewebezellen, und es ist die Aufgabe der Versuchspersonen, durch Versuch und Irrtum die gesunden von den kranken Zellen unterscheiden zu lernen. Sie werden aufgefordert, zu jedem Bild durch Drücken des betreffenden Knopfs ihre (individuelle) Diagnose bekannt zu geben, worauf sofort das Lämpchen »richtig« oder »falsch« aufleuchtet.*
>
> *Diese scheinbar sehr einfache Versuchsanordnung hat aber ihre geheimen Tücken: A enthält stets die zutreffende Antwort auf seine Diagnose, das heißt, das Aufleuchten des betreffenden Signals teilt ihm mit, ob er das betreffende Diapositiv richtig oder falsch diagnostizierte. Für ihn besteht das Experiment also im verhältnismäßig einfachen Erlernen einer ihm bisher unbekannten Unter-*

scheidung durch Versuch und Irrtum; und im Verlauf des Versuchs erlernen die meisten A-Personen bald, gesunde von kranken Zellen mit einer Verlässlichkeit von etwa 80 % zu unterscheiden.

B jedoch erhält Antworten, die sich nicht auf seine eigenen Mutmaßungen beziehen, sondern auf die von A. Er erhält die Antwort »richtig«, wenn A den Gesundheitszustand der betreffenden Zelle richtig errät; wenn sich A dagegen irrt, erhält auch B die Antwort »falsch«, ungeachtet seiner eigenen Einschätzungen. Da B nichts von diesem Prinzip der Antwortverteilung weiß, sucht er nach der Differenzierung von gesunden und kranken Zellen unter völlig unsystematischen Kriterien. Er sucht also nach einer Ordnung, die zwar besteht, ihm aber nicht zugänglich ist.

A und B werden nun ersucht, gemeinsam zu besprechen, welche Grundsätze für die Unterscheidung zwischen gesunden und kranken Zellen sie entdeckt haben. Die Erklärungen von A sind meist einfach und konkret. Die Annahmen von B dagegen sind subtil und komplex - schließlich gelangte er ja zu ihnen aufgrund sehr dürftiger und widersprüchlicher Mutmaßungen. Das Erstaunliche ist nun, dass A die Erklärungen von B nicht einfach als unnötig kompliziert oder geradezu absurd ablehnt, sondern von ihrer detaillierten Brillanz beeindruckt ist. Beide wissen nicht, dass sie buchstäblich über zwei verschiedene Wirklichkeiten sprechen, und A kommt daher zur Ansicht, dass die banale Einfachheit seiner Erklärungsprinzipien der Subtilität der Bschen Diagnosen unterlegen ist. Das bedeutet aber nicht mehr und nicht weniger, als dass die Ideen von B für A um so überzeugender klingen, je absurder sie sind. (Diese ansteckende Wirkung von Täuschungen und Wirklichkeitsverzerrungen ist auch außerhalb der Laboratorien der Kommunikationsforscher nur zu gut bekannt.)

Bevor sich A und B einem zweiten, identischen Test unterziehen, werden beide ersucht, anzugeben, ob A oder B bei diesem Test besser abschneiden wird als bei seinem ersten. Alle Bs und die meisten As vermuten, dass es B sein wird. Dies ist tatsächlich der Fall, da A nun zumindest einige von Bs abstrusen Ideen übernommen hat und seine Vermutungen dementsprechend unrichtiger sind als beim ersten Mal.

> ***Die Lehre, die sich aus dem Dilemma von B in diesem Versuch ziehen lässt, geht weit über ihre experimentalpsychologische Bedeutung hinaus. Sobald einmal das Unbehagen eines Desinformationszustands durch eine, wenn auch nur beiläufige Erklärung gemildert ist, führen zusätzliche, aber widersprüchliche Informationen nicht zu Korrekturen, sondern zu weiteren Ausarbeitungen und Verfeinerungen der Erklärung. Damit aber wird die Erklärung »selbst-abdichtend«, das heißt, sie wird zu einer Annahme, die nicht falsifiziert werden kann (Zitat Watzlawick).***

In der Kinesiologie sehe ich einen der Schwachpunkte, der die Kritiker zum Nachbohren oder zum Dolchstoß verlockt, genau darin, dass sie sehr viele positive Erfahrungswerte aufweist, aber kein einheitliches Denkmodell. Was natürlich bei einer dermaßen komplexen Methode kein Wunder ist, denn jeder wird zunächst seinen Teilbereich vertreten und zu erklären versuchen.

Folglich zersplittern Theorien im großen und im kleinen gerade in den Randbereichen der Weiterentwicklung die Methode, die Bandbreite ihrer Erklärungen erstreckt sich von neurophysiologischen Messungen und Erkenntnissen der Gehirnforschung über mystische Deutungen bis hin zu abstrusen Konstrukten, die von seriösen Vertretern der Kinesiologie mit Bauchschmerzen registriert werden.

Die Crux der Kinesiologie ist, dass sie einerseits noch so jung, andererseits enorm potent ist. Niemandem ist zu verdenken, an solch einem Instrument teilhaben zu wollen. Und niemandem ist zu verdenken, solche Methoden der Scharlatanerie zu verdächtigen. Wir als Anwender und Lehrer sitzen etwas in der Klemme, indem wir ihr Potential zu einer Zeit entdecken, in der wir mit den Beweisen noch hinterherhinken.

Eine entscheidende Frage ist deshalb, wie wir trotzdem etwas zur Anerkennung beitragen können. Und hier ist und bleibt mein Schlüsselwort die Glaubwürdigkeit. Denn Glaubwürdigkeit basiert zum Glück nicht ausschließlich auf wissenschaftlichen »Beweisen«, sondern betritt auch durch andere Türchen die Bildfläche.

Glaubwürdigkeit

In unserer Gesellschaft ruht Glaubwürdigkeit vor allem auf drei Säulen:

- empirische Belege
- stimmige Erklärungsmodelle
- Repräsentation durch die Anwender

Die beiden ersten Punkte haben wir auf den vorigen Seiten betrachtet, der letzte kommt neu hinzu. Alle drei Punkte werden uns in diesem Buch immer wieder beschäftigen, wobei das Hauptgewicht auf der mittleren Säule liegt, dem Versuch eines Erklärungsmodells. Dennoch kommt die Glaubwürdigkeit leicht ins Kippen, wenn eine der Säulen fehlt oder marode ist.

So können wir vielleicht Tausende von Fällen belegen, in denen der Muskeltest Wunder bewirkt hat; solange wir aber keine Logik im System vermitteln können, werden Skeptiker dies dem Zufall oder Suggestionseffekten zuschreiben. Eine rein theoretische Herleitung wiederum müsste sich zunächst auch in der Anwendung bewähren, sonst wäre sie schlichtweg untauglich – und damit letztlich wieder nicht logisch. Beide schon zuvor genannten Aspekte betreffen die Methode als solche, und beide stecken eher noch in den Kinderschuhen; das heißt, diese beiden Säulen haben noch keine volle Tragfähigkeit.

Deshalb muss vielleicht gerade in dieser sensiblen Anfangszeit die dritte Säule das Gewicht mittragen: die Repräsentanten, die die Methode in der Öffentlichkeit. Mit ihnen werden wir in den folgenden Kapiteln beginnen, denn sie haben immerhin einen entscheidenden Einfluss darauf, ob sich die Türen vor der Kinesiologie eher öffnen oder verschließen.

Gelobt seien die Kritiker!

Wenn es darum geht, der Kinesiologie Einlass zu verschaffen, können wir nichts Besseres tun, als denjenigen genau zuzuhören, die Kritisches äußern. Denn mit ihrem Image ist es nicht zum Besten bestellt, immer wieder begegnen der Kinesiologie Skepsis, Misstrauen und Angriffe.

Wenn wir einmal von denjenigen absehen, die etwas ungewohnt Neues prinzipiell und ohne näheres Hinsehen demontieren wollen, bleiben noch etliche Skeptiker übrig, die vielleicht ein Fünkchen Wahrheit aussprechen. Scharfe Kritikeraugen suchen ja geradezu die Haare in der Suppe, und wo welche sind, werden sie sie finden. Lassen wir uns doch von ihnen die Haare zeigen, vielleicht können wir sie dann schon vor ihnen aus der Suppe fischen.

Kritiker und Skeptiker eröffnen uns, wo unser Denken weitergehen muss. Wenn wir erfahren, was Außenstehende der Kinesiologie vorwerfen, dann können wir dem Gegner in die Karten schauen und daraus lernen.

Zwei große Trümpfe hält die »Gegenseite« in der Hand:

- Skepsis hinsichtlich der Inhalte der Kinesiologie
- Kritik am Umgang mit der Kinesiologie und ihrer Präsentation

Wenn beides am Ende gar zusammentrifft, verlieren wir gegenüber den »schlagenden« Argumenten schnell die Kontrolle über das Spiel. Indem wir aber einerseits durch die Kritiker erfahren, was sie bemängeln, andererseits auch noch verstehen, aus welchem Verständnis heraus sie ihre Trümpfe ziehen, können wir unsere Züge entsprechend vorbereiten und haben am Ende doch noch gute Karten mit der Chance, das Spiel zu gewinnen.

Was also haben die »Gegner« auf der Hand?

Trumpf 1: »Die Kinesiologie und die Art ihrer Untersuchungen ist unwissenschaftlich.«

Stimmt. Zumindest teilweise, und vor allem unter unserer seit Jahrhunderten etablierten Wissenschaftssicht, die erst sehr, sehr langsam von den ersten Tropfen neuerer Erkenntnisse durchtränkt wird. Da nützt es wenig, dass große Physiker seit bald hundert Jahren schon unser materialistisches Weltbild in Frage stellen. Man hat zwar von Begriffen wie Quantentheorie oder der Materielosigkeit der Materie schon gehört, auch haben die meisten Menschen schon »Parawissenschaftliches« erlebt wie Telepathie, Synchronizitäten oder sinnhafte Zufälle, aber unser Denken ist davon keineswegs durchdrungen. Weiterhin wird wissenschaftlich nur anerkannt, was wir messen können, was sich kontrolliert erzeugen lässt oder was Doppelblindstudien standhält.

Solange diese Wissenschaftssicht immer noch der Filter ist, durch den Informationen in der Allgemeinheit gesiebt werden, hat die Kinesiologie kaum eine Chance. Obwohl es u. a. neurophysiologische Dokumentationen zum Muskeltest und der Kinesiologie gibt, bleiben mehr Phänomene offen, als letztlich mit den heute gültigen Kriterien geklärt werden können.

Da die Tür zur Anerkennung sicher auch nicht durch pseudowissenschaftliche Erklärungen geöffnet wird, dürfen wir konventionellen Wissenschaftlern gerade in die Augen blicken und zugeben, dass beim Muskeltest selbst für erfahrene Anwender keineswegs alles klar und erklärbar ist.

(Para)wissenschaftliche Solidarität

Tröstlich ist, dass wir da mit der Kinesiologie und anderen feinstofflichen Heilverfahren nicht allein dastehen. Vor diesem Problem stehen nämlich nicht nur Kinesiologen, sondern ebenso Forscher und Wissenschaftler verschiedener anderer Ausrichtungen bis in die Physik hinein. Sie gestehen zu, dass es Phänomene gibt, die sich eindeutig nicht der Erfassbarkeit unterwerfen im Sinne unseres gängigen wissenschaftlichen Anspruchs. Obwohl sie noch keine Alternative des »Beweises« anzubieten haben, schweigen sie zumindest deren Existenz nicht tot.

Doch auch (und gerade) diese wissenschaftlichen Neudenker legen Wert auf Seriosität und suchen nach Glaubwürdigkeitskriterien. Denn ohne Belegbarkeit, ohne den Versuch, Gesetzmäßigkeiten zu erfassen, verliert die Glaubwürdigkeit jeglichen Boden und macht Platz für Beliebigkeit und Willkür, mit der man dann alles und jedes »erklären« und rechtfertigen kann. Womit wir dann den Kritikern der Kinesiologie wieder den Trumpf in die Hand geben, dass sie nicht beweisbar sei.

Dementsprechend suchen alternative Wissenschaftler nach einem neuen seriösen Fundament. Ein Kriterium, das sich zunehmend etabliert und das ich auch für die Grundlagen meiner Arbeit beanspruche, ist die »Stimmigkeit«. Sie basiert auf Qualitäten wie Logik, Nachvollziehbarkeit und vielseitigen Abstimmungen statt auf mechanistischen experimentellen Prinzipien. Stimmigkeit als »Beweis« wird uns in diesem Buch immer wieder und später auch ausführlicher begegnen. Mehr zu diesem Thema finden Sie bei Hans Peter Dürr: *Auch die Wissenschaft spricht nur in Gleichnissen.*

Dem Begriff der Stimmigkeit könnten wir uns also auch für die Kinesiologie als Maßstab anschließen, denn er vertritt nicht die rigiden Forderungen der konventionellen Wissenschaft, driftet aber auch nicht ins Nebulöse ab. Diesem Verständnis von Wissenschaftlichkeit fühle ich mich generell, aber besonders auch in diesem Buch, verpflichtet.

Bezüglich Stimmigkeit hat die Kinesiologie schon einiges zu bieten, sie lässt jedoch noch etliches offen. Was angesichts einer so jugendlichen Methode kein Wunder ist, denn Stimmigkeitsabgleich braucht weitaus mehr Zeit als experimentelle Beweise. Bis wir auf diesem Weg für alle Phänomene der Kinesiologie stimmige Erklärungen, stimmige Belege oder stimmige Denkmodelle anbieten können, die die Kinesiologie durchweg glaubhaft machen, dürfte es noch eine Weile dauern.

So lange müssen wir zu einigen Inhalten die kritischen Geister noch vertrösten. Denn Stimmigkeit beinhaltet, offene Fragen und ungeklärte Phänomene zuzugeben und den Kritikern vorerst eine überzeugende Antwort schuldig zu bleiben.

Damit ziehen die Kritiker den 2. *Trumpf:* »Was ist denn das für ein Unfug, der da mit dem Muskeltest fabriziert wird!«

Auch dieser Trumpf sticht: Sie haben keineswegs Unrecht. Stimmigkeit bedeutet nämlich auch, authentisch und angemessen mit einem Objekt und seiner Repräsentation umzugehen. Schauen wir uns im nächsten Kapitel diesen Punkt etwas näher an, vielleicht können wir durch einen klugen Zug am Ende doch das Spiel noch gewinnen.

In Kürze für Eilige:
Auch und gerade für alternativmedizinische und feinstoffliche Verfahren brauchen wir eine Qualitätssicherung, und zwar auf eigenverantwortlicher Basis.

Um noch nicht anerkannten Methoden den Weg zu ebnen, muss deren Glaubwürdigkeit nachzuweisen sein. Glaubwürdigkeit orientiert sich vor allem an Wirksamkeitsbelegen, an nachvollziehbaren Erklärungsmodellen sowie an der Vertrauenswürdigkeit derer, die eine Methode vertreten.

Irritationen

Das Image der Kinesiologie

Der rote Faden:
Wie es trotz gut gemeinter Versuche nicht gelingt, die Kinesiologie salonfähig zu machen, und wodurch ihr generell der Zutritt zu Wissenschaft und Medizin schwer gemacht wird.

Der erste Türöffner für Fremdes oder Neuigkeiten ist die Verpackung einer Idee oder Methode. Was Außenstehenden als zunächst begegnet, ist nicht die wissenschaftliche Diskussion, sondern ganz real ein Mensch oder Medium als Vertreter dieser Idee. Dies wiederum geschieht in einem konkreten Rahmen und in einer konkreten Form.

Und solange unsere Überzeugungskraft hinsichtlich der Inhalte noch nicht perfekt gefestigt ist, können wir zumindest schon unser Auftreten auf Stimmigkeit überprüfen. Denn ob Sie beispielsweise von einem vielversprechenden Aufbaupräparat in einem Universitätshörsaal oder in einer Kneipe hören, ob von einem Freund, durch Spam-Mails oder durch Telefonwerbung, wird Ihre Meinung darüber entscheidend mit prägen. Nicht anders ergeht es der Kinesiologie.

Offene Ohren für Kinesiologie?

Wenn beim Erwähnen der Kinesiologie oftmals vorschnell abgewinkt wird, mag das unter anderem daran liegen, dass viele Menschen die Kinesiologie unter eher obskuren Umständen kennenlernen. Die Bühne der Erstbegegnung zwischen Sendern der kinesiologischen Botschaft und deren Empfängern hinterlässt nicht immer den seriösesten Eindruck, und erste Eindrücke haften gern fest.

Um eine Botschaft an die richtige Adresse zu bringen, sollten wir zunächst mehr über den Adressaten wissen. Also ist die Frage: Wie ist der Boden vorbereitet, auf den die Kinesiologie fällt?

- Die Kinesiologie trifft, wie oben schon gesagt, auf ein wissenschaftliches Denken, das feinstoffliche Erscheinungen überwiegend leugnet, bekämpft, lächerlich macht oder bestenfalls ignoriert.
- Es gibt kein wirtschaftliches Interesse an einer Methode wie Kinesiologie, die in keiner Richtung Umsatzsteigerungen verspricht, sondern diese im Gegenteil sogar drastisch gefährden könnte – ihr fehlt eine kraftvolle (wirtschaftlich gestützte) Lobby.

Darüber hinaus müssen die »Botschafter der Kinesiologie« ein paar Eigenheiten der Methode vertreten, die nicht so einfach darzustellen sind, ohne ins Stottern zu geraten:

- In Anwendung der Kinesiologie treten gleich *mehrere* Phänomene auf, die eindeutig nachgewiesen, aber nicht ausreichend wissenschaftlich erklärt werden können – beispielsweise der Substanztest, mentale Übertragungen und manches mehr.
- Unterschiedliche Sichtweisen innerhalb der Kinesiologie selbst und teilweise widersprüchliche Aussagen praktizierender Kinesiologen sorgen für Verwirrung.
- Die Funktionen des Muskeltests lassen sich zwar unwiderlegbar demonstrieren, aber selbst von geübten Anwendern nicht immer elegant formulieren.
- Als wenn das alles nicht schon schwierig genug wäre, entscheidet auch noch die Begegnungsstätte mit, welches Licht auf die Kinesiologie fällt. Wie und wo ist »das erste Mal«, welchen Eindruck nehmen wir mit?

Presse und Medien

Auf dem theoretischen Weg machen uns üblicherweise »schnelle Medien« aufmerksam und vielleicht neugierig auf etwas Unbekanntes. Dazu gehören Zeitungen, Zeitschriften sowie Rundfunk und Fernsehen. Über Kinesiologie könnte man also stolpern in Gesundheitsmagazinen, Elternratgebern, naturheilkundlichen Zeitschriften, seltener in der Tagespresse, z. B. als Kommentar zu aktuellen Veranstaltungen; und natürlich in alternativmedizinischen Zeitschriften, die jedoch meist nicht die erste Informationsquelle für Otto Normalverbraucher und Lieschen Müller sind, um sich ein Urteil zu bilden.

Sobald journalistische Sprachorgane, die sich selbst als unvoreingenommen bezeichnen und auf Meinungsfreiheit pochen, eine Methode verwerfen, werfen Otto Normalverbraucher und Lieschen Müller gleich mit. Genau diese Medien lassen auch heute noch in der Regel kein gutes Haar an feinstofflichen Methoden, wobei die Kinesiologie meist besonders schlecht wegkommt (erfreulicherweise zeigt sich das Fernsehen darin offener). Sie berufen sich fast immer auf das, was von wissenschaftlicher Seite anerkannt wird, auch wenn das nur auf Meinungen basiert und nicht auf eigenen Recherchen.

Es ist immer noch die Ausnahme, dass Journalisten ohne Vorbehalte selbst an der Quelle recherchieren. Eine solche Ausnahme: Im Jahr 2005 wurde ich von einer Journalistin einer großen, seriösen Fernsehzeitschrift zur Kinesiologie interviewt; für einen Artikel von einer einzigen Seite (als Hinweis auf eine TV-Sendung) hat sie mit viel Engagement, kritischer Prüfung und enormem Aufwand mehrere Gesprächspartner aus verschiedenen Sparten befragt und alte Stellungnahmen recherchiert. Das Ergebnis war – trotz »Gegenwind« in der Redaktion – eine objektive, allgemeinverständliche und wohlwollende Kurzdarstellung der Kinesiologie!

Ebenso findet man inzwischen in Gesundheitsmagazinen positive Hinweise auf die Methode – bis in die maßgeblichen Blätter, an denen sich auch schon mal Akademiker orientieren, haben wir es noch nicht geschafft.

Kinesiologie live

Doch auch ein lebendiger Erstkontakt ist keine Türöffnungsgarantie für die Kinesiologie. Zwar verblüfft und beeindruckt der Muskeltest allein schon deshalb, weil er funktioniert, aber auch das wird nicht ernst genommen, wenn diese Erfahrung unter dubiosen Umständen oder zu fragwürdigen Zwecken stattfindet. Mit Recht legen wir sehr viel Wert auf die Vertrauenswürdigkeit derjenigen, die uns etwas anbieten – egal ob Lotterielose, Gebrauchtwagen oder Kinesiologie.

Ich selbst hatte Glück mit dem ersten Eindruck von Kinesiologie. Die sensationelle Neuigkeit dieser eigenartigen Testmethode brachte mein Mann aus einem Chirotherapie-Seminar mit; der Rahmen der Veranstaltung war seriös genug, um mich aufhorchen zu lassen. Was ich da hörte und am eigenen Arm erlebte, war für mich grenzwertig, aber gerade noch akzeptabel. Ebenso wirkte der Heilpraktiker, durch den mein Mann den Muskeltest kennengelernt hatte, auf mich sehr vernünftig. Er demonstrierte den Muskeltest auf klare Weise, mit einer einfachen und nachvollziehbaren Struktur, und obwohl er seine Funktion nicht in allem erklären konnte, war es für mich schlüssig – oder besser: stimmig.

Aber nicht jeder Einstieg glückt.

Zwangsbeglücker

Ist Ihnen auch schon mal auf einer Feier das Rotweinglas aus der Hand genommen worden mit dem Hinweis »den hab ich gerade ausgependelt, der tut dir nicht gut«? – Ähnlich bin ich auf mehr als einer Veranstaltung ungebeten darauf hingewiesen worden, dass meine Halskette mir Energie abziehen würde, dass die Farbe meiner Jacke energetisch (nach Pendelergebnis) nicht günstig für mich sei oder dass ich an einem belasteten Ort stehe, dass ich die Wiedergeburt eines chinesischen Kaisers sei, dass mir ein Geistwesen auf der Schulter sitze oder welche Farbe meine Aura hat.

Egal, ob mit Pendel oder Muskeltest – das Prinzip ist dasselbe. Da man den Arm immer bei sich hat, sind kinesiologische Zwangsbeglücker leicht in Versuchung, ihn auch zu drücken. Auch ich habe in meiner Anfangszeit der Kinesiologie sicher mit meinem Übereifer einige Menschen in die Flucht geschlagen, so dass sie keine Chance hatten, ehrliches Interesse an der Kinesiologie zu entwickeln – was mir heute peinlich ist.

Natürlich ist es verlockend, etwas Faszinierendes oder Verblüffendes wie den Muskeltest vorzuführen und den Showeffekt zu genießen. Doch die Überzeugungskraft ist offensichtlich indirekt proportional zum missionarischen Eifer und zur Effekthascherei, und das gilt nicht nur für den Muskeltest.

Ich selbst bin sehr reserviert, wenn mich jemand mit Botschaften beglücken will, um die ich nicht gebeten habe, egal, ob es dabei um Ernährungslehren, Auralöcher, frühere Leben, »schädliche Schwingungen«, meine Chakrafunktionen oder Schutzengel geht – ganz unabhängig davon, ob da am Ende etwas dran ist oder nicht. Und egal, ob das benutzte Werkzeug Kinesiologie heißt oder Pendel oder Hellsichtigkeit oder wie auch immer, ich wäre geneigt, es gleich – zumindest bei einer ersten Bekanntschaft damit – zusammen mit der ungewünschten Botschaft über Bord zu werfen. Wenn der Muskeltest zur Shownummer wird, »verbrennt« er leicht für wertvollere Zwecke.

Umsatzsteigerung durch Muskeltest?

Eine weitere recht verbreitete Gelegenheit, den Muskeltest in Misskredit zu bringen, ist sein Einsatz als Verkaufsargument. Harmlose Zwangsbeglücker richten in der Regel nicht viel an, sie werden eher milde belächelt (und mit ihnen die Methode). Was aber, wenn der Test benutzt wird, um jemandem etwas zu verkaufen, an dem er ohne diese Überzeugungshilfe von sich aus gar nicht interessiert wäre?

Ein beliebter Austragungsort dafür sind Gesundheits- und Esoterikmessen. Beim Besuch einer solchen Veranstaltung fühlte ich mich an einen orientalischen Bazar erinnert: Sobald ich den Schritt verlangsamte, wurden mir die Produkte feilgeboten. Das gehört logischerweise zu Messen und stört mich nicht; was dort aber nicht hingehört, ist der schnell mal aus dem Hut gezauberte Muskeltest, um zu »beweisen«, wie toll das Produkt doch sei. So erging es mir mit Nahrungsergänzungsmitteln, Wasseraufbereitungsanlagen, Elektrosmogabschirmung, Matratzen und vor allem energetischen Informationsträgern jeglicher Art, die unverzichtbar seien für meine Gesundheit / meinen Energiehaushalt / mein Liebesleben / meine Erleuchtung oder dergleichen mehr. Allein schon, dass der Arm beim Kontakt mit dem Produkt gehalten werden kann, gilt dort als Beweis für dessen unglaubliche Wirksamkeit! (Dabei sagt ein gehaltener Muskel – ohne sonstige Vorgaben – nichts anderes, als dass das Produkt unschädlich ist.)

Eine Kollegin berichtete, dass sie sich auf einer Messe eingelassen hatte, ein Produkt testen zu lassen. Als ihr Arm beim Kontakt zu dem Produkt jedoch nachgab, wurden Testfehler, Blockaden und alle möglichen Störungen in ihr vorgeschoben, nur nicht, dass das Produkt für die Messebesucherin höchst überflüssig war.

Während mich niemand zwingt, den Lockrufen der Messeaussteller zu folgen, kann ich mich solchen Verkaufspraktiken kaum entziehen, wenn sie in einer therapeutischen Praxis eingesetzt werden. Und so sind per Muskeltest in Praxen von Ärzten und Heilpraktikern schon Diätprodukte, selbstvermarktete Nahrungsergänzungsmittel (oder solche, für die es Umsatzbeteiligungen gibt) bis hin zu Entstörgeräten und Wasserfiltern verkauft worden – im harmlosesten Fall sinnvolle Ausleitungsmittel aus eigener Herstellung. Dabei müssen keine unlauteren Absichten im Spiel sein, und das eine oder andere Produkt wird durchaus nützlich sein. Doch wie neutral kann ein Tester bleiben, wenn das Testergebnis über seinen Kontostand entscheidet?

Praxisbegegnungen

So sind wir bei einer der Hauptbegegnungsstätten mit dem Muskeltest angekommen, nämlich der therapeutischen oder beratenden Praxis. Das ist die Bühne, wo ich den Test im wesentlichen »zuhause« sehe, wo er sein wertvollstes Potential einbringt.

Auch hier entscheidet oft die erste Bekanntschaft mit der Methode über die Akzeptanz. Wenn sie hier »verbrennt«, sinken die Chancen erheblich, irgendwann noch einmal den wirklichen Segen des Muskeltests kennenzulernen. Wobei das »Verkaufsargument Muskeltest« in Praxen nicht im Vordergrund steht.

In der Praxis sind es eher andere Ersterfahrungen, die dem Muskeltest den vorsichtig geöffneten Türspalt gleich wieder vor der Nase zuschlagen können. Dazu gehören vor allem zweifelhafte Testergebnisse und ein obskurer Umgang mit dem Muskeltest an sich. Da die meisten Testergebnisse ohnehin schon jenseits des üblichen Denkens liegen und der Muskeltest an sich schon merkwürdig genug ist, verschreckt es einige Interessenten um so mehr, je eigentümlicher oder extremer der Test abläuft.

Wenn wir beim ersten Praxisbesuch gleich bei Hexenverbrennungen im Mittelalter landen, wenn der Muskeltest definierte Heilversprechen macht oder eine Besetzung durch Fremdenergien aufdeckt, wenn mangels Testsubstanzen ein beschriebener Zettel auf dem Bauch »befragt« wird, dann ist das nicht immer der ideale Einstieg, jemanden für diese Methode zu gewinnen.

Ich schließe grundsätzlich weder gewisse Heilprognosen noch Reinkarnationserfahrungen aus. Ich weiß sehr wohl, dass es manchmal merkwürdige Wege gibt, über weisheitsvolle Instanzen an ungewöhnliche Informationen zu gelangen. Dass so manches davon funktioniert, ist schon irritierend genug. Es Neulingen bei der Erstbegegnung zuzumuten, ist zumindest unklug, wenn man der Kinesiologie den Weg bahnen will.

Unter dem Aspekt »fragwürdig« begegnen wir also verschiedenen Präsentationen der Kinesiologie, von harmlosen Shows über unbedachte Anwendung bis zu verantwortungslosem Umgang mit dem Muskeltest. Zwar betrifft das nur eine Minderheit, aber ganz besonders bei umstrittenen Themen gilt für die Öffentlichkeit weniger das, was die Mehrzahl tut, sondern viel eher das Pilzsammlergesetz: Ein einziger Gallenröhrling macht ein sonst köstliches Steinpilzgericht ungenießbar, ein klitzekleiner Knollenblätterpilz in der Champignonsoße tötet Menschen.

Besonders bei paranormalen Phänomenen und feinstofflichen Methoden wird jede vereinzelte unseriöse Praktik aus dem Zusammenhang gerissen, überdimensional aufgebläht und mit Schmähungen vermischt als Kritik über die gesamte Methode ausgegossen. Ungleiche Maßstäbe für bereits wissenschaftlich Anerkanntes einerseits und

Unbekanntes andererseits sind dabei an der Tagesordnung, diese bedauernswerte Tatsache können wir nicht ändern.

Lassen wir uns den Appetit auf Kinesiologie nicht verderben. Nehmen wir die ungleichen Maßstäbe als Herausforderung, uns selbst zu verbessern. Wenn uns daran liegt, Kinesiologie bzw. den Muskeltest salonfähig werden zu lassen, reicht es sicher nicht, uns über die Skepsis potentieller Zielgruppen zu beklagen. »Für Kinesiologie kein Zutritt« ist oft genug die Folge einer wenig einladenden Visitenkarte. Wenn wir hingegen kritische Anmerkungen ernst nehmen, können wir nur gewinnen: Wir werden uns tiefer dem Objekt der Kritik widmen und es besser verstehen lernen und dadurch sicherer werden in der Vermittlung von Informationen. Denn die meisten »Auswüchse«, die ich angesprochen habe, geschehen weder aus Böswilligkeit noch aus Ignoranz, sondern wohl meist, weil es bisher so noch nicht betrachtet wurde. Insofern lohnt es sich, hin und wieder durch die Brille der Kritiker und Skeptiker zu schauen.

Die Adressaten

Womit wir zwangsläufig und zwanglos von der Bühne der Erstbegegnung zu den Sendern und Empfängern der Botschaft »Kinesiologie« gekommen sind, die sich ja ohnehin nicht von den Umständen der Begegnung trennen lassen. Wenn wir den Muskeltest mit seinen wundervollen Möglichkeiten anderen Menschen nahebringen wollen, sollten wir zunächst die Empfänger und ihre Situation verstehen und möglichst ihre Sprache sprechen.

Dabei stellt sich als erstes die Frage, wen wir überhaupt mit unseren Informationen über und durch die Kinesiologie neugierig machen wollen und wessen Situation wir demnach verstehen müssten. Meine knappste Antwort: alle. Aber nicht auf einmal und nicht direkt.

Wenn ich mich selbst frage, wen ich am allerliebsten erreichen möchte, sage ich ohne Zögern: ganz viele Therapeutinnen und Therapeuten; genauer: Ärztinnen und Ärzte, Psychotherapeuten, Zahnärzte, Heilpraktikerinnen und Heilpraktiker. Und sekundär natürlich alle potentiellen Patienten, denn die sind es, die am Ende von diesem Testverfahren besonders profitieren.

Wenn es andersherum läuft, könnte das Chaos ausbrechen. Als mein erstes Buch *Gesund durch analytische Kinesiologie* erschien, baten mich kranke Menschen aus entfernten Regionen um Hilfe, aber ich konnte sie viel zu selten an Therapeuten in ihrem Lebensumkreis verweisen. Wem nützen die Informationen, dass es eine Methode wie beispielsweise die analytische Kinesiologie gibt, wenn noch gar nicht genug Therapeuten versiert damit arbeiten? – Was soll die »Werbung« für ein Produkt, das auf dem Markt zu knapp ist?

Da ich den Muskeltest in allererster Linie als ein extrem effizientes Untersuchungsinstrument (für Körper, Psyche und Geist) verstehe, wünsche ich mir unter den Empfängern meiner Botschaften folglich vor allem Therapeuten. Wobei mir, da ich aus deren »Stall« komme, ganz besonders meine ärztlichen Kolleginnen und Kollegen am Herzen liegen, denen ich gern mehr von den Chancen dieser einfachen und äußerst effektiven Methode vermitteln würde, die prinzipiell die Medizin revolutionieren könnte. Heilpraktiker hingegen sehen in der Regel ohnehin Gesundheit, Krankheit und Therapie schon aus einem anderen Blickwinkel und bieten den Patienten alternative Wege an – was nicht heißt, dass nicht auch ihre Arbeit erheblich vom Muskeltest profitieren könnte. Aber Ärzte hängen fest in einem System, das nur beschränkte therapeutische Denkrichtungen zulässt und damit nicht nur ihre Patienten, sondern auch sie selbst oft gewaltig frustriert.

Deshalb bekommen meine Kolleginnen und Kollegen an dieser Stelle einen kleinen Sonderexkurs eingeräumt, der ihre spezielle Ausgangssituation und damit ihre eingeschränkte Empfänglichkeit für Methoden wie die Kinesiologie würdigt.

Ärzte zwischen Baum und Borke

Ärzte wählen ihren Beruf üblicherweise, wie ich auch, um leidenden Menschen zu helfen. Auf dem Weg durch Studium und Assistenzjahre lernen wir jedoch nur die einseitige Weltsicht der konventionellen Wissenschaft kennen, die durch spätere Fortbildungen weiter verfestigt wird, indem Institutionen die Vergabe von Zertifizierungspunkten ebenfalls ausschließlich an den klassischen Wissenschaftskriterien orientieren. Darüber hinaus entscheiden immer noch Sponsoren aus Pharmazie und Gerätetechnik über Inhalt und Geist etlicher Fortbildungsveranstaltungen – wodurch, nicht nur durch die Verknüpfung mit wirtschaftlichen Interessen, wieder ausschließlich das Etablierte gestärkt wird.

Immer mehr Ärzte sind inzwischen jedoch, wie ich in meiner »vorkinesiologischen« Zeit, unglücklich über die wenigen wirklichen und wirksamen Fortschritte der Medizin, gerade was chronische Erkrankungen angeht. Grandiose Weiterentwicklungen spezieller Operationstechniken, die vielen Menschen das Leben retten oder wichtige Körperfunktionen wiederherstellen, können nicht darüber hinwegtrösten, dass wir an den meisten Krankheiten ratlos herumdoktern und bestenfalls die Symptome unterdrücken und den Patienten mit Medikamenten »einstellen«. Das ist Krankheitsverwaltung, aber keine Heilung.

Darüber hinaus – oder gerade wegen dieses Denkens? – steuert das gesamte Gesundheitssystem auch wirtschaftlich geradewegs auf einen Schiffbruch zu, indem die Kostenfässer explodieren. Obwohl der rechtzeitige Absprung in Alternativen die Rettung bedeuten könnte, halten die Steuerleute krampfhaft am alten Kurs fest und ummanteln die gefährlichen Fässer gegen die Explosionsgefahr mit Budgetierungen und Scheinreformen. Zugegeben, ein solcher Ozeanriese kann nur träge den Kurs ändern. Vielen aber wäre gedient, wenn der Ausstieg der Mannschaft erleichtert würde, anstatt sie zunehmend unter Druck zu setzen – das hieße, *mehr* statt weniger (Be-)Handlungsfreiheit für Ärzte. Dass die extrem gestressten Ärzte keinen weiteren Sturm verkraften, wo die Wogen derart hoch schlagen, dass viele sich ohnehin kaum über Wasser halten können, kann ich allzu gut verstehen.

Etliche Ärzte und andere Therapeuten suchen nach Auswegen, auch jenseits der etablierten Strukturen. Aber schon allein der Kampf um Akkreditierungspunkte und rigide Weiterbildungspflichten verhindert einen Blick auf weitere Möglichkeiten. Unter Druck und im Stress bleibt wenig Gelegenheit, innezuhalten und aus höherer Perspektive nach Neuland Ausschau zu halten. Man wagt sich kaum zwecks Weitblicks in den Mastkorb, sondern klammert sich an das, was man kennt.

Und für Ärzte ist das die Schulmedizin oder das, was für sie (zumindest einigermaßen) als erwiesen gilt. Das, was wir am Anfang unseres Ausbildungsweges vermittelt bekommen, fällt auf unbeackerten Boden, breitet sich dort aus und setzt sich fest. Die Sicht, die wir aus Studium und Klinik mitnehmen, wird uns begleiten und neue Saat gar nicht erst wachsen lassen, insbesondere, wenn die herrschenden Systeme ins Kraut schießen und Neues im Keim ersticken.

Ich finde es verständlich, dass gerade Ärzte sich schwertun, sich auf »Alternativmedizin« bzw. Kinesiologie zu stürzen. Wenn auch Homöopathie und Akupunktur trotz ihrer über zweihundertjährigen bzw. sogar Jahrtausende alten Bewährungsprobe immer noch umstritten sind, wenn dazu in uns Ärzten weiterhin der alte schulmedizinische Zensor sitzt, wie sollen wir da offen und frei in eine Methode wie Kinesiologie investieren, die schon vorab offiziell als unwissenschaftlich abgeurteilt wurde?

Revoluzzer Muskeltest

Für den analytischen Muskeltest kommt noch erschwerend hinzu, dass er in seiner letzten Konsequenz keine methodische Ergänzung medizinischer Arbeit darstellt, sondern zu einem radikalen Umdenken führt, wenn wir mit ihm Krankheitsursachen aufdecken. Auch andere komplementärmedizinische Methoden stimmen nicht mit gängigen medizinischen Paradigmen überein, lassen sich aber recht problemlos in eine medizinische Praxis integrieren. Akupunktur und Homöopathie zum Beispiel bedrohen das Medizinsystem nicht, solange sie eine Nische für Patienten mit Außenseiteransprüchen füllen, ebenso wie einige andere Alternativverfahren. Es stellt die Schulmedizin nicht in Frage, wenn ein Kranker zusätzlich Reiki bekommt oder Nahrungsergänzungskapseln schluckt.

Aber der Muskeltest könnte, so wie es auch mir ergangen ist, unser vermeintlich sicheres Wissen über Gesundheit und Krankheit auf den Kopf stellen. Seine Ergebnisse würden Zusammenhänge zwischen Umweltbedingungen und Gesundheitsstörungen aufdecken, die ihrerseits ganz andere Konsequenzen erfordern als das »Beiwerk« komplementärer Behandlungen. Ebenso würde der Muskeltest schonungslos aufzeigen, wie wir als Ärzte selbst die Patienten krank machen.

Der Muskeltest würde uns die Augen zu der unangenehmen Einsicht öffnen, dass viele gängige oder sogar medizinisch obligate Interventionen überhaupt erst der Grund dafür sind, dass Menschen krank sind, sei es durch überdimensionierte Impfpraktiken, durch das immer noch gängige Amalgam in Zahnbehandlungen, oder indem banale Infekte vorschnell durch Antibiotika und fiebersenkende Mittel unterdrückt werden, und vieles mehr.

Damit wäre die (analytische) Kinesiologie genaugenommen keine *komplementäre* Behandlungsform, sondern im wahrsten Sinne des Wortes eine *alternative* Medizin. Das heißt: Ob bewusst geahnt oder unterbewusst gespürt oder noch gar nicht so betrachtet, die aufdeckend arbeitende Kinesiologie könnte dem etablierten Krankheitsverwaltungssystem geradezu »bedrohlich« werden. Ein Dorn im Auge müsste sie ihm, sofern man sie ernst nähme, auf jeden Fall sein.

Der Boden ist also schwierig, auf den die Saat der potenten Methode »Muskeltest« fällt, er lädt nicht gerade ein, Wurzeln zu schlagen und zu wachsen. Obwohl viele Ärzte ernsthaft nach Alternativen suchen und es unter ihnen schon einige erfolgreiche Kinesiologen gibt, ist die Ärzteschaft als Ganzes nicht sonderlich empfänglich für solche Verfahren.

Um beim Bild zu bleiben: Den Boden, auf dem wir Kinesiologie säen wollen, können wir nicht beeinflussen, vor allem nicht kurzfristig. Aber vielleicht können wir die Saat vorkeimen lassen oder Setzlinge ziehen, die dann leichter auch auf schwierigem Boden angehen.

Dabei ist eine Wachstumsbedingung für das Pflänzchen unerlässlich: Auch den kritischen Gesundheitsgärtnern der Schulmedizin muss unser Setzling nicht nur lohnende Ernte versprechen, sondern zeigen, dass er den Stürmen von Argwohn standhalten kann. Und das geht – wie gesagt – nur durch Überzeugungskraft und Glaubwürdigkeit.

Die Repräsentanten

Womit wir schließlich von den Empfängern zu den Sendern der »Botschaft Muskeltest« kommen. Noch einmal zur Erinnerung an unseren roten Faden dieses Kapitels: Es geht um die Frage, warum Kinesiologie kein wirklich gutes Image in der Öffentlichkeit hat, auch im Vergleich zu anderen alternativmedizinischen Methoden.

Das Ansehen einer Methode hängt vom Interesse oder der Bereitschaft des Empfängers ab, aber auch von der Art und Weise, wie sie präsentiert wird, wobei der Schnittstelle – das heißt dem Punkt der Begegnung zwischen Sender und Empfänger – eine spezielle Bedeutung zukommt.

Die typischen Kontaktstellen hatte ich bereits erwähnt, ebenso die Empfänglichkeit in der Allgemeinheit und besonders in der Medizin. Ebenfalls zur Erinnerung hier noch einmal die Schwierigkeiten, denen wir uns gegenübersehen, wenn wir andere über Kinesiologie bzw. den Muskeltest informieren möchten:

- In Anwendung des Muskeltests treten gleich mehrere Phänomene auf, die eindeutig nachgewiesen, aber nicht ausreichend wissenschaftlich erklärt werden können. Dies haben nicht die Sender zu vertreten, aber es macht ihnen schwer, allseits überzeugend aufzutreten.
- Unterschiedliche Sichtweisen innerhalb der Kinesiologie selbst und teilweise widersprüchliche Aussagen praktizierender Kinesiologen verwirren Außenstehende – eine der Hauptherausforderungen für die Sender.
- Die Funktionen des Muskeltests lassen sich zwar unwiderlegbar demonstrieren, aber selbst von Anwendern nicht so leicht in Worte fassen – eine Übungsaufgabe für die Sender.

Um Informationen in einem nicht sonderlich empfänglichen Umfeld dennoch eine Chance zu geben, sollten diese Informationen und ihre Vermittlung so glaubwürdig wie möglich sein. Glaubwürdigkeit steht, wie schon früher erwähnt, im wesentlichen auf den drei Füßen:

- empirische Belege
- stimmige Erklärungsmodelle
- Repräsentation durch die Anwender

Da haben es diejenigen, die etwas über Kinesiologie vermitteln wollen, nicht so leicht. Solange die Erfolgsberichte der Kinesiologie nicht durch andere Faktoren untermauert werden können, werden sie oft Zufällen zugeschrieben und können allein nicht überzeugen. Erklärungsmodelle werden schon vereinzelt angeboten, aber kaum aus einem Guss. Selbst gute Hypothesen nützen nichts, wenn ihre Vertreter nicht die richtige Eintrittskarte haben, nämlich ein angemessenes Auftreten hinsichtlich Situation und Anwendung der Methode.

Es liegt nahe und ist gut so, dass wir uns den Überbringer von Informationen recht genau ansehen und nicht jedem alles glauben. Wobei ein akademischer Grad nicht zwangsläufig etwas über die eigentliche Qualifikation für ein Gebiet aussagt, wahrscheinlich weiß mein Friseur mehr über Haarfärbung als ein Altphilologe. Wir würden uns üblicherweise bei denjenigen informieren, von denen wir Fachkompetenz erwarten. Mich zum Beispiel fragt nie jemand nach den Grundlagen der EDV oder nach dem Tabellenstand der Fußballbundesliga, und ich würde auch zu beidem tunlichst den Mund halten.

Mit dem Muskeltest ist es da anders. Er scheint so verführerisch einfach, dass auch einfache Erklärungen erwartet werden. Aber es ist auch einfach, einen Suchbegriff bei Google einzugeben. Wie das dann wirklich funktioniert und was alles dahinter steckt, damit auf Knopfdruck nach Sekunden etliche hunderttausend Links erscheinen, das werde ich wohl mein Lebtag nicht begreifen und werde es auch niemandem zu erklären versuchen.

Da wir den Muskeltest jedoch persönlich und hautnah erleben, liegt nach einer Muskeltestpremiere sofort die Frage auf der Zunge: »Ach, wie geht das denn?« Was bleibt einem übrig, als eine Antwort zu geben? – Und die fällt nicht immer elegant aus, so dass es dann klüger gewesen wäre, von Anfang an zu »schweigen«, statt den Muskeltest auf die Bühne zu tragen. Denn das, was hinter dem Muskeltest steckt, in kurzen verständlichen Worten zu erklären, ist eine Kunst. Ebenso ist es eine Kunst, Geschmack am Muskeltest zu behalten, wenn er mit unverdaulichen Erklärungen garniert serviert wird.

Fehlende Worte

Mich selbst hat es viele Jahre gekostet, bis ich aus manchen unverständlichen Schwammigkeiten eine fassbare Struktur herausgearbeitet hatte, um den Test einigermaßen zu erklären. Erfreulicherweise gibt es heute schon viele Berichte und Formulierungen, auf die wir zurückgreifen können. Aber in meinen ersten Kinesiologie-Jahren habe ich noch ständig mit Worten gerungen, oft genug herumgeeiert und reichlich skeptische Blicke geerntet.

Ich weiß nicht, wie viele Patientenratgeber, Informationsblätter, Zeitungsartikel, Kursbroschüren, Vorträge und mehr ich verfasst habe, wie oft ich die Texte umgeschrieben und an Aussagen gefeilt habe, und in wie vielen Seminaren ich seit Jahren inhaltlich ähnliches vortrage, bis ich inzwischen einigermaßen souverän in ziemlich jeder Situation und vor so ziemlich jedem Publikum etwas zum Muskeltest anbieten kann, was ihn verständlich macht – wenn man es hören will. Und trotz des langen Trainings fühle ich mich keineswegs fertig.

Warum aber müssen wir überhaupt, z. B. als Therapeuten, den Test erklären? Die Patienten verlangen doch auch nicht nach einer Einführung in die Akupunktur oder Homöopathie. Warum dann gerade beim Muskeltest?

Hier einige Gedanken dazu:

- Der Patient ist aktiv an der Methode beteiligt, er muss bewusst mitmachen, zumindest indem er den Arm hält; also sollte er auch prinzipiell verstehen, worum es da geht.
- Der Proband erlebt beim Test an seinem eigenen Körper Reaktionen, die ihn überraschen und sogar erschrecken können; ohne ein paar einführende Worte könnte es ihm geradezu unheimlich vorkommen, dass eine unbekannte Macht in ihm »Muskelantworten« steuert.
- Der Muskeltest deckt Informationen aus dem Un(ter)bewussten des Patienten auf – er hat ein Recht darauf, seine eigene Informationsquelle zu »hören«.
- Den Muskeltest mit zu vollziehen fördert die Kooperationsbereitschaft für Konsequenzen aus dem Testergebnis.
- Egal wie jemand zu Homöopathie oder Akupunktur steht, gehört

hat er zumindest schon davon; was beim Muskeltest längst nicht immer der Fall ist.

- Etwas erklären zu können heißt, dass man es verstanden haben muss. Wenn der Muskeltest etwas ist, das man grundsätzlich verstehen kann, steigt seine Chance auf Akzeptanz und Glaubwürdigkeit.

Um den Muskeltest erklären zu können, muss ich ihn also selbst so gut wie möglich verstehen. Ich kann nichts erklären, was ich nicht verstehe. Das merkte ich unerbittlich nicht erst in meinen Seminaren, sondern schon, als ich in der Schule mit Mathe-Nachhilfe mein Taschengeld aufbessern wollte. Ich musste mich mit der Materie auseinandersetzen. Erst als ich nicht mehr Formeln auswendig lernte, sondern ihnen eine Logik abgewinnen konnte, fand ich endlich auch die passenden Worte, um sie meinen Nachhilfeschülern zu erklären. Dazu aber musste ich mich viel intensiver in die Mathematik hineinfuchsen, als nur zu wissen, wie ich eine Gleichung löse. Die Belohnung für mein neues Denken war nicht nur, dass sich auch meine eigene Mathezensur verbesserte, sondern vor allem, dass mir Mathe anfing Spaß zu machen.

Für die Kinesiologie bzw. den Muskeltest gilt das nicht weniger: Um ihn zu verstehen und zu erklären – das heißt letztlich, um ihn nach außen zu tragen –, muss ich mich ebenfalls hineinknien. Es ist die eine Seite der Medaille, dass wir unser Publikum verschrecken können, indem wir zu früh, an falscher Stelle und zu uninformiert über etwas reden. Außerdem: Wo sollen wir bei dem sehr komplexen und schnell expandierenden Verfahren ansetzen, wenn wir es Neulingen und Neugierigen schmackhaft machen wollen?

> ***Alle diese Überlegungen führen mich zu dem Schluss, dass wir dem Muskeltest in der Öffentlichkeit nichts Gutes tun, wenn wir ihn ohne sinnhafte Einbindung als Sensationsmasche vermarkten.***

Die Konsequenz, den Muskeltest besonders wegen der Verstehens- und Sprachbarriere zurückhaltend und umsichtig zu benutzen, schlägt aber leider auch in das Gegenteil um, nämlich in die Angst, den Test überhaupt einzusetzen – also die andere Seite der Medaille. Ich kenne einige Ärzte, die von den Potentialen der Kinesiologie überzeugt sind und ihre Anwendung beherrschen, sie in ihrer Praxis aber nicht anzubieten wagen, weil sie befürchten, keine passenden Worte parat zu haben und sich so vor den Patienten zu blamieren. Das Stottern muss ein Ende haben, damit wir uns frei und kompetent fühlen, den Muskeltest nach außen zu vertreten.

In Kürze für Eilige:
Das Image der Kinesiologie in der Öffentlichkeit leidet insbesondere unter einem unbewussten und unverständigen Umgang mit dem Muskeltest. Dazu gehören vor allem Showeffekte und missbräuchliche Anwendung.

Erschwert wird die Akzeptanz der Methode dadurch, dass mehrere Phänomene beim Muskeltest befremdlich und/oder wissenschaftliches Neuland sind. Wer nicht weiß, was er tut und worauf das beruht, wird sich schwertun, es anderen glaubhaft zu vermitteln.

Problemzonen

Der rote Faden:
Wie Irrtümer zur Erkenntnis, Verwirrungen zu Klarheit und Holzwege zum Ziel führen können – lasst uns gute Hypothesen finden!

»Die erste Hürde ist die schwerste«, könnte man nach solchem Erstkontakt zwischen Kinesiologie und Neulingen vermuten. Zum Glück trifft das für viele Interessenten zu, vielleicht weil sie schon ein wenig der Faszination dieses ungewöhnlichen Instruments erliegen und trotz mancher Widrigkeiten weitergehen. Und viele finden dann hinter dieser ersten Hürde ein üppiges Neuland mit beeindruckenden Erfahrungen.

Aber auch wenn wir tiefer in das kinesiologische »Land der unbegrenzten Möglichkeiten« eindringen, finden wir nicht nur gangbare

Wege. Wir müssen auch innerkinesiologisch noch durch einiges an Dickicht durch, landen eventuell auf Holzwegen oder bleiben an Stolpersteinen hängen. Was uns dann bei näherer Bekanntschaft mit der Kinesiologie begegnen kann, dazu jetzt ein wenig mehr.

In diesem Kapitel werden Sie statt eines straff gespannten roten Fadens eher ein Patchwork von Gedanken zu und aus kinesiologischen Eindrücken und Erfahrungen wiederfinden, die ja ohnehin nicht linear und systematisch sind. Es gibt eben nicht *den einen* generellen »Haken«, über den man in der Kinesiologie stolpert, sondern ein oft schwer zu fassendes Gewirr von Fäden, zum Teil unverständlich, zum Teil unvollständig, zum Teil verknotet.

Je nachdem, auf welchen Teil des Patchworkmusters geschaut wird, mag sich eine andere Frage auftun. Und so finden Sie in diesem Kapitel Fäden und Nebenfäden – suchen Sie gar nicht erst nach der Linie, es ist keine da. Auf den folgenden Seiten erwartet Sie keine Auseinandersetzung mit Einzelfakten der Methodik. Der Zweck dieses Kapitels ist nicht, für ein Richtig oder Falsch, ein Besser oder Schlechter zu argumentieren, sondern mit einer Weitwinkelaufnahme viele Aspekte zu erfassen, die zum Hingucken anregen wollen.

Irrungen und Wirrungen

Viele alternativmedizinische Methoden sind umstritten, aber kaum eine zieht mit der Kinesiologie gleich hinsichtlich verworrener Vorstellungen in der Öffentlichkeit – und das meine ich in aller Doppeldeutigkeit. Die Vorstellungen, die die Öffentlichkeit über die Kinesiologie entwickelt, hängen auch davon ab, wie die Kinesiologie sich in der Öffentlichkeit vorstellt, was sich aus den Beispielen des vorigen Kapitels unschwer ableiten lässt. Wenn wir von der Außenwirkung der Kinesiologie sprechen, kommen wir daran vorbei, auch kinesiologieinterne Zonen zu betreten, denn was innen konzipiert wird, tritt ebenfalls nach außen zutage.

Mir selbst fehlt vielleicht der Einblick in andere feinstoffliche Methoden und deren Problemzonen, um die Kinesiologie im Vergleich zu beurteilen. Ich greife deshalb als Maßstab nur auf, wie Presse und

Institutionen auf alternative Verfahren reagieren, und da wird kaum eines dermaßen attackiert wie die Kinesiologie. Natürlich ringt zum Beispiel auch die Homöopathie noch mit der wissenschaftlichen Anerkennung. Aber in den gut 200 Jahren ihrer Existenz belegen schon Millionen von Behandlungen und Untersuchungen ihre Wirkung, sie hat schon eine größere Lobby überzeugter Anhänger. Zudem begnügt sich die Homöopathie trotz unterschiedlicher Ausrichtungen grundsätzlich mit einer einzigen Problemzone: Wie kann etwas wirken, das keine Substanz enthält? Für die Homöopathie braucht es demnach nur *eine einzige Hypothese,* die sich wissenschaftlich beweisen lässt und damit ihren gesamten Zauber erklärt. Ist diese Antwort gegeben, erübrigen sich weitere Zweifel. Die Homöopathie hat nämlich nicht darüber hinaus das Problem zu vertreten, dass in ihrer Verbreitung *widersprüchliche* Lehren und Deutungen verbreitet werden, sondern tritt relativ einheitlich in Erscheinung.

Anders die Kinesiologie. Nicht nur, dass sie gleich mehrere – wissenschaftlich gesehen – ungewöhnliche Phänomene zeigt, zudem wird das Außenbild auch noch verzerrt durch unerklärte Widersprüche innerhalb ihrer Lehren – weniger vielleicht in der geraden Abstammungslinie ihrer klassischen Protagonisten, dafür um so mehr in den Filialen ihrer Nachfolger. Auch mein eigener kinesiologischer Weg trug ja mit der Entwicklung einer eigenen Arbeitsstruktur mehr zu Widersprüchen bei als zu einem harmonischen Zusammenklang.

In meiner Ausbildung folgte ich der ursprünglichen Lehre der Kinesiologie unter Leitung autorisierter Kursleiter. Ich lernte eine Fülle von Anwendungsregeln und übernahm sie selbstverständlich. Darunter war manches, was mir einleuchtete, manches, was ich als gegeben hinnahm, und manches, was ich befremdlich fand. Doch als Lernende nahm ich mir mangels Wissen und Erfahrung nicht heraus, dazu schon eigene Ansichten zu haben.

Im Laufe meiner praktischen Anwendungen – und da bin ich nicht die einzige – verformte sich in meinen Händen die Kinesiologie. Was vermutlich kein Problem gewesen wäre, solange ich dabei nur etwas abwandelte oder ergänzte, so dass es nur im Unterschied und nicht im *Widerspruch* zu dem stand, was ich gelernt hatte.

Ebenso wäre es unproblematisch gewesen, wenn sich ein solcher

Widerspruch zeitnah hätte klären lassen. Aber nicht nur in meiner praktischen Erfahrung stieß ich auf Fakten, die sich nicht mit dem Gelernten vertrugen oder sogar gelernte »Gesetzmäßigkeiten« widerlegten. Ebenso stolperte ich bei anderen Kursleitern oder in Vorträgen auf »Wahrheiten«, die andere Wahrheiten ausschlossen:

- Bei einer Kursleiterin klappt der Test nur dann, wenn die Beine überkreuzt werden (»damit sich die Meridiane *berühren«),* bei den meisten anderen klappt er gerade nicht, wenn sie überkreuzt sind (»weil sich die Meridiane *nicht berühren dürfen«).*
- Bei den einen äußert sich Wassermangel darin, dass der Arm auch bei Negativreizen stark bleibt – bei den anderen wird der Muskel durch Wassermangel erst gar nicht stark (was physiologisch logischer ist).
- Die einen behaupten, dass der Muskeltest nur nach einer Vorabbalancierung korrekte Befunde liefert, bei anderen tut er es auch ohne.
- Bei den einen funktioniert der Muskeltest nur, wenn der Proband seine Quarzuhr abnimmt, bei den anderen stört sie nicht.
- Einige Kinesiologen können nicht an gestörten Lebensmustern von Patienten arbeiten, solange bei ihnen noch Amalgam im Körper ist, andere haben trotz Amalgam phänomenale Erfolge.
- Die einen bekommen nur richtige Resultate, wenn beim Ausatmen, bei geschlossenen Augen, mit oder ohne Blickkontakt oder im Stehen getestet wird, bei anderen spielt alles das nicht die geringste Rolle.

Das Verrückte ist: Wenn Kursleiter (oder Anwender aus deren Schule) im Sinne einer solchen Behauptung arbeiten, lassen sich innerhalb ihres Systems diese Behauptungen sogar belegen, selbst wenn der eine das Gegenteil des anderen beweist.

Und mit dieser scheinbaren Beliebigkeit soll die Kinesiologie nun gute Karten in der Öffentlichkeit haben?

Bei aller Faszination an der Kinesiologie und aller Hochachtung für ihre Pioniere, Forscher und Vertreter – wäre mir Derartiges schon vor meiner intensiveren Bekanntschaft mit dem Muskeltest begegnet, wäre aus dieser Bekanntschaft vermutlich keine große Liebe geworden. Ich wäre heute kaum noch im Rennen der Kinesiologie, wenn ich ähnliches erlebt hätte wie in den beiden Berichten von Therapeutinnen:

Zu einem meiner Seminare meldete sich eine Heilpraktikerin an, die seit Jahren eine erfolgreiche Praxis führt, um mit der Kinesiologie ihr Therapierepertoire zu ergänzen. Im Kurs wirkte sie anfangs wie zuvor bei der telefonischen Anmeldung extrem reserviert, so dass ich mich fragte, was sie eigentlich in unser Seminar zog.

Im Laufe des Kurses erfuhren wir den Grund ihrer Zurückhaltung: Sie hatte bereits zwei Kinesiologieseminare besucht, eigentlich sei diese Methode für sie »gestorben«, nur auf Drängen einer Kollegin wollte sie hier noch einen letzten Versuch wagen. Sie berichtete, dass sie an den beiden Wochenenden nichts vom Muskeltest, auf den es ihr ankam, gelernt habe, nur Muskelkater habe sie von dem Kräftemessen mit nach Hause genommen, und sie sei fast an einer Wasservergiftung gestorben, so viel habe sie trinken müssen. Während der gesamten Kurstage seien nicht ein einziges Mal eindeutige und überzeugende Testergebnisse zustande gekommen, weder bei den Kursteilnehmern untereinander, noch beim Testen durch die Kursleiterin. Dafür hätte diese dann unterschiedlichste Störungen verantwortlich gemacht, angefangen von Wassermangel und emotionalen Blockierungen bis hin zu einer Halskette, der Quarzuhr, Kleidungsetiketten oder »negativen Energien«, die von anderen Personen auf das Ergebnis einwirken. Am Ende sollte es gar der Raum gewesen sein, der einfach für den Muskeltest ungeeignet sei.

Die Heilpraktikerin konnte keine Linie und keine Basis für die Anwendung des Muskeltests herausfinden. Sie hatte sich nur verwirrt gefühlt und sah nichts Überzeugendes, was sie für sich oder ihre Praxisarbeit hätte mitnehmen können.

Kurz zur Erinnerung (siehe »Kinesiologie, ein Einblick, nicht nur für Einsteiger«): Die Entfernung verschiedenster »Störelemente« vor dem Muskeltest ist überflüssig, da das Körpersystem (Reizwahrnehmung plus neuromuskuläre Reaktion) sich an jeden Reiz adaptiert. »Wassermangel« ist aus meiner Erfahrung oft eine Ausrede für inadäquate Testtechnik. Ebenso kann falsche Testtechnik »Blockaden« vortäuschen (dann gibt der Arm auch bei einem Negativreiz nicht nach), die andererseits aber auch eine gesunde Abwehr gegen unstimmiges Auftreten des Testenden signalisieren können.

Die Zahnärztin Dr. X hatte drei Wochenendkurse bei einem Kinesiologie-Ausbilder (Instructor) hinter sich, die ihr die ersten Grundlagen des Touch for Health vermitteln sollten, also quasi das Abc der klassischen Kinesiologie.

Frau Dr. X durfte in ihrem ersten Seminar sogleich die praktische Anwendung des Tests an sich selbst erleben. Sie war Demonstrationsobjekt für den Seminarleiter Y, eine ideale Chance zur Selbsterfahrung. Allerdings musste Herr Y feststellen, dass Dr. X derzeit nicht getestet werden konnte, da ihr »Gehirncomputer gestört sei« (Zitat der Teilnehmerin).

So erlebte sie an sich, welch vielfältige Maßnahmen ergriffen werden können, um den nicht intakten Bordcomputer wieder flott zu machen. Allerdings verstrich damit das gesamte Seminarwochenende, ohne dass der eigentlich beabsichtigte Test des Körpersystems klappte, und am Schluss versprach Herr Y, sie beim nächsten Mal erneut zu testen.

Auch beim zweiten und dritten Seminar wurde der Zahnärztin (und den übrigen Kursteilnehmern) demonstriert, dass sie weiterhin nicht testbar sei. Immer noch fand der Seminarleiter an ihr allerhand Testblockaden, die den eigentlichen Test eines systemischen Check-up verhinderten – bis zum Ende des dritten Wochenendkurses.

Die erste Folge war, dass Frau Dr. X völlig verstört über das Ausmaß ihrer Blockaden nach Hause fuhr, die zweite war eine herbe Enttäuschung über die vielversprechende Kinesiologie.

Einige Zeit später begegnete ihr eine andere kinesiologische Ausbildung mit einem für sie logischen und verständlichen Ansatz; sie erlernte das Instrument schnell und arbeitet seitdem äußerst erfolgreich mit dem Muskeltest in der Praxis.

Auch wenn diese Beispiele zu den Ausnahmen gehören dürften, locken sie wohl nicht gerade in die Kinesiologie hinein. Zu wissen, dass sich oft Unsicherheit hinter einem solchen Verhalten der Kursleiter verbirgt, ist mir nur allzu vertraut, hilft aber im Verständnis der Kinesiologie nicht weiter.

Deshalb möchte ich Ihnen meine eigene – vielleicht typische – Unsicherheitskarriere erzählen, weil ich wohl so ziemlich alles »mitgenommen« habe, was sich auf so einem Weg anbietet. Vielleicht erkennen Sie dabei schmunzelnd die eine oder andere Situation, die auch Ihnen schon begegnet ist – im Leben generell oder speziell in der Kinesiologie.

Eiertänze auf dem Hochseil

Meine Unsicherheit hinsichtlich der Kinesiologie hatte ich damals selbst gar nicht durchschaut, weil ja erstaunlich vieles gut funktionierte. Rückblickend jedoch erkenne ich sie gut, die Unsicherheiten, und heute finde ich sie nur allzu verständlich.

In meiner unbedarften Begeisterung der Anfangsjahre fühlte ich mich schon recht früh berufen, mein Wissen über die Möglichkeiten des Muskeltests weiterzugeben. Dementsprechend bemühte ich mich in meinen ersten eigenen Seminaren zwar einerseits redlich um klare Struktur und sachliche Information, andererseits konnte ich es auch nicht lassen, die Faszination des Sensationellen überzubetonen. Die phantastischen Effekte spülten die wenigen kritischen Fragen derjenigen hinweg, die mehr Fundament wollten. Wenn Irritationen auftauchten oder hartnäckige Fragen doch nicht weichen wollten, klammerte ich mich an die Erklärungen, die mir aus meiner eigenen Ausbildung und aus Büchern vertraut waren.

Allerdings merkte ich schon das eine oder andere Mal, dass ich ins Schwimmen kam. Da ich aber den Kurs und die Methode retten wollte, rettete ich erstmal mich, indem ich auswich. Angefangen von Überheblichkeit über Ablenkung bis zu »seriösem So-tun-als-ob«, in der Hoffnung, dass niemand merkt, dass ich mit vielen Worten eigentlich nichts Greifbares sagte, hatte ich bald das ganze Spektrum von Nichtauthentizität durch. Solange ich von außen keinen Widerspruch bekam oder diesen nicht an mich heranließ, war ich als Kursleiterin unberührbar und konnte mein Nichtwissen kaschieren.

Ich erwischte mich ehrlicherweise zunehmend dabei, dass ich meist Gelerntes nachplapperte, ohne die eigentliche Materie durchdrungen zu haben; ich klebte Sprechblasen über mein Nichtwissen, indem ich Begründungen zitierte, die sich noch nicht einmal deckten mit meinen eigenen Praxiserfahrungen. Immer mehr fühlte ich mich in das Märchen »Des Kaisers neue Kleider« versetzt, sah mich vor meinen Zuhörern des Kaisers Schleppe tragen. Warum wagte ich damals nicht einfach, wie das Kind in dem Märchen, zu sagen, dass der Kaiser nackt ist, das heißt, dass ich schlichtweg nicht *wusste,* was im einzelnen beim Muskeltest passiert?

Dazu gehörte zum Beispiel die ewig wiederkehrende Frage, warum der Muskeltest überhaupt funktioniert. Meine Sprechblase entnahm ich, derzeit schon recht halbherzig, weiterhin meiner eigenen Ausbildung, obwohl ich mich längst damit unbehaglich fühlte:

John Diamond schreibt in seinem Buch *Leben als Cantillation,* dass der Muskeltest funktioniert, weil der von ihm geprüfte Deltamuskel am Oberarm dem Lungenmeridian zugehört. Wenn Stress auf den Organismus wirke, würde weniger Chi (= Lebensenergie) durch die Atmung aufgenommen, was eine Schwächung des Deltamuskels zur Folge hätte. Auf diese Erklärung berufen sich auch heute noch manche Kinesiologen, obwohl inzwischen längst bekannt ist, dass alle Muskeln des Skelettsystems ebenso reagieren und zum Stressnachweis benutzt werden können, das heißt, die Stresseinwirkung beschränkt sich nicht auf den Lungenmeridian. Darüber hinaus trifft diese Erklärung insofern nicht zu, als beim Muskeltest in seiner Funktion als Indikator der Arm bei *vereinbarten* Reizen reagiert, also nicht bei Stress und einer damit verbundenen Beeinträchtigung der Lebensenergie. All das ist den meisten Kinesiologen längst geläufig, die frühere Erklärung des Abfalls der Lebensenergie kursiert jedoch weiterhin.

Zunehmend musste ich mir selbst eingestehen, dass viele Fragen und Anmerkungen meiner Zuhörer durchaus berechtigt waren. Erst durch sie und durch unerklärliche Testergebnisse bemerkte ich überhaupt, wie wenig ich bislang verstanden hatte. Dementsprechend fehlten mir oft die Worte, weil ich gar nicht wusste, was ich eigentlich in sie fassen sollte. Wollte ich eine verantwortungsbewusste Ausbilderin sein, musste ich also selbst erst einmal »nachsitzen« in Sachen Kinesiologie. So waren die Fragen und die Skepsis meiner Schüler die beste Herausforderung, den Dingen tiefer auf den Grund zu gehen.

Doch wo sollte ich in der unüberschaubaren Komplexität der Kinesiologie als solcher ansetzen?

Mein erstes Problem in Vorträgen und Kursen war, zu vieles zur Kinesiologie gleichzeitig darstellen oder beantworten zu müssen – ihre Vielfalt von Wechselwirkungen, Korrekturen, Testarten, Arbeitsmaterialien. In der Fülle von Einzelaspekten verlor ich schnell den Überblick, wenn ich auf alles eingehen wollte. Also mussten Prioritäten her.

Ganz obenauf lag für mich die Irritation über kinesiologisch-methodische Regeln, die sich sowohl »beweisen« wie widerlegen lassen. Was war, einem Naturgesetz gleich, nun wirklich unabdingbar in der Kinesiologie?

Darüber hinaus durchschaute ich im kinesiologischen Lehrstoff nicht, was wissenschaftlich oder empirisch gesichert ist, was eine anerkannte Hypothese bzw. ein gängiges Denkmodell ist, oder wo eine subjektive Deutung angeboten wird. Kurz und gut, ich war verwirrt von den vielen Fäden der Kinesiologie und konnte keinen direkt greifen. Ich wünschte mir eine Ordnung, um das Wesen(tliche) zu erkennen, erlebte aber in der Menge von Anwendungsrichtlinien alle Spielregeln gleichrangig, so dass mir die Essenz entging.

Kinesiologie oder Muskeltest?

Also setzte ich mich noch einmal auf Null zurück und fragte mich, was ich selbst eigentlich zu Beginn in einer kinesiologischen Ausbildung gesucht hatte, oder auch, was ich darüber überwiegend von meinen Kursteilnehmern hörte. Ihre wie meine Antwort ist, »anständig testen zu lernen«, was auch immer das heißen mag. Genaugenommen suchten und suchen viele den Muskeltest als Untersuchungsinstrument. Was sie finden, ist jedoch die Kinesiologie.

Es kostete mich etliche Anwendungsjahre, bis mir allmählich dämmerte, dass »Muskeltest« und »Kinesiologie« nicht deckungsgleich sind. Selbst wenn wir nur neugierig sind auf den Muskeltest, finden wir ihn meist unlösbar verschmolzen mit der Kinesiologie. Hier einiges voneinander zu lösen, mag schon die erste Lösung sein, um besser verstehen zu können.

Unter diesem Blickwinkel biete ich folgende Behauptungen zum Nachdenken an, ohne sie hier schon einzeln zu belegen. In den folgenden Kapiteln wird sich erschließen, was gemeint ist.

- Kinesiologie ist eine Methode.
- Muskeltest ist keine Methode, sondern ein Instrument.
- Die Kinesiologie braucht den Muskeltest, der Muskeltest braucht die Kinesiologie nicht.
- Manche Irritationen entstehen, wenn der Muskeltest ausschließlich im Kombipack mit der Kinesiologie gesehen wird.
- Die Kinesiologie vermittelt Anwendungsregeln, die methodisch nützlich sind, aber nicht notwendig für einen erfolgreichen Muskeltest.
- Der Muskeltest unterliegt Gesetzmäßigkeiten, die nicht von allen Anwendern der Kinesiologie voll berücksichtigt werden.

Vielleicht ist es den beiden Kursteilnehmerinnen, von denen ich berichtet habe, ebenso gegangen wie mir, dass sie den Muskeltest wollten, ihn aber nur »in Kinesiologie verpackt« bekamen – abgesehen in beiden Fällen von einer etwas speziellen Vermittlungstechnik der Kursleiter.

Das erinnert mich an das gewünschte Glas Milch, zu dem die Kuh mitgekauft werden muss. Etliche Therapeuten sind sogar bereit, wie auch ich damals, die Kuh für die Milch in Kauf zu nehmen – wissen dann aber später nicht, wohin überhaupt mit der Kuh, oder gar, wie man bei der Kuh an die Milch herankommt. Manchmal sind sie vollauf beschäftigt mit der Viehhaltung, dass kaum noch Zeit zum Milchtrinken bleibt.

Somit klärt sich schon einmal eines der Missverständnisse, die für Außenstehende irritierend sein mögen: **Viele »Spielregeln« gelten der Methodik Kinesiologie, nicht aber dem Muskeltest als solchem.** Was allerdings nicht zu der Hoffnung berechtigt, mit dem Muskeltest als Solist ginge nun alles ganz einfach.

Einfacher wird es aber, wenn dieses Werkzeug aus dem methodischen Rahmen herausgenommen werden und mal für sich betrachtet werden darf. Je komplexer ein System, desto komplexer bis komplizierter werden nämlich auch die Erklärungen zu verschiedensten Erscheinungsformen, weil zu viele (manchmal sogar zufällige) Phänomene einbezogen werden müssen, die vielleicht schon gar nichts mehr mit dem eigentlichen Objekt zu tun haben. Dann besteht die Gefahr, auf unerheblichen Nebengleisen zu landen oder Deutungen aus Einzelbeobachtungen zu Gesetzen zu erheben – vielleicht erinnern Sie sich noch an das Experiment von Professor Bavelas aus einem der vorigen Kapitel.

So vermute ich, dass schon das eine oder andere Mal aus Erklärungsnotstand kompliziert oder umständlich und manchmal sogar spitzfindig bis falsch argumentiert wird, zumal wenn sich noch keine stimmigen eindeutigen Erkenntnisse anbieten. Zumindest kann ich nur so die Erfahrungen mit der Kursleiterin erklären, die verzweifelt die Gründe der Nicht-Testbarkeit auf Kleidungsetiketten und »schlechte Raumenergien« schob.

Setzen sich jedoch umständliche oder gar abstruse Deutungen erst einmal durch, dann setzen sie sich auch fest. Aufgrund ihrer Komplexität sind sie schwer zu durchschauen, und wenn sie dann noch auf die menschliche Bereitschaft treffen, Kompliziertes für glaubwürdiger zu halten als Einfaches, gibt es kaum noch einen Grund, sich weitere Gedanken zu machen. So wie überhaupt in sich geschlossene Systeme selten intern hinterfragt werden – siehe auch die Erklärung von John Diamond zur Funktion des Muskeltests. Ich könnte mir demnach gut vorstellen, dass eine rückblickend etwas skurrile Erfahrung aus meiner kinesiologischen Frühzeit möglicherweise nach dem »Bavelas-Prinzip« entstanden ist:

Einige Zeit nach meiner Kinesiologie-Ausbildung nahm ich an einem Anwendertreffen für Fortgeschrittene teil. Dort erfuhren wir von einer sensationellen Entdeckung, nämlich dass der Muskeltest durch ein sogenanntes »Virus« gestört sein kann – quasi ein Vorläufer des Computervirus, wie es in späteren Jahren sein Unwesen trieb. Dieses Virus hielt für Erklärungen her, wenn zwar etwas im Test unstimmig oder wirr ablief, sich aber nicht durch die bekannten Vorabbalancie-

rungen, Wassertrinken usw. korrigieren ließ. Nun war man glücklich, die Wurzel des Übels gefunden zu haben, nämlich besagtes Virus. Was es genau war, konnte nicht geklärt werden, immerhin wusste man aber schon, wie man ihm beikommen konnte.

Erfreulicherweise hatte man nämlich auch umgehend ein Gegenmittel entwickelt, nämlich ein Ritual, um dieses »Virus« aus dem Test zu eliminieren. Somit waren wir als Anwender der Kinesiologie dankbar, auch »infizierte«, d. h. festgefahrene Testsituationen retten zu können.

Merkwürdigerweise fand ich kurz nach dem Virenseminar massenhaft derartige Störungen bei Patienten, ja, es brach geradezu eine Virenseuche aus (wieder ein Beweis für Erwartungsprojektionen, die uns noch beschäftigen werden). Ich staunte, dass ich in den Jahren davor niemals über diese doch so offensichtliche Störung gestolpert war. Jedoch schon nach einiger Zeit verschwand dieses Virus allmählich wieder aus meiner Praxis; ich weiß heute nicht mehr, wie es geschah, es spielte in meinen Testungen plötzlich keine Rolle mehr, es entglitt mir einfach. Nach Jahren versuche ich nun, etwas über den Verbleib dieses Virus herauszufinden. Auch andere Therapeuten konnten mir nichts darüber sagen, und ich weiß nicht, ob dieses Virus in den heutigen Ausbildungen überhaupt noch vorkommt. Vielleicht ist es inzwischen durch einen Selbstheilungsprozess unschädlich gemacht worden.

Vermutlich wurde das Virus aus Erklärungsnot für Situationen geboren, in denen Probanden nicht testbar schienen. Was auch immer tatsächlich der Grund dafür gewesen sein mag, diese Erklärung kam wohl gelegen und passte prinzipiell in das System, ohne grundsätzlich umdenken zu müssen. So hatte es die Kinesiologie um etwas Kompliziertes bereichert und zumindest zu meinem Verständnis nicht beigetragen.

In meiner Zeit als Kinesiologie-Lehrling litt ich oft unter Verdauungsstörungen, die ich später meinen eigenen Kursteilnehmern ersparen wollte (oder vielleicht wollte ich mir deren unangenehme Fragen ersparen?). In der methodischen Fülle konnte ich damals nicht unterscheiden, was wirklich notwendig ist zum Muskeltesten und was fakultativ hinzukommt. Die klassische Kinesiologie bietet für diese Vielfalt traditionell das Bild eines Baums an, der sich in immer verschiedenere Anwendungsbereiche verzweigt. Gerade dieses Bild hatte mich aber ein wenig verwirrt, weil ich es so verstand, dass sich alle Modifizierungen quasi *aus der Kinesiologie heraus entwickelt* hätten, also generell kinesiologiegebunden wären. Das hätte zur Folge, in allen neuen methodischen Varianten die ursprüngliche Wurzel z. B. des Touch for Health berücksichtigen zu müssen.

Zwar mag die Kinesiologie grundsätzlich so einmal *gewachsen* sein, aber mir half es zum Verständnis wenig. Ein besserer Durchblick entwickelte sich für mich erst ganz allmählich, seit ich Muskeltest und Kinesiologie nicht mehr synonym betrachtete. Auf einmal lockerte sich die kinesiologische Methodik auf und ordnete sich mehr in konzentrischen Kreisen: Im Zentrum der Muskeltest als Arbeitsinstrument, um den sich alles Weitere ansiedelt. Die erste Schicht, die sich mit ihm verbindet, ist unmittelbare kinesiologische Methodik wie u. a. Regulationen und Balancen im Sinne des Touch for Health oder Brain-Gym-Übungen ebenso wie manche Testvorbereitungen. Darüber hinaus vernetzt sich die Kinesiologie mit anderen Heilverfahren und integriert deren Bausteine, wie beispielsweise aus der fernöstlichen Medizin (Elementenlehre, Meridiansystem, Mudras u. a.) oder aus dem Neurolinguistischen Programmieren (»Ankerungstechniken« wie beim Verweilmodus, der kurz gesagt durch Einnehmen einer bestimmten Körperhaltung so etwas wie einen Zwischentest abgrenzt).

Die Kinesiologie expandiert, indem heute immer mehr »artfremde« Methoden an den Randzonen einbezogen werden, oft auch ohne erkennbare Differenzierung, ob sich die Kinesiologie dieser Methoden *zusätzlich* bedient oder ob sie *integraler Bestandteil* kinesiologischer Arbeit sind. Hierzu gehören beispielsweise das Familienstellen, Lüscher-Farbtest, Physiognomik und manches andere.

Damit formte sich für mich ein neues Bild, das die kinesiologischen Bausteine lockerer miteinander verbindet und deutlicher macht, wie sie sich mit anderen, schon bestehenden Methoden verweben: das kinesiologische Spinnennetz. Der Muskeltest als Spinne in einem Netz, das sie selbst webt und für das sie verschiedene äußere

Haltepunkte benutzt. Dadurch gehen ihr dann so etliche dicke Brocken ins Netz. Und aus diesem Verständnis heraus war es mir leichter möglich, mich ganz auf die Erforschung der »Spinne« zu konzentrieren, um durch sie das große Netzwerk besser zu verstehen.

Verstehen lernen

»Muskeltest pur« war schon einfacher, aber auch da stieß ich noch auf Hürden, denn selbst seine Phänomene verstand ich längst nicht ausreichend. Überhaupt: Was heißt eigentlich »verstehen«? Wie weit wollte oder musste ich in meinem »Verstehen« gehen?

Da mir die Bedienungsanleitungen für den Muskeltest – zumal sie sehr unterschiedlich bis gegensätzlich waren – zum Verständnis nicht ausreichten, musste ich nach anderen Antworten suchen. Aber in welcher Weise?

Mit dem Verstehen ist das schon eine recht spezielle Sache. Einerseits drängt es uns Menschen, Zusammenhänge und Hintergründe zu verstehen; nicht nur aus Forscherdrang, sondern auch überlebenstechnisch. Solange wir etwas nicht verstehen, leben wir mit der Unsicherheit, und das kann in vielen Situationen brenzlig werden, vom Systemabsturz am PC bis zum Blitzeinschlag im Badesee.

Da wir solche Unsicherheiten ungern aushalten, begnügen wir uns beim Verstehenwollen bisweilen mit dem genialen Trick, dass wir *so tun,* als ob wir verstanden hätten. So zaubern wir – siehe Gruppe B in dem Experiment von Professor Bavelas (s. S. 53 ff.) – dank unseres findigen Gehirns für Unerklärliches rasch Deutungen aus dem Hut, die unserem derzeitigen Wissensstand und Weltbild (oder auch unserem Eigeninteresse) entsprechen. Damit machen wir uns das Unbekannte vertraut, es scheint dadurch weniger bedrohlich.

Immerhin waren die Studenten im Experiment von Professor Bavelas ja überzeugt, dass sie *verstanden* hatten, obwohl zumindest Gruppe B gar nichts verstanden hatte, sich dieses jedoch einbildete und zufrieden damit war. Und Gruppe A war von B so beeindruckt, dass sie sofort ihre (richtigen) Erkenntnisse über Bord warf. Es ist also gar nicht so einfach mit dem Verstehen.

Diese Art des Verstehens war nicht das, was ich suchte.

Der andere Trick, mit Unverstandenem umzugehen, ist die Flucht in Mystisches, wodurch sich jede weitere Erklärung erübrigt. Unerklärliches in die Hand der Götter zu legen, vereinfacht die Diskussion – man braucht nicht weiterzudenken. Wenn wir den Muskeltest in mystische Sphären heben, erklären wir ihn von vornherein für nichterklärbar und unantastbar, mit dem Vorteil, sich damit der sachlichen Auseinandersetzung entziehen zu können.

Auch ich habe auf meinem Weg durch die Kinesiologie einen Abstecher ins Nebulöse gemacht, kurzfristig sah ich uns nur noch am Gängelband des Großen Geistes, der sozusagen jedes Mal an meinen Muskelfäden zog, wenn ich getestet wurde. Aber auch diese Art des »Verstehens« befriedigte mich nicht.

Denn obwohl ich von einer potentiellen höchst göttlichen Mitwirkung in der Arbeit mit dem Muskeltest überzeugt bin, erkannte ich zunehmend sehr viel mehr Irdisch-Menschliches beim Muskeltest, als mir lieb war. So entschloss ich mich letztlich, erst einmal diese Einflüsse klären zu helfen, bevor ich mich auf Göttliches berief.

Ich machte mich also auf, für den Muskeltest, die Kinesiologie und die teilweise seltsamen Phänomene Erklärungen zu finden, mit dem auch ich mich zufrieden fühlte. Und zufrieden gefühlt hätte ich mich beispielsweise mit einem Denkmodell, das meinem Vorstellungsvermögen entgegenkommt und mit dem sich scheinbare Unvereinbarkeiten wieder vereinen lassen würden.

Hilfsmittel Hypothese

Natürlich lernte ich auch zur Kinesiologie Hypothesen kennen, aber keine befriedigte mich wirklich, da sie nicht das Ganze erfasste und nicht allen Fakten des Muskeltests gerecht wurden. Auf dem Weg zum Verstehen sind Hypothesen, also »ausgedachte« Hilfskonstruktionen wie auch Diamonds Idee zur Funktion des Muskeltests oder die Virustheorie, eine sinnvolle Stütze; sie geben eine vorläufige Orientierung, und möglicherweise kommen sie einer Wahrheit sogar recht nahe. Da unsere Bequemlichkeit jedoch Vertrautes ungern aufgibt, fixieren wir liebgewonnene Hypothesen schnell zu Tatsachen und vergessen, dass sie einmal Modelle waren.

Die Gefahr, in eine Sackgasse zu laufen, ist um so wahrscheinlicher, je eingleisiger wir denken. Und unser lineares Denken ist nun mal eingleisig, es schaut nicht gern mit ganz neuen Augen, sondern hält sich lieber an das Gewohnte. Was neu kommt, muss leichtverdaulich in unser vertrautes Weltbild einverleibt werden können, weil das am wenigsten Aufwand macht: Vom Haus zum Stein, vom Stein zum Atom, vom Atom in die Unterabteilungen Neutron und Elektron und von da auch gern in die Unter-Unterabteilungen, die Quarks und Co. Aber so ganz radikales Umdenken mögen wir nicht, zum Beispiel wirklich zu akzeptieren, dass am Ende alle Teilchen verschwinden und sich der Tisch unter meinem Notebook in Schwingungen auflöst.

Haben Sie zur Abwechslung einmal Lust auf eine ganz unkinesiologische Denkaufgabe? Verbinden Sie die 9 Punkte mit 4 Linien, ohne den Stift abzusetzen, so dass alle Punkte erfasst werden. – Die Auflösung finden Sie am Ende des Buches auf S. 279.

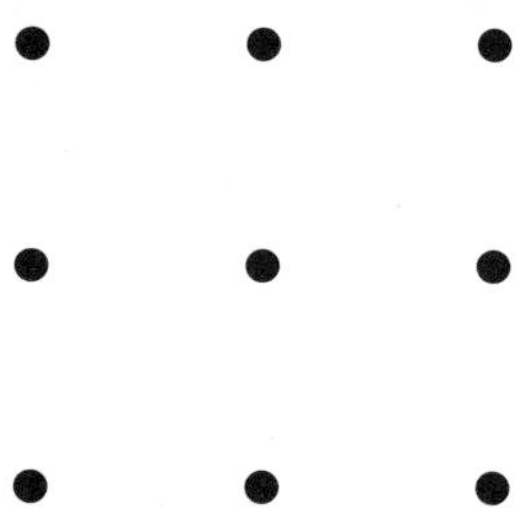

Lineare Denksysteme sind verführerisch, sie scheinen anfangs einfacher. Sie mögen es jedoch gar nicht, wenn plötzlich Umstände auftauchen, die nicht mehr in ihr Denkgebäude passen. Dann wehren sie sich, indem die Umstände zunächst ignoriert, beschnitten, verdreht oder zerrissen werden, um sie passend zu machen. Doch irgendwann funktioniert auch das nicht mehr, weil die Tatsachen nicht ein *Weiter*denken, sondern ein *Um*denken erfordern.

Dementsprechend sind viele Kinesiologen inzwischen von Diamonds erster Muskeltesthypothese abgerückt (und er selbst vielleicht auch). Dann heißt es: Kehrt marsch, zurück vom Holzweg. Wenn man den jedoch so richtig liebgewonnen oder schon viel in seinen Ausbau investiert hat, dann spätestens greift üblicherweise das Bavelas-Prinzip: Die Deutungen werden nicht einfacher, sondern komplizierter. Darin unterscheiden sich die alternativen wenig von den konventionellen Systemen.

Am schwierigsten lassen sich solche Bavelas-Irrtümer in geschlossenen Systemen identifizieren. Innerhalb des Experiments hätte der Irrtum sich ohne Aufklärung der Versuchsleitung fortgesetzt und vermutlich weitere komplizierte Konstrukte hervorgebracht. Und solange auch die Methode Kinesiologie ein geschlossenes System bleibt, wird vermutlich ebenso jede auftauchende Irritation kinesiologieintern beantwortet werden können, und für jede Störung dürfte es dann Beseitigungsmaßnahmen geben.

Das funktioniert in sich gut, selbst wenn manchmal ein Proband nach langen Vorbehandlungen als »nicht testbar« entlassen werden muss. Solange es ein sich selbst bestätigendes System bleibt, muss sich niemand fragen, ob es auch anders sein könnte. *Wodurch* die Kinesiologie zu einem selbstbestätigenden System wird, das per Muskeltest immer wieder »bewiesen« werden kann, wird sich im weiteren Verlauf dieses Buches über unsere mentalen Einflüsse erklären.

Die Theorie geschlossener Systeme war zu trocken? – Im praktischen Leben ist es nicht anders:

Solange es in meiner Familie keine andere Schokolade gab als die aus dem Bioladen, gab es auch keine Meuterei meiner Töchter (heute werfen sie mir entgangene Lebensfreude vor ...). Erst als sie in der Schule andere Schokolade kennenlernten, fiel ihnen auf, dass es Alternativen gibt, die noch viel besser schmecken (so war es damals noch, als die beiden klein waren). Man kann sich dann bewusst weiter für Bio entscheiden oder leckerere konventionelle Schokolade essen – nur man kann nicht mehr so tun, als wüsste man von nichts. Immerhin haben Vergleiche wiederum ihren Wert, indem inzwischen die Bioschokolade so optimiert wurde, dass sie mindestens ebenso lecker schmeckt wie gute konventionelle ...

Natürlich müssen wir – und damit zurück zur Kinesiologie – nicht alles schon verstanden haben, bevor wir etwas anwenden, wie sollten wir denn sonst neue Erfahrungen machen? Erst aus den Erfahrungen können wir ja letztlich Schlüsse ziehen.

Gerade der Einstieg in Neuentdeckungen – und da sind 50 Kinesiologie-Jahre schon noch »neu« – erfordert viele Gedankenspiele und oft auch krause Ideen, da muss man auf dem Weg zur Erkenntnis durch. Insofern muss auch alles »Verrückte« in der Forschung seinen Platz haben, auch in der Kinesiologie. Das Verrückte als Experiment, als Impuls, als Ansporn, erweitert unseren Blick. Der Wunsch nach sicheren Strukturen jedoch verführt zu schnell fixierten Hypothesen, und wenn diese dann in die Lehre integriert werden, ist es schwer, den Schritt zurück zu machen und sich neuen Erkenntnissen zu öffnen.

Aber um vor Interessenten wie Kritikern (und vor sich selbst?) glaubwürdig dazustehen, hilft nur eins: In der Fülle belegbarer Erfahrungen zu versuchen, die Elemente der Kinesiologie immer besser zu verstehen, und zwar durch Öffnung der Systeme, durch »grenzüberschreitenden« Austausch und Kommunikation.

Wir brauchen Denkmodelle, die wir mit allen alten und neuen Erfahrungen in dieser Methode abgleichen. Solange nicht jede Eigentümlichkeit in einem solchen Modell ihren Platz findet, stimmt etwas noch nicht.

Insofern müssen Denkmodelle, ganz besonders zu Beginn einer wissenschaftlichen Entdeckungsreise, ständig mit neuen Beobachtungen abgeglichen und kritisch überprüft werden, um sie gegebenenfalls anzupassen oder sogar wieder fallen zu lassen.

Wissenschaftlich gesehen bleibt eine Hypothese gültig, bis sie widerlegt wird, und sie wird widerlegt, sobald eine weitere Entdeckung nicht in sie hineinpasst. Um sie »abzuhärten«, kann eigentlich nichts Besseres passieren, als Skeptikern zu begegnen oder auf Widersprüchliches zu stoßen und dadurch die Modelle zu überarbeiten, bis alles passt und auch beim Anstoßen nichts mehr wackelt. So bildet sich ein solides Fundament, wird Wissen gesichert und erweitert, und außerdem hält es unser Denken frisch.

Und eine der Irritationen, die zumindest mein Denken hellwach gemacht haben, war, dass in »meiner« Kinesiologie einiges von den

Gesetzmäßigkeiten der gelernten Kinesiologie abwich. Um später im Denkmodell der Bewusstseinsfelder die Auflösung solcher »Widersprüche« und vieler Merkwürdigkeiten zu finden, lade ich Sie zuvor ein, einen Blick auf Erfahrungen in meiner eigenen Arbeit zu werfen – zunächst im Sinne der Gesetzmäßigkeiten, die sich im Laufe der Jahre erschlossen haben, dann zu aktuellen Anlässen, die endlich unmissverständlich die Rolle des Bewusstseins ins Spiel brachten.

In Kürze für Eilige:
Die klassische Kinesiologie bietet etliche Anwendungsvorschriften an, mit denen der Muskeltest gut funktioniert. Der Muskeltest funktioniert aber ebenso gut – entgegen mancher Lehrmeinung – auch nach anderen Spielregeln.

Es gibt mancherlei Gründe in der Entwicklung der Kinesiologie, aber vor allem auch in menschlichen Denkstrukturen, die die Entstehung scheinbar unumstößlicher Regeln erklären.

Einige Differenzen in der Auffassung der Kinesiologie basieren vermutlich auf unterschiedlichem Verständnis der Methode. Wir müssen also nach einem *tieferen* Verständnis suchen, um einer gemeinsamen Wahrheit näher zu kommen und um (scheinbare) Widersprüche auf einer Basis zu vereinen, die dann verschiedene Anwendungsweisen nicht ausschließt.

Meine Spielregeln

Der rote Faden:
Wie ich auszog, die Kinesiologie zu erlernen, sie mit auf eine Insel nahm, die Hälfte vergaß und dennoch oder gerade deshalb zu einem sinnvollen Ergebnis kam.

Mein erstes Vorbild in der Kinesiologie war der Heilpraktiker, der meinen Mann in einem Chirotherapie-Seminar mit dem Muskeltest überraschte. Er testete dort die optimalen Behandlungsschritte und konnte damit erstaunlich leicht und schmerzfrei die verschobenen Wirbelkörper der Patienten wieder einrenken, so dass mein Mann mir begeistert von diesem Therapeuten und natürlich seinem merkwürdigen Arbeitsinstrument, dem Muskeltest, erzählte. Dieser Heilpraktiker, den ich wenig später selbst kennenlernte, überzeugte mich; er arbeitete klar, systematisch und logisch nachvollziehbar. Er war für mich vertrauenswürdig, bei ihm hatte ich Feuer gefangen.

Dieses Feuer brauchte Nahrung, das heißt, eine solide Ausbildung. Ich lernte die klassischen Grundbausteine der Kinesiologie wie Touch for Health, Brain Gym, 3-in-one-Concepts, Tools of the Trade, Angewandte Kinesiologie und einiges mehr, was damals im Angebot war. Ich ging offen und gelehrig durch die Kurse, allerdings turnten dabei häufig Fragezeichen durch meine Gehirnwindungen, welche innerhalb der Seminare noch keine Antwort bekamen. Viele Fragen gärten auch zu diffus in mir, als dass ich sie in passenden Worten hätte formulieren können. So hoffte ich auf Klärung durch praktische Erfahrung.

Damit war es aber gar nicht so einfach in meiner großen Praxis als Land- und Hausärztin. Ich war voll im Einsatz, manchmal mit Tag- und Nacht- und Wochenenddienst, und so ganz nebenher gab es auch noch Familienleben. In den vollen Alltag zusätzlich noch komplexe neue Behandlungsmethoden zu integrieren, war völlig unmöglich.

Startprobleme

Ich schlich lange um den Einsatz der Kinesiologie in der Praxis herum, denn ich bedauerte, mit diesem spannenden Werkzeug so gar nichts anfangen zu können. Wie gesagt, erstens wegen des Aufwands, den der Test mit allen einstimmenden Vorbereitungen erforderte, aber auch, weil ich gar keine »vernünftigen« Erklärungen für die Methode parat hatte, um den Patienten den Verdacht auf Hokuspokus zu nehmen.

Erst als ich von einer Patientin in einer schweren Gesundheitskrise geradezu gedrängt wurde, sprang ich beherzt ins kalte Testwasser. Inzwischen hatte ich allerdings die Anbindung an meine Ausbildung in Kinesiologie schon ziemlich verloren und von den Einzelheiten eine Menge vergessen, von Übung ganz zu schweigen. Wie war das noch …? Was musste ich noch mal zuerst …? Und da war doch noch was – wie ging das nur? – Ich fand mich gar nicht mehr zurecht.

In meiner Erinnerung wollte sich nichts richtig sortieren, ich fühlte mich verwirrt und fand keinen roten Faden zum Testen. Eigentlich blinkte immer nur der Muskeltest vor meinem inneren Auge, wie ich ihn bei dem Heilpraktiker aus dem Chirotherapie-Seminar kennengelernt und bei dem ich mir durch unsere Bekanntschaft im Laufe der Zeit einiges abgeguckt hatte, das aber der einst gelernten Kinesiologie ziemlich unähnlich war.

Kurz gesagt, waren es also Zeitnot, schlechtes Gedächtnis und Mangel an Übung einerseits und Außenseiterinspiration andererseits, die meinen Umgang mit der Kinesiologie mutieren ließen. Dennoch wurden die Ergebnisse meiner Arbeit von Mal zu Mal stimmiger, der Testablauf sicherer und flüssiger, die daraus resultierenden Behandlungen erfolgreich und die Patientinnen zufrieden – konnte da etwas falsch sein?

Während sich ganz ohne Absicht Erinnerungen an immer mehr Komponenten der Kinesiologie verloren, peinigte mich öfter mal das schlechte Gewissen, weil ich mich nicht mehr an die gelernten Anleitungen hielt. Es klappte hervorragend – nur traute ich mich nicht, meine Erfahrungen »richtigen« Kinesiologen zu beichten. Ich wollte niemanden brüskieren, aber vor allem wollte ich mich nicht der Kritik aussetzen.

Ent-wicklungs-Geschichte

So machte ich weiter mit dem Muskeltest à la Casa Keding. Ich arbeitete frappierend effektiv, und doch war ich froh, über meinen eigenwilligen Umgang keine Rechenschaft ablegen zu müssen. Durch fehlende »Korrekturen« von anderen Kinesiologen hatte meine Arbeit die Chance auf ein unabhängiges Eigenleben. Auf meiner Insel (geschlossenes System!) gab es keinen Anlass, meine Vorgehensweise zu hinterfragen oder zu ändern, ich war Herrscherin im eigenen Reich.

Und so durfte sich ungestört über Jahre hinweg »meine« Kinesiologie eigenständig und eigenwillig entwickeln. Ob nun naiv oder unverstellt, ich ent-wickelte tatsächlich etwas, ich packte quasi ein Überraschungspaket aus, und je mehr ich auswickelte, desto weniger blieb übrig. Aber was am Ende zum Vorschein kam, war des Packens wert – und packte mich immer mehr.

All die hübschen Verpackungen umhüllten letztlich zwei große Kostbarkeiten: den Muskeltest und das Stress-Release. Rein und klar, diamantengleich, lagen diese beiden Elemente der Kinesiologie vor mir, mehr brauchte es für mich nicht, auch wenn ein bisschen Fassung und Rahmen nicht schaden.

Obwohl das Stress-Release, mit dem störende Emotionalmuster genial einfach gelöst werden können, ein ebenso kostbares Werkzeug ist wie der Muskeltest, spielt es im Anliegen dieses Buches eine untergeordnete Rolle. Es ist hier nicht Gegenstand der Untersuchung – und so legen wir diesen zweiten Diamanten wieder zurück ins Kästchen.

Doch vor die *Ent*wicklungen hat das Leben meist die *Ver*wicklungen gesetzt. So ver-wickelte ich mich vor allem in meinen Seminaren allzu oft, wenn ich den Teilnehmern kinesiologisches Lehrgut vermittelte, wie ich es übernommen hatte, aber vieles nicht erklären konnte, oder wenn ich mich entscheiden musste, ob ich ihnen Regeln der klassischen Kinesiologie vermittelte oder meine eigenen Erfahrungen.

Je aufmerksamer ich hinschaute, desto mehr Fragen tauchten gerade dort auf, wo ich mein kinesiologisches Wissen weitergeben wollte.

- Wie konnte das sein, dass der Muskeltest nach dem einen System funktioniert, aber warum funktioniert er genauso gut auch nach einem konträren anderen?
- Warum klappen Blindversuche manchmal hervorragend, manchmal gar nicht?
- Wie erklärt sich, dass verschiedene Therapeuten am selben Patienten öfter zu unterschiedlichen Ergebnissen kommen?
- Wieso kann man Ergebnisse, d. h. Muskelreaktionen beim Probanden, mental manipulieren, d. h. Erwartungen übertragen?
- Warum kann ein und derselbe Reiz bei derselben Person je nach Intention per Muskeltest unterschiedlich beantwortet werden?

- Wieso richten sich die Testergebnisse mehr nach meiner Aufmerksamkeit als nach korrekter Methodik?
- Wie kommt es, dass in verschiedenen kinesiologischen Schulen diagnostische Testpunkte am Körper unterschiedlich belegt sind?
- Weshalb lassen sich konträre Behauptungen per Muskeltest »beweisen«?
- Warum klappt der Test nicht gut, wenn ich mich als Untersucherin unsicher oder unkonzentriert fühle?
- Ja, was passiert da überhaupt, wenn sich zwei Menschen miteinander auf den Muskeltest einlassen?

Mit solchen Diskrepanzen saß ich in einer Zwickmühle, denn nichts hätte ich, beispielsweise in meinen Seminaren, lieber vermieden als eine Stellungnahme dazu, dass gegensätzliche Wahrheiten in der Kinesiologie beweisbar sind!

Zu einer offenen Diskussion mit erfahrenen Kinesiologen der »alten Schule« fehlte mir der Mut; mein Erkenntnispflänzchen war viel zu empfindlich, um sich etablierten Institutionen zu präsentieren, die es schnell durch einen Tritt oder allein schon durch einen schiefen Blick hätten vernichten können.

So ging ich über Jahre meinen eigenen Weg mit der Kinesiologie, machte »mein eigenes Ding« und vermied Auseinandersetzungen. Insofern wurde ich auf meinem kinesiologischen Entwicklungsweg nicht von »kinesiologischen Eltern« erzogen, sondern beim Ent-wickeln zupften vor allem immer wieder meine Seminarteilnehmer an der angebotenen Verpackung von Erklärungen und Hypothesen. Wenn sie sich nicht in so manchem Kurs in den Teststrukturen verwickelt hätten, wäre ich den Fäden wohl kaum so intensiv gefolgt.

Immer wieder waren es Kursabsolventen, die mich durch Fehler, Skepsis oder Anregungen und Ideen beim Ent-decken herausforderten. Kein Wunder, aber wunderbar, dass sich dann etwas Kostbares entwickelt!

Später erfuhr ich von etlichen anderen Therapeuten, dass sie mitentwickelten. Nach Veröffentlichung meiner ersten beiden Bücher meldeten sich bei mir Ärzte und Heilpraktiker, die mir erzählten, dass sie selbst zu ähnlichen Ent-wicklungen in der Kinesiologie gefunden hätten. Sie hätten sich ebenso wie ich lieber im stillen Kämmerlein über ihre Erfolge gefreut, als dass sie sich getraut hätten, sich öffentlich zu ihren kinesiologischen Mutationen zu bekennen. Sie fühlten sich durch meine Bücher darin bestätigt, dass auch ihr Weg nicht falsch sein kann.

Und wenn auch deren Weg, so wie andere kinesiologische Wege, nicht falsch sein kann, und kraft entsprechender Erfahrungen auch meiner nicht, dann muss es Antworten geben, die jenseits unterschiedlicher Methodik liegen.

Suche nach dem Wesentlichen

Während mich in den ersten Jahren meiner Arbeit mit dem Muskeltest vor allem begeisterte, welche Möglichkeiten mir dieses Instrument in Medizin und Psychotherapie eröffnete, so hatte ich im Laufe der Zeit immer mehr das Bedürfnis, etwas Grundsätzliches zu klären, das nicht in der Kinesiologie steckt oder *durch* sie bewirkt wird, sondern was *hinter* ihr bzw. vor allem hinter dem Muskeltest steckt.

Allmählich durch die Jahre und Erfahrungen hindurch schien sich immer mehr das Wesen dieses feinstofflichen Werkzeugs zu erschließen, bis ich zu meinem eigenen Erstaunen letztlich bei einem sehr einfachen Prinzip auskam.

Bausteine des Muskeltests

Der Muskeltest als solcher lässt sich auf (nur) zwei unverzichtbare Elemente reduzieren:

- die exakte Test-Technik unter Beachtung der neuromuskulären Physiologie,
- das Feld des Bewusstseins während des Testens.

Mehr als das braucht der Test nicht. Wenn man aber genau hinsieht, ist das schon recht anspruchsvoll.

Technik

Wie wichtig eine einwandfreie Technik beim Muskeltest ist, betont schon Charles T. Krebs in seinem Büchlein *Wieso der Muskeltest funktioniert,* in dem er die physiologischen Grundlagen des Tests darstellt. Gerade weil diese Grundlage so physio-logisch offensichtlich ist, bin ich erstaunt, dass mir immer noch Kampfsportler beim Muskeltesten begegnen. Und selbst auf die federleichten Fast-gar-nicht-Drücker ist da kein Verlass, in beidem stecken Fehlerquellen, die sich nur durch korrekte Testtechnik vermeiden lassen:

> Der Testdruck muss *langsam* stetig gesteigert werden, bis das »Einrasten« vom Testenden und möglichst auch vom Probanden gespürt wird. Erst dadurch bekommt das neuromuskuläre System des Getesteten seine »Kennung« als Ausgangswert des weiteren Tests.

Als Neuling kann man in Ausbildungen die Wertigkeit einzelner Lehrbausteine nicht beurteilen. Je mehr Maßnahmen zugleich beachtet werden müssen, desto eher geht möglicherweise das eigentlich Wichtige unter, zumal wir normalerweise den Dingen um so mehr Aufmerksamkeit schenken, je fremder sie uns sind.

So konzentrieren sich Kinesiologie-Lehrlinge verständlicherweise mehr auf die begleitenden Regulierungen um den Muskeltest herum oder auf die Inhalte von Testergebnissen als auf die »simple« Technik, denn wer vermutet schon in einem korrekten Druckaufbau eine Kunst?

Solange alles gut geht, das heißt, solange die Ergebnisse zu stimmen scheinen, wird sich auch niemand den Kopf zerbrechen. Vertrackt wird es aber, wenn versucht wird, Fehltestungen immer und immer wieder mit Begleitmaßnahmen zu korrigieren, anstatt auf die richtige Technik zu achten. Wassertrinken hilft halt nicht gegen Druck-Fehler.

Also: Die exakte Technik ist das A des Muskeltests.
Und das O sind ausschließlich Funktionen des Bewusstseins.

Bewusstsein

Jede Ausbildung in Kinesiologie weist auf die Bedeutung der Therapeutenhaltung hin. Ihre Ethikstatuten fordern Achtsamkeit und Unvoreingenommenheit, was auf der Erfahrung beruht, dass beim Muskeltest Erwartungen des Testenden das Testergebnis verfälschen können. Demzufolge dürfte sich fortan jeder gewissenhafte Schüler bemühen, jegliche Erwartung zu vermeiden. Was aus Sorge um den eigenen Einfluss bis zu der absurden Schlussfolgerung führen kann, lieber gar keine Ahnung von der zu untersuchenden Materie zu haben.

Ich behaupte mal ganz ungeniert: Vergessen Sie die krampfhaften Bemühungen um Erwartungsvermeidungsstrategien. In der Realität gibt es nämlich keinen Muskeltest »im luftleeren Raum«, das heißt, ohne mentale Einbindung von Testenden und Probanden.

Ich behaupte sogar, dass ein Bewusstseinsfeld erst die Voraussetzung schafft, mit dem Muskeltest irgend etwas sinnvoll zu untersuchen. Der Muskeltest ist ein Zeiger innerhalb eines unsichtbaren Areals, der Lautsprecher einer unhörbaren Kommunikation.

Trotzdem oder gerade deshalb dürfen wir natürlich dem Patienten oder anderen Testpersonen keinesfalls unsere eigenen Vorstellungen aufdrücken. Wie das zusammenpasst?

Bevor wir uns diesen Fragen in späteren Kapiteln ausführlich unter dem Aspekt der mentalen Felder zuwenden, hier in Kürze vorab: Einen Muskeltest frei von jeglichem mentalen Einfluss gibt es offensichtlich nicht.

Deshalb lautet die Frage nicht, ob wir etwas übertragen, sondern nur was und gegebenenfalls wie wir etwas in den Test hineintragen.

Wir können als testende Therapeuten nicht »die« Übertragung schlechthin ausschalten, sondern wir können aufpassen lernen, Nützliches zu übertragen und Störendes zu vermeiden. Das Nützliche und Erwünschte ist dabei der meist nicht bewusst gemachte Kontext des

Tests, also z. B. die Intention, das optimale Medikament herauszufinden. Das Unerwünschte wäre, aus welchem Motiv auch immer, ein bestimmtes Medikament dabei im Auge zu haben.

Was hat es nun mit dem »Bewusstsein beim Test« auf sich?

Der Muskeltest ist ein Werkzeug. Kein Werkzeug werkt für sich allein, es braucht einen Anwender. Und der kann sich sehr geschickt anstellen oder mäßig begabt oder ziemlich dusselig. Das Ergebnis der Arbeit wird selten vom Werkzeug bestimmt sein, sondern von dem, der es benutzt. Zum Benutzen aber gehört zwangsläufig Bewusstsein.

Es beginnt damit, bewusst zu entscheiden, wozu und wie ein Instrument eingesetzt werden soll, also ein Bezugssystem zu wählen, in dem wir den Muskeltest anwenden. Das können verschiedenste Bereiche der Kinesiologie sein, halt auch die analytische Kinesiologie, muss aber nicht. Das kann auch die konventionelle Medizin sein. Und ich kenne sogar Menschen, die den Muskeltest in ganz anderen Bereichen nutzen, z. B. in der Baubiologie, in der Textilverarbeitung, in der Möbelfabrikation. Das geht, man muss nur eine geeignete Arbeitsstruktur aufbauen und die Gesetze des Tests kennen.

Wenn das Bezugssystem festgelegt ist, sollte bewusst die Anwendungsfunktion des Tests gewählt werden: Untersuche ich, ohne jeglichen Kontext, einfach nur Reizreaktionen im Sinne von Stressoren? Möchte ich in einen ausformulierten Dialog mit dem Un(ter)bewussten treten? Oder möchte ich in einem definierten Kontext nach gewünschten Kriterien aus einer Menge bestimmter Dinge (Medikamente, Nahrungsmittel, Behandlungsmethoden und dergleichen) herausfiltern, indem ich mit Rastervorgaben arbeite? – **Je bewusster mir ist, in welcher Testfunktion ich agiere, desto weniger Missverständnisse und Fehltestungen schleichen sich ein.**

Fachwissen und Kompetenz

Aber das ist nur der erste Einstieg ins Thema Bewusstsein beim Testen. Mit der Entscheidung, für welchen Bereich ich den Muskeltest als Werkzeug benutzen möchte, nehme ich auch eine Verantwortung auf mich für das, was ich tue. Nur weil das Werkzeug in seiner Form einfach ist, heißt das noch lange nicht, dass auch die Arbeit damit einfach geht. Natürlich kann ich auch als Nicht-Fachfrau mit einem Schraubenzieher (der ist ja ebenfalls ein einfaches Werkzeug) ein Regal zusammenschrauben. Aber ich würde mich schon hüten, nur weil ich es *könnte,* auch meine Waschmaschine damit zu zerlegen (das würde beim Wiederzusammensetzen teuer werden ...), geschweige mein Auto (das würde nicht nur teuer, sondern vermutlich sogar gefährlich werden).

> In keinem Schraubenzieher steckt das Wissen um die Montage eines Automotors, und im Muskeltest steckt nicht das Wissen um jegliches Fachgebiet, in das wir mit ihm hineingreifen.

So würde ich mich auch dem Skalpell eines Chirurgen nur anvertrauen, wenn er weiß und kann, was er tut – und nicht etwa, weil er ein besonders scharfes Skalpell hat. Der Riesenanteil aus der Kiste »Bewusstsein« ist schon mal das *Fachwissen,* das ich bei seiner Arbeit voraussetze.

Doch mit Fachwissen allein gebe ich mich nicht zufrieden, wenn ich mich unter das Messer eines Chirurgen lege. Ich erwarte eine Menge mehr Bewusstsein von ihm, das sich vor allem in *Verantwortlichkeit* ausdrückt. Sein Fachwissen ist unabdingbare Basis, doch was nützt mir sein alleiniges Wissen, wenn er hektisch, unkonzentriert oder schlecht gelaunt an den OP-Tisch tritt? Wenn er sich und sein Können überschätzt und irreparable Schnitzer macht? Wenn er nicht auf unvorhergesehene Zwischenfälle angemessen reagieren kann? Oder wenn ihm sogar die Punktesammlung für seinen Ausbildungskatalog wichtiger ist als mein Wohl?

Kein bisschen anders geht es mit dem Muskeltest. Auch er ist »nur« ein Instrument, selbst wenn wir damit in teilweise unbekannte Sphären eindringen dürfen. Doch er bleibt ein Werkzeug, mit dem wir etwas untersuchen oder erforschen wollen, und die Materie dessen, was wir untersuchen wollen, muss uns ebenso grundsätzlich bekannt sein wie dem Chirurgen die Anatomie und Pathologie oder dem Automechaniker die Bauteile eines Autos.

Dass wir hin und wieder per Test »mitgenommen« werden in

Randbereiche, die uns noch unvertraut sind (dazu später mehr), legitimiert nicht, blind und unbewusst mit dem Test herumzudoktern. Oder würden Sie sich einer komplizierten Operation anvertrauen, vor der Ihr Chirurg sagt, dass er zwar keine Ahnung davon hat, aber sich intuitiv führen lässt?

Was für Schraubenzieher und Skalpelle gilt, erwarte ich demnach auch beim Umgang mit dem Muskeltest, nämlich sowohl fachliche wie auch persönliche Kompetenz:

- fachliches Wissen (im jeweiligen Einsatzbereich des Tests) einschließlich Kenntnis der eigenen Grenzen
- instrumentelle Kompetenz (in den Gesetzmäßigkeiten des Muskeltests)
- Freiheit von Eigeninteressen
- Wohlwollen und Achtsamkeit
- Offenheit, Unvoreingenommenheit
- wache, entspannte Aufmerksamkeit

Wohlwollen und Respekt

Über diese Punkte brauchen wir nicht mehr Worte zu verlieren, als zu betonen, dass wir mit anderen so umgehen sollten, wie wir selbst gern behandelt werden möchten, egal ob mit oder ohne Muskeltest. Wir wünschen uns üblicherweise höchstmögliche Kompetenz, Wohlwollen, Offenheit und Aufmerksamkeit für unsere Belange, egal ob vom Zahnarzt, vom Steuerberater, vom Psychotherapeuten, vom Automechaniker oder vom Kinesiologen.

Unvoreingenommenheit

Sicher kann man mit dem Muskeltest so schnell niemanden unter die Erde bringen wie mit einem Skalpell oder einem falsch verordneten Medikament. Trotzdem hat der Muskeltest einen sehr heiklen Aspekt: Der Patient erlebt den Muskeltest als eine Reaktion aus sich selbst heraus und weiß nichts davon, dass sich vom Therapeuten Informationen übertragen können. Wenn er dem Test als solchem einmal vertraut, dann hält er alles, was der Muskel sagt bzw. der testende Therapeut daraus übersetzt, für seine eigene höchste Wahrheit und glaubt den Aussagen blind.

Darin kommt keine einzige Methode dem Muskeltest auch nur annähernd gleich, und das fordert vom Therapeuten ein ungleich größeres Verantwortungsbewusstsein als in den meisten anderen Untersuchungsverfahren. Selbst bei einem Laborbefund oder Röntgenbild kann ich noch schlimmstenfalls einen technischen Fehler oder eine Verwechslung vermuten – was mein eigener Arm anzeigt, kann ich jedoch nicht anders deuten als meine eigene unumstößliche Wahrheit. Wie sollte ich auch nur im entferntesten auf die Idee kommen, dass *mein* Arm tut, was *ein anderer* will?

Gerade deshalb braucht das Thema »Übertragung von Erwartungen« besondere Aufmerksamkeit, denn sie gehört beim Muskeltest zu den häufigsten Fehlerquellen neben unkorrekter Technik.

Haben Sie zur Abwechslung Lust auf etwas Praktisches, falls Sie schon mit dem Muskeltest vertraut sind? Einfach mal ausprobieren, ob Sie mental manipulieren können?

Der Tester wählt eine Zahl zwischen 1 und 10, ohne sie zu nennen, und schreibt sie zur Kontrolle auf ein Blatt Papier. Er vereinbart mit dem Probanden, beim Zählen von 1 bis 10 bei jeder Zahl dessen Armmuskel zu testen, und kündigt an, dass bei der von ihm gewählten Zahl – ohne dass der Proband diese kennt – der Arm nachgeben wird. Sie werden sehen, es klappt! Der Gedanke, der Wille des Testenden ist so dominant, dass er damit – manipulativ – auf den Probanden einwirkt.

Ebenso könnten Sie 10 Städtenamen wählen oder 10 Obstsorten – und damit sind wir schon nahe bei Testobjekten, die sehr real in der Praxis vorkommen.

Solche bewusste Manipulation ist natürlich zu nichts gut, außer um zu zeigen, dass sie funktioniert – aber schon das ist enorm wichtig. Allerdings gibt es auch kein Sicherheitssystem, das einen manipulativen Testmissbrauch verhindert, denn man muss nicht automatisch ein guter Mensch sein, nur weil man den Muskeltest beherrscht.

Leider geht aber nicht nur absichtliche Manipulation auf den Probanden über. Auch halbbewusste und weitgehend unbewusste Erwartungen können das Testergebnis beeinflussen.

Warum das so ist und wie das geschieht, wird uns noch ausführlich beschäftigen. Zunächst einmal biete ich Ihnen im Sinne meiner »Spielregeln« das Rezept an, das sich bewährt hat, um Übertragungen zu vermeiden: Als erster Schritt reicht es, sich dieser Gefahr bewusst zu sein und sich zu entscheiden, jedem möglichen Ergebnis gegenüber offen zu bleiben. Was nicht immer einfach ist – auch dazu später.

Um wiederum Offenheit zu ermöglichen, braucht das Bewusstsein in jeder Sitzung Entfaltungsspielraum für neue Inspirationen. Und die beste Basis dafür ist

Der Alphazustand

Damit sind wir beim letzten Bewusstseinspunkt angekommen, und er bekommt hier etwas mehr Aufmerksamkeit, denn egal wie und wo wir beim Muskeltest mit Wissen und Erfahrung stehen, dieser Beitrag wird von uns von Anbeginn bis in routinierte Zeiten gefordert. Entspannte Zentrierung ist die beste Grundvoraussetzung für korrekte Testergebnisse.

Nicht nur mir ist im Laufe der Jahre und Erfahrungen aufgefallen, dass die Fehlerquote von Testergebnissen, selbst wenn sie methodisch korrekt zustande kommen, unter Zeitdruck steigt. Allgemein ist das nicht verwunderlich, denn wenn wir beim Autofahren, Klavierspielen, Tanzen oder Essenkochen hektisch sind und unter Stress stehen, landen wir eher auf der gegenüberliegenden Straßenseite, schlagen falsche Töne an, kommen aus dem Takt, versalzen die Suppe. Das heißt, wenn wir etwas unter Zeitdruck oder mal eben nebenher tun, verlieren wir die Konzentration und machen etwas Verkehrtes, also die Aktion als solche wird falsch: Wir verziehen das Lenkrad, drücken auf die verkehrte Taste, setzen den Fuß ungenau, schütten zuviel Salz aus dem Streuer.

Demgegenüber können kinesiologische Zwischen-Tür-und-Angel-Testungen rein technisch und methodisch völlig korrekt sein: Ich greife die richtigen zu prüfenden Medikamente oder Nahrungsmittel, berühre die passenden Körperpunkte, spreche die geeigneten Stressoren aus, usw.

Zwar kann das auch »zwischen Tür und Angel« noch korrekte

Ergebnisse bringen (so wie wir nicht bei jeder Ablenkung im Straßengraben landen), trotzdem steigt die Fehlerquote indirekt proportional zur vorhandenen Zeit, und zwar drastisch.

Genauer gesagt, ist es natürlich keine Frage der Zeit an sich, sondern eher der entspannten Aufmerksamkeit. Das scheint um so merkwürdiger, als von der Aktion her gar nichts anders *gemacht* wird, egal ob mit viel oder wenig Zeit. Bei den erwähnten Alltagsbeispielen passiert ja tatsächlich eine Art Fehlgriff, was für den Testablauf gar nicht gelten muss.

Da aber unbestreitbar die Testergebnisse bei flüchtigem Test oder knapper Zeit immer unzuverlässiger werden, kann nicht hauptsächlich die Methodik den feinstofflichen Test steuern.

Ein feinstofflicher Test ist viel stärker von der Aufmerksamkeit abhängig als von korrekter Methodik, denn, wie gesagt, »methodisch korrekt« bekommt weniger Treffer als »Aufmerksamkeit«.

Der Beweis zeigt sich unter anderem darin, dass bei einer Diskrepanz von Methode und Aufmerksamkeit meist die Aufmerksamkeit »gewinnt«. Wenn jemand zum Beispiel beim Muskeltest den Alarmpunkt für den Dünndarm berührt, ihn aber für den Blasenpunkt hält, wird sich bei den meisten Testern eher das Ergebnis durchsetzen, an das er *gedacht* hat (Blase), und nicht das, was er konkret *getan* hat (Dünndarmpunkt berührt). Aufmerksamkeit ist also, neben korrekter Testtechnik, die Herrscherin des Muskeltests.

Aufmerksamkeit kennen wir in zwei unterschiedlichen Qualitäten, einmal die gedankliche Konzentration mit einem eingeengten Blickwinkel und zum anderen die entspannte Zentrierung mit erweiterter Wahrnehmung.

Lernen erfordert zu Beginn üblicherweise die etwas angestrengte Konzentration, in der wir uns detailgenau nach einer Anleitung richten. Das kennt jeder von den ersten Fahrstunden, vom Tanzenlernen, von den Fingerübungen auf dem Klavier. Wir wissen, dass wir uns zunächst auf einen sehr kleinen Ausschnitt konzentrieren müssen, bis er wirklich »sitzt«. Erst dann können wir unsere Aufmerksamkeit entspannt erweitern, z. B. auf die Fahrstrecke, auf die Tanzmusik, auf die zu spielende Melodie. Und noch später erst folgt die Kür der Improvisation.

In der angestrengten Anfangsaufmerksamkeit kann man nicht lange durchhalten, und die Ergebnisse werden auch nicht wirklich gut, dennoch ist sie ein notwendiges Durchgangsstadium. Erst die danach folgende entspannte Zentriertheit verspricht gute Ergebnisse, sei es beim Autofahren, Tanzen, Klavierspielen, Kochen, Muskeltesten.

Diesen Zustand *entspannter Zentriertheit oder aufmerksamer Entspannung* nennt die Neurophysiologie Alphazustand.

Unsere Gehirnaktivität lässt sich durch Ableitung elektrischer Potentiale darstellen. Wenn wir unseren Kopf mit üblichem Denken traktieren, zeigt sich das im EEG (= Elektroenzephalogramm = Ableitung der Hirnwellen) an sehr schnellem, unregelmäßigem Wellenmuster, den *Betawellen.* Wenn wir schlafen, werden diese Wellen sehr langsam, hoch und gleichmäßig, sie heißen *Deltawellen.* Und eine wache, entspannte Aufmerksamkeit weist sogenannte *Alphawellen* auf – kleinere, aber ruhig und gleichmäßig verlaufende Muster.

Alphawellen zeigt das EEG u. a. in der Meditation, bei autogenem Training oder wenn wir ganz mit einer Aufgabe verschmelzen, ganz eins sind mit uns selbst und unserem Tun (dafür hat der amerikanische Psychologe Mihaly Csikszentmihalyi den Begriff »Flow« geprägt).

Aber was hat der Alphazustand mit korrekten Testergebnissen zu tun, vor allem mit der Vermeidung von Übertragungen?

Mehr hierzu folgt in den Kapiteln über die Wirkung der Felder, jetzt nur soviel: Diese entspannte Aufmerksamkeit ist zwar keine Garantie für die Vermeidung von Projektionen im Test, aber sie ist eine Voraussetzung, um sich eventueller Übertragungen bewusst zu werden und sich damit der Möglichkeit anderer Testergebnisse zu öffnen. Je weiter wir uns von diesem Alphazustand entfernen, desto unzuverlässiger werden die Testergebnisse.

Wie wir in diesen Alphazustand kommen, bleibt unseren persönlichen Vorlieben überlassen. Ich kann mich meditativ einstimmen, eine Atemübung machen oder ein kleines Ritual praktizieren, und vielleicht oder vermutlich bewirken auch kinesiologische Vorbalancierungen etwas ähnliches. Dem Alphazustand ist es egal, wie wir ihn erreichen, ausreichend Zeit und Bereitschaft zur Aufmerksamkeit sind dafür aber zunächst einmal ein guter Einstieg.

Und hier endet nun der Ausflug in meine Spielregeln.

Meine Bedingungen für einen idealen Muskeltest konzentrieren sich also auf die Bausteine

1. exakte Testtechnik
2. Klärung der Testfunktion (Stressor, Raster, Dialog)
3. Wahl der Struktur bzw. Methode (z. B. analytische Kinesiologie oder andere Bezugssysteme)
4. instrumentelle und fachliche Kompetenz (bezüglich Testinhalt)
5. Unvoreingenommenheit
6. Achtsamkeit und Wohlwollen
7. entspannte Aufmerksamkeit

Zuviel? – Es geht auch kürzer. Da die Punkte 4 bis 7 allesamt Aspekte der Achtsamkeit und Bewusstheit sind, bleiben zusammengefasst nur noch drei übrig:

1. Testtechnik
2. Testfunktion und Bezugssystem (bewusste Wahl)
3. Achtsamkeit (bewusste Haltung)

Auch die Wahl der Methodik ist ebenso ein bewusster Akt wie die Entscheidung zu einer inneren Haltung, insofern gehört wiederum beides unter die Überschrift »Bewusstsein«. Und so schließt sich der Kreis zum Beginn dieses Kapitels, als ich ankündigte, dass am Ende für die Arbeit mit dem Muskeltest tatsächlich nur zwei Grundlagen bleiben:

1. Testtechnik
2. Bewusstsein

So »einfach« könnte der Muskeltest sein – wenn es doch nur auch mit dem Bewusstsein so einfach wäre …

In Kürze für Eilige:
Meine Spielregeln für den Muskeltest:
1. physiologisch exakte Testtechnik
2. bewusster Umgang mit den Testfunktionen und den Bezugssystemen
3. klare Ausrichtung des Bewusstseins
   a) Unvoreingenommenheit
   b) Achtsamkeit und Wohlwollen
   c) entspannte Zentrierung

Von Therapeuten und Gelehrten

Der rote Faden:
Wie mich verschiedene Testergebnisse am eigenen Leib verwirrten, eine Tagung mich in Zweifel stürzte und wie gerade diese Erfahrungen für dieses Buch so wertvoll wurden.

Das vorige Kapitel hat gezeigt, dass ich mich in meiner Auseinandersetzung mit der Kinesiologie bzw. dem Muskeltest auf andere Aspekte konzentriert habe, als ich es in meiner eigenen kinesiologischen Ausbildung gelernt hatte. Ich bin verstärkt in prinzipielle Fragen eingetaucht, und unabhängig davon habe ich die Arbeitsstruktur der analytischen Kinesiologie entwickelt. Wie immer und überall im Leben gibt es nun einmal unterschiedliche Lehren und Meinungen, das tut dem Wert des Ganzen keinen Abbruch. Letztlich dürfte es doch egal sein, wer sich nach welchen Spielregeln richtet, solange es erfolgreich klappt und in sich stimmig ist.

Wenn einige Therapeuten Fehltestungen auf mangelnde Vorarbeit zurückführen, andere auf die Einstellung des Therapeuten, wenn manche die Quarzarmbanduhren abnehmen lassen und andere nicht, wen kümmert es, solange man gut damit arbeiten kann?

Auch dass es schon mal Differenzen zwischen kinesiologischen Schulen gibt, wo welcher Testpunkt auf der Körperoberfläche zu finden ist – wo ist da das Problem? Schließlich ist der Lichtschalter auch nicht bei jedem Automodell an derselben Stelle.

Aber ... Das alles geht so lange gut, wie keine Allgemeingültigkeit für die Benutzerebene beansprucht wird. Sobald sich jedoch zwei oder mehrere Dinge widersprechen oder ausschließen, können sie nicht die letztendliche Wahrheit sein.

Nun fiel mir im Laufe vieler kinesiologischer Jahre und Erfahrungen auf, dass tatsächlich häufig Behauptungen gegeneinander stehen. Für denjenigen, der sich über Kinesiologie informieren möchte, sei es als ihr Schüler, sei es als interessierter Laie, fehlt die Orientierung, wenn Widersprüchliches im Raum steht.

Das Gute an Widersprüchen ist, dass sie uns ans Nachdenken bringen. Mit widersprüchlichen »Wahrheiten« haben wir die Chance, tiefere Wahrheiten zu entdecken.

So ging es mir mit dem Muskeltest und überhaupt mit feinstofflichen Untersuchungen. Erst als ich auf »Wahrheiten« stieß, die sich gegenseitig widersprachen, wurde ich wachgerüttelt, um mich zu fragen, wie es kommen kann, dass jeder seine Wahrheit vertritt und auch bestätigt findet. Ich möchte Ihnen meine Erschütterungen nicht vorenthalten, denn vielleicht finden Sie in meinen Erfahrungen etwas wieder, was auch Sie schon kennen gelernt haben und was Sie möglicherweise in Zweifel gestürzt hat.

Stolperstein 1 – meine ganz persönliche Odyssee

Über mehrere Monate litt ich unter wiederholten Entzündungen des rechten Auges. Ich ließ mich von einer Therapeutin aus meinem Arbeitskreis testen, das Ergebnis war stimmig (danach war die Ursache rein emotional). Da ich aber meine Beschwerden nicht gleich loswurde, suchte ich zunächst sicherheitshalber einen Augenarzt auf; er sprach von einer unspezifischen Entzündung und verschrieb lindernde Augentropfen. Als ich nun wusste, dass keine Gefahr im Verzug war, wollte ich auch nicht engstirnig nur innerhalb der eigenen Methode kreisen, sondern mal »über den Tellerrand schauen«. Schließlich kann man mit Scheuklappen keine neuen Wege finden ...

So folgte ich der Empfehlung zu einem erfahrenen kinesiologisch arbeitenden Arzt, einem Spezialisten zudem auf dem Gebiet der Neuraltherapie, den ich noch nicht kannte. Er fand in der ersten Sitzung Störfelder an meinen Rachenmandeln, in der zweiten in meinen Nasennebenhöhlen, in der dritten wurde er fast ungehalten, weil seine vorangegangenen Regulationen keinerlei Effekt auf meine Beschwerden gehabt hatten, und er regulierte alle Systeme noch einmal – ohne Erfolg.

Nicht wegen des mangelnden Erfolgs (ich weiß schließlich, dass Heilung Zeit brauchen kann), sondern wegen seines Umgangs mit mir und mit dem Muskeltest fühlte ich mich bei diesem Kollegen nicht gut aufgehoben. Beide Sitzungen umfassten die Anamnese, die kinesiologische Untersuchung (des gesamten Körpersystems, nicht nur der Augen!) und die Therapie mit Injektionen, Farblaserakupunktur und Austesten von Medikamenten sowie eine psychische Schnellregulation über Affirmationen und Bachblüten. Jede dieser Sitzungen dauerte 20 Minuten ... Außerdem gefielen mir einige Widersprüche zwischen der ersten und zweiten Behandlung nicht, die er damit abtat: »So ist es halt, der Test beweist es!«

Da mein Auge nicht besser wurde, suchte ich eine Ärztin auf, die nicht mit Kinesiologie, sondern mit Bioresonanz arbeitet. Ich dachte, vielleicht liegt es entgegen meiner Meinung doch an der falschen Methode ... Erstaunlicherweise fand sie weder meine Tonsillen, noch die Nebenhöhlen gestört – vermutlich hatte der erste Kollege mit einer Kurzintervention von wenigen Sekunden solche Störherde dauerhaft ausgeschaltet ... Sie deckte dagegen ein anderes Störfeld auf, das durch eine Ausleitung behandelt werden sollte. Diesen Herd wiederum hatte der neuraltherapeutische Kollege (noch?) nicht gefunden.

Eine Ernährungsexpertin, der ich bei einem meiner Seminare begegnete, testete aus, ich müsse meine Ernährung umstellen. Das tat ich auch, mit gutem allgemeinem Erfolg – aber ohne Einfluss auf meine Augen.

Währenddessen musste ich zum Zahnarzt, er wies mit dem Biotensor einen Zahn als Störherd nach, was sich beim Öffnen der Krone bestätigte, dessen Sanierung aber ebenfalls auf die Augen keine Wirkung hatte. Weder die Bioresonanztherapeutin noch der kinesiologi-

sche Neuraltherapeut hatten wiederum den kranken Zahn identifiziert.

Keine der sich ergebenden therapeutischen Konsequenzen hatte auch nur vorübergehend etwas an meinen Augen verändert.

Meine Augen besserten sich kontinuierlich und zum Teil sprunghaft, als ich meinen emotionalen Stress zu lösen begann, so wie es meine erste Testerin schon geraten hatte.

Den Sinn dieses Erlebnisses sehe ich im Rückblick übrigens in dem großartigen Stolperstein, den mir das Leben da als Selbsterfahrung auf den Weg gelegt hat, damit ich mir zu diesem Thema mehr Gedanken mache.

Zu dieser Odyssee könnte man vermuten, dass ich halt ein hoffnungsloser Fall bin oder dass, aus welchem Grund auch immer, erst eine Störung nach der anderen aufzudecken war. Deshalb lasse ich diesen Stolperstein hier zunächst einmal unkommentiert am Wegesrand liegen.

Ungefähr zeitgleich machte ich jedoch noch zwei weitere erstaunliche Beobachtungen.

Stolperstein 2 – statistische Wahrheiten

Spannendster Event in diesem Verwirrspiel war unsere erste Arbeitstagung der analytischen Kinesiologie. Dort fanden sich Therapeuten zum Erfahrungsaustausch zusammen. Alle hatten zumindest einen Teil ihrer Ausbildung in meinen Seminaren absolviert, einige praktizierten auch andere kinesiologische Methoden. Und viele von ihnen nutzten noch ein weiteres Untersuchungs- oder Therapierepertoire über die Kinesiologie hinaus. Außerdem waren sie in verschiedenen Fachbereichen tätig. Mit etlichen von ihnen hatte ich seit Jahren keinen Kontakt oder Gedankenaustausch gehabt.

Unsere moderne Welt liebt Statistik, und so lag es nahe, die eigenen Erfolge in Zahlen zu verpacken. Während der Vorträge und in den Diskussionen kam ich aus dem Staunen nicht mehr heraus: So erfuhr ich zum Beispiel, dass Zahnärzte 80 % aller Krankheitsursachen in den Zähnen finden, Ausleitungsspezialisten 80% aller Krankheitsursachen in toxischen Belastungen, Chirotherapeuten 80 % in der Körperstatik, Reinkarnationstherapeuten 80 % in früheren Leben, Verfechter von Nahrungsergänzungsmitteln 80% in einem Mangelzustand, Psychotherapeuten 80–99 % in psychischen Konflikten, Radiästhesisten 80 % in Belastungen des Schlaf- und Wohnumfelds, Clearing-Therapeuten 80 % in einer geistigen Besetzung, Ernährungsfans 80 % in falscher Kost – und noch einige Varianten mehr. Wobei zu betonen ist, dass niemand davon sprach, damit einen *Teilaspekt* der Krankheitsursachen zu erfassen oder seinen *individuellen Einstieg* zur Behandlung zu finden, sondern alle behaupteten, »die objektive Wahrheit hinter der Krankheit« zu erkennen und zu therapieren.

Nach diesem Arbeitstreffen war mein Weltbild über feinstoffliche Untersuchungen erschüttert. Mit Unterschieden hätte ich gut leben können, solange sie sich aus verschiedenen Untersuchungsverfahren erklärten. So lässt sich zwar mit einem Labortest ein Diabetes oder eine Infektion nachweisen, aber keine Herzrhythmusstörung, und mit dem EKG wiederum kein gebrochenes Bein. Ebenso werden feinstoffliche Instrumente wie die Elektroakupunktur nach Voll, Bioresonanz, Auralesen oder hypnotische Rückführungen Unterschiedliches zutage fördern – sie suchen ja auch jeweils nach etwas anderem und benutzen das dafür geeignete Werkzeug.

Einige Untersuchungsmethoden beanspruchen für sich jedoch von vornherein eine ganzheitliche Erfassung des Patienten. Zu ihnen gehören gewissen Formen der Kinesiologie, auch die analytische. Diese Methoden wollen in ihrem Selbstverständnis den Menschen in seiner Krankheit als Ganzes begreifen und aus ihm sozusagen eine – persönliche – absolute Wahrheit herauslesen. Das heißt, sie deklarieren ihre Untersuchungsergebnisse nicht als Teilaspekt bzw. einen ersten Zugang aus ihrem individuellen Repertoire, sondern folgern: »So ist es!«

Demnach scheint der Patient ein Chamäleon mit vielen Wahrheiten zu sein, je nachdem, wer ihn untersucht. Wer, nicht *womit*. Also egal, ob ich mit Bioresonanz, mit einem Pendel, mit analytischer oder sonstiger Kinesiologie untersuche, finde ich dasselbe. Wenn ein anderer denselben Patienten mit ebendiesen Methoden untersucht, findet er aber möglicherweise etwas anderes als ich. Das wäre so in etwa dasselbe, als wenn Ihnen ein Arzt per Laborbefund mitteilt, dass Sie einen schweren Diabetes haben, und ein anderer Arzt hält Sie, abgesehen von einem leichten Eisenmangel, für kerngesund.

Das passt natürlich hervorragend dann auch zu meiner persönlichen Odyssee.

Große Frage: Wie kann es dazu kommen? Wie kann derselbe Untersuchungsansatz, auch bei demselben Patienten, sehr konträre Ergebnisse zutage fördern? Ist es nicht recht bizarr, wenn ein Organismus dem einen Therapeuten signalisiert, ein Zahn müsse gezogen werden, während derselbe Organismus einem anderen Therapeuten eine Wurzelbehandlung vorschlägt? Und einem dritten empfiehlt derselbe Arm desselben Patienten lieber eine Psychotherapie? – Hand aufs Herz: Wäre das eine überzeugende Referenz für eine Untersuchungsmethode?

Und zu guter Letzt der dritte Stolperstein, der mich aus dem Tritt gebracht hat. Schon länger war mir beim Lesen komplementärmedizinischer Veröffentlichungen aufgefallen, dass Therapeuten aus derselben Schule fast ausnahmslos mit ihren Untersuchungen zu denselben Schlüssen und Therapien kommen und dass sie ihre Ergebnisse sehr absolut vertreten. Sie weisen darauf hin, dass ihre Untersuchungsmethode »objektiv« ausschließlich Informationen aus dem System des Patienten abliest, und sehen sich bestätigt, wenn die von ihnen ausgebildeten Kollegen nicken.

Stolperstein 3 – selbstbestätigende Systeme?

Wenn ein Untersucher mit einer speziellen Methode bei verschiedenen Patienten wiederholt zu ähnlichen Ergebnissen kommt, wird er verständlicherweise daraus ableiten, dass sie in gewissem Umfang allgemeingültig sind. Er fühlt sich darin weiter bestärkt, wenn er seine Methode einschließlich inhaltlicher Erkenntnisse an andere weitergibt, die in ihren Untersuchungen wiederum dasselbe herausfinden.

Konkret habe ich dazu Folgendes erlebt:

Ich kenne mehrere Zahnärzte und Heilpraktiker, die bei Zahnarzt

X in einer bestimmten Methode ausgebildet wurden. Dabei erfuhren sie auch etwas über Amalgamausleitungen. In ihren späteren eigenen feinstofflichen Untersuchungen fanden sie, vielleicht mit kleinen Varianten, dieselben Therapieempfehlungen wie bei ihrem Ausbilder. Damit fühlte sich natürlich der Ausbilder wiederum in der Richtigkeit seiner Auslegungen bestätigt und erhebt diese Art der Amalgamausleitung immer mehr zum Gesetz, denn immer seltener bietet der feinstoffliche Test Alternativen dazu an.

Daran wäre noch nichts Besonderes, wenn Kinesiologe Y nicht unabhängig davon per Muskeltest zufällig ein völlig anderes Amalgamausleitungssystem gefunden hätte. Auch er zieht daraus, weil es so häufig getestet wird, allgemeine Schlüsse und gibt dies in Ausbildungen weiter. Seine Schüler finden selbstverständlich später in ihren Untersuchungen nicht die Ergebnisse von Zahnarzt X, sondern von Kinesiologe Y. Und auch Y fühlt sich bestärkt durch die Multiplikation seiner Ergebnisse und erhebt sie ebenfalls zum Gesetz. Alles kein Problem, solange sich die Schüler von X und Y nicht auf derselben Tagung treffen …

Um das Fass voll zu machen: Als ich vor knapp 20 Jahren in meiner Praxis mit dem Muskeltest begann, war ich hinsichtlich Amalgamausleitungen völlig unbedarft. Auch ich testete Entgiftungen aus, die sich hervorragend bewährten und vielen Kranken halfen. Niemand von ihnen benötigte zusätzliche andere Maßnahmen, wie sie heute zum Teil gängig sind (außer gegebenenfalls Zahnsanierungen), trotzdem wurden sie gesund. Doch merkwürdigerweise decken sich diese Entgiftungen weder mit denen von Zahnarzt X noch mit denen von Kinesiologe Y. Und ich bin heute froh, dass ich mich in meinen Seminaren nicht habe erweichen lassen, Patentrezepte für solche Ausleitungen zu verteilen. So haben die Kursabsolventen die Chance, noch hundert weitere Wege zur Amalgamentgiftung herauszufinden.

Wenn Ausbilder durch ihre Schüler bestätigt werden, *könnte* das ein Beweis für die Richtigkeit ihrer Schlussfolgerungen sein. Könnte, muss aber nicht. Die drei Amalgambeispiele können ebenso dafür sprechen, dass sich im Ausbildungssystem etwas auf die Schüler überträgt, was in ihren Testungen ergebnisorientierte Erwartungen begünstigt. Das muss dann trotzdem nicht falsch sein, denn Amalgam kann vermutlich auf vielen Wegen ausgeleitet werden.

Bemerkenswert ist für mich allein die Tatsache, dass mit feinstofflichen Untersuchungen, auch mit dem Muskeltest, allzu oft gefunden wird, was wir meinen, finden zu müssen.

Natürlich sind gewisse Häufungen von Testergebnissen systemimmanent. Dass ein Zahnarzt öfter Zahnstörherde zu behandeln hat und sie aufgrund erhöhter Sensibilisierung auch eher findet, liegt auf der Hand, ebenso dass ein Radiästhesist vermehrt energetisch belastete Zonen im Wohnumfeld entdeckt.

Aber irgendwo hakte es bei mir, zwei Annahmen unter einen Hut zu bekommen: Einerseits ist es logisch, dass die Testergebnisse durch das spezifische Wissen des Untersuchers gefärbt sind. Andererseits heißt es aber, dass der Muskeltest Informationen aus dem System des Patienten »abliest«, das heißt, es müsste sich um eine *subjektiv-objektive Aussage* handeln (subjektiv = patientenspezifisch, objektiv = neutral in Bezug auf den Tester). Wie verträgt sich das miteinander? Übersetzt der Muskeltest nun Wahrheiten des Patienten, oder wird er durch den Therapeuten beeinflusst?

Irgend etwas schien in den Monaten, als ich meine Augenodyssee durchlief und unsere Tagung erlebte, an meinen Grundfesten zu rütteln. Ich konnte keine Ordnung mehr ausmachen, die ich in meinen Kursen vermitteln konnte – ich war zusehends verwirrt. Das gefiel mir gar nicht. Wo ist da die Orientierung, wo bleibt die Glaubwürdigkeit? Wie verträgt sich das mit all den Erfolgen, die nicht nur ich über viele Jahre mit dem Muskeltest erlebt habe? Wie sollte man das Kritikern erklären, oder auch nur Kursteilnehmern, die verschiedene Schulen kennen gelernt hatten?

Ich wollte weder als Konsequenz meinen geliebten Muskeltest als unzuverlässig an den Nagel hängen, noch die Augen verschließen vor diesen scheinbaren Ungereimtheiten. Also blieb mir nichts anderes übrig, als genauer hinzuschauen und den Fragen auf den Grund zu gehen, in der Hoffnung, dort einen Boden zu finden, der all diese Merkwürdigkeiten und Widersprüche zu tragen vermag.

Also Augen auf für die nächste Runde:

Wie kann es geschehen, dass Therapeuten mit dem Muskeltest zu unterschiedlichen bis gegensätzlichen Ergebnissen kommen?

Was ist die »Wahrheit« und die eigentliche Informationsquelle im Patienten, bzw. gibt es überhaupt eine solche absolute Wahrheit?

In Kürze für Eilige:
Es kommt vor, dass mehrere Therapeuten bei demselben Patienten grundsätzlich verschiedene Krankheitsursachen mit dem Muskeltest nachweisen – wer hat Recht? Gibt es eine Ebene, auf der sich diese scheinbaren Widersprüche aufheben?

(Er)klärungen

Wer spricht beim Muskeltest?

Der rote Faden:
Wer antwortet was im babylonischen Stimmgewirr des Muskeltests, und auf was ist hier Verlass?

Die Vielfalt von Wahrheiten, die der Muskeltest zu verbreiten scheint, machte mich ratlos, denn ich war mir sicher, dass jeder der im vorigen Kapitel erwähnten Therapeuten geschworen hätte, in seinen Untersuchungen frei zu sein von Erwartungen an das Untersuchungsergebnis. Wer oder was sorgte aber dann für ein derartiges Verwirrspiel? Warum gab es keine Geradlinigkeit, keine Objektivität?

Was sollte ich mit einem Instrument anfangen, bei dem ich gar nicht wusste, warum es mir die eine, dem Anderen eine andere Antwort gibt?

Ja, mit wem »reden« wir eigentlich beim Muskeltest?

Nach den Erfahrungen mit den »Stolpersteinen« wurde ich recht nachdenklich, denn ich wüsste schon gern, wen ich beim Muskeltest in der Leitung habe. Die Hoffnung, der Muskeltest hätte eine eigene Antwortinstanz, sozusagen einen persönlichen Sprecher, musste ich wohl aufgeben. Wer oder was aber antwortete denn dann?

»Dumme Frage«, werden die meisten vermuten, »die Antworten kommen natürlich aus dem Getesteten bzw. dem Patienten selbst! Schließlich ist es *sein* Muskelsystem, das da reagiert, und niemand anders.« Und da der Muskeltest über un(ter)bewusste Reaktionen gesteuert wird, ließe sich ergänzen: »In gewisser Weise kommunizieren wir mit der Körperintelligenz und dem Unterbewusstsein des Patienten.«

Patient als offenes Buch?

Gute Idee, und ganz falsch kann sie wohl nicht sein. Aber ganz richtig halt auch nicht. Denn wie kann es dann erstens passieren, dass diese Körperintelligenz auf dieselben Fragen verschiedenen Testern verschieden antwortet, und wie kann es zweitens passieren, dass der Muskeltest auf Fragen korrekt antwortet, die der Getestete gar nicht versteht?

Was geschieht beispielsweise, wenn der Patient einem Chirurgen per Muskeltest antwortet, sein Bruch sei am besten durch eine Kürschnernagelung zu operieren? Woher kennt der Patient den Kürschnernagel? Oder woher »weiß« ein Patient vorab, ohne die Erfahrung schon selbst gemacht zu haben, dass seine Rückenschmerzen optimal mit Chirotherapie zu beheben sind?

Patienten »kennen« offensichtlich etwas, von dem sie noch nie etwas gehört oder es an sich selbst erlebt haben. Das gilt auch für kleine Kinder oder Tiere. Als der Hund meiner Freundin einmal aus unerklärlichen Gründen humpelte, testete ich, ob er geröntgt werden sollte. Woher weiß ihr Hund, was Röntgen ist?

Diejenigen scheinen beim Testen fein raus, die sich ausschließlich auf den Test von Substanzen beschränken. Ihnen wird meine Frage nach der antwortenden Instanz vielleicht merkwürdig oder zumindest überflüssig vorkommen, und möglicherweise bleibt ihnen die Illusion lange erhalten, dass der Muskeltest etwas Sachlich-Objektives ist. Sie verstehen den Patienten und den Reiz als einen gemeinsamen Antwortgeber, indem der Patient automatisch auf die Konfrontation mit dem Reiz, z. B. mit einer Substanz, reagiert.

Nur leider kann ich durch wenige Worte dafür sorgen (nämlich indem ich ein anderes Testraster vorgebe), dass der Muskel bei derselben Substanz und demselben Patienten plötzlich anders reagiert – wie kann das geschehen, wenn die Interaktion zwischen Substanz und Proband materiell bestimmt ist?

Es nützt also nichts, den Blick auf die Reizreaktion zu fixieren und alles andere auszuklammern, denn das Instrument Muskeltest geht weit über eine Reizreaktion hinaus und »beantwortet« in seiner Indikatorfunktion viel mehr, wie allein schon der verbale Dialog zwischen Untersucher und Proband zeigt.

Wenn also das »System Patient« allein nicht genug Bescheid weiß und auch die Erklärung einer reinen Reizreaktion nicht ausreicht, wer oder was antwortet denn dann? Beziehungsweise, wie kommen die Kenntnisse – zumindest für die Zeit des Muskeltests – in den Patienten hinein?

Zumindest zwei Beobachtungen sprechen dafür, dass der Patient nicht der alleinige Informant ist:

1. Die Sache mit dem Kürschnernagel beantwortet der Patient üblicherweise nur einem Chirurgen, der *seinerseits* weiß, was ein Kürschnernagel ist. Und mir hat der Hund »geantwortet«, weil ich weiß, was Röntgen ist. Wie man es auch dreht, jede fachlich spezifische Arbeit mit dem Muskeltest fördert aus dem Inneren des Patienten Informationen zutage, die eindeutig nicht seinem Kenntnisstand entsprechen, eindeutig jedoch dem des Therapeuten. Also mischt beim Testergebnis auf jeden Fall auch der Therapeut mit.

2. Manchmal führt der Test – oft über Zufälle oder knifflige Umwege – zu Ergebnissen, die sogar für den Therapeuten Neuland sind, sich jedoch meist durch nachträgliche Recherchen bestätigen – also muss jenseits von Patient und Therapeut noch eine weitere Instanz mitspielen.

Draht zum kollektiven Unbewussten?

Diese Erfahrung, die sehr viele Kinesiologen irgendwann oder hin und wieder oder ziemlich oft machen, hat auch mich auf meinem Weg mehr als einmal überrascht. Immer wieder einmal kam es vor, dass ich auf etwas stieß, das ich zunächst nicht kannte, wie beispielsweise auf mir fremde Therapiemittel oder auf Zähne als weitreichende allgemeine Krankheitsursache oder auf die Wirkung von Elektrosmog und manches mehr. Die Ergebnisse erwiesen sich in Bezug zum

Patienten als richtig, und das machte mich natürlich neugierig, mich intensiver mit der Materie auseinanderzusetzen, so dass die Neuentdeckung nicht lange Neuland blieb.

Was aber ist das, was sich in den Muskeltest mit einmischt, wenn etwas weder aus dem Wissen des Patienten noch aus dem des Therapeuten stammen kann?

Ganz offensichtlich existiert ein Wissenspool über Patient und Therapeut hinaus, und hin und wieder drängt der sich in den Testablauf hinein oder kann bewusst einbezogen werden.

C. G. Jung hat diesen Wissenspool »kollektives Unbewusstes« getauft, Anthroposophen nennen ihn »Akasha-Chronik«, ebenso könnte man diesen Anschluss als Hotline zu einem göttlichen Berater sehen.

Man geht davon aus, dass in diesem kollektiven Unbewussten alles Wissen von Menschheit und Natur seit Anbeginn und in alle Zukunft gespeichert ist und dass wir alle als Teil des Universums Zugang zu diesen Informationen bekommen können. So wie in der DNA jeder unserer differenzierten Körperzellen sämtliche Baupläne des Gesamtwesens gespeichert sind – also die Form meines Ohrs auch in der DNA einer Leberzelle –, können wir uns vorstellen, als holographischer Teil des Kosmos universelle Informationen in uns zu tragen, an die der Muskeltest andockt. Wenn wir also solche Testergebnisse jenseits eigenen Wissens anzapfen, dürften sie diesem geistigen Wissensspeicher entnommen sein.

Diese geniale Verbindung (ver)führt einige Therapeuten und andere Anwender zu der pfiffigen Annahme, dass der Muskeltest direkt durch den Patienten hindurch mit dem kollektiven Unbewussten kommuniziert. Der Patient würde mit seiner individuellen Thematik zur Antenne, die aus dem kosmischen Bewusstsein alle erforderlichen Informationen anzieht. Das geht bis zu der Schlussfolgerung, dass Fachkenntnisse zum Testen nicht nötig sind, weil das kollektive Unbewusste ohnehin deutlich mehr weiß oder dass Wissen sogar durch mögliche Ergebniserwartungen stören könnte.

Mit dieser Sicht kann ich mich aber nicht anfreunden, denn sie deckt sich nicht mit meinen Erfahrungen. Aber vielleicht bin ich auch nur neidisch, weil ich keine Standleitung zum großen Bewusstseinspool vorweisen kann? – Prüfen Sie selbst, ob das kollektive Unbewusste ein kostenloser Selbstbedienungsladen ist:

Testen Sie die Geburtsdaten von bekannten Persönlichkeiten aus, vielleicht auch ihre Geburtsorte oder Sterbedaten (logischerweise nur, wenn Sie die nicht irgendwann in der Schule gelernt haben!), von Schriftstellern, Musikern, Politikern. Zur Kontrolle schlagen Sie später im Lexikon nach.

Oder lieber die Fahrpläne der Deutschen Bahn? Lassen Sie sich per Muskeltest die Verbindung zwischen Soltau und Erfurt »ausdrucken«. Hand aufs Herz: Würden Sie auf einen solchen Test hin die Koffer packen?

Oder die Lottozahlen? Wer es nicht mit denen der kommenden Ziehung riskieren möchte, dem empfehle ich es mit den Zahlen einer früheren Ziehung, denn die sind nicht nur im kollektiven Unbewussten, sondern auch in der Lottozentrale und in der Zeitung abgespeichert.

Oder wie viele Reiskörner in einer Tüte sind …

Falls Sie mehr als 50 % richtige Ergebnisse testen, schreiben Sie mir bitte umgehend, dann muss ich mein Konzept revidieren.

Hätten wir ungefilterten Zugang zu dieser universellen Datenbank, müssten wir 100 % Treffer haben. Oder wenigstens 98 %.

Wäre Muskeltesten tatsächlich ein Surfen im kosmischen Internet, dann ließe sich das obige Experiment natürlich auch auf die Medizin übertragen. Und schon könnte jeder Hinz und Kunz kraft des Tests einen Facharzt anweisen, was er zu tun hat – ohne eigene Kenntnisse die Dosierung einer Chemotherapie festlegen, zum Beispiel; oder zumindest ihm sagen, auf welcher Seite in welchem Lehrbuch die Lösung seines »Falls« steht.

Mal ganz abgesehen von der Kriminalistik: Wer die Bank überfallen oder den Geschäftsführer umgebracht hat, ist dem Universum doch längst bekannt – warum also nicht den Täter per Muskeltest suchen? Und auch gleich seinen Aufenthaltsort?

Wer auch immer eine Kontaktgarantie zu dieser Allwissenheit geben kann, möge sich bei mir melden. Ich schließe nicht aus, dass es da mehr und weniger Begabte gibt, aber sogar die Mehrbegabten können den Zugang zum kollektiven Unbewussten nicht erzwingen.

Vielleicht ist es eher so, dass die kosmischen Informationen ähnlich wie Radiowellen durch den Raum schwirren, für die ich einen geeigneten Empfänger anschalten und dort auch genau die richtige Frequenz einstellen muss, um das zu empfangen, wonach ich suche. Sonst bekomme ich die Nachrichten auf Chinesisch und verstehe Bahnhof, auch wenn mir einige Wörter irgendwie bekannt vorkommen.

Bei mir als einer Normalsterblichen und Nichterleuchteten stehen diesbezüglich wohl nicht alle erforderlichen Antennen auf Dauerempfang. Ich muss immer noch eine Vielfalt von Einflüssen beachten, die sich in der Anwendung des Muskeltests miteinander verweben. Zu denen gehören Patient, getesteter Reiz, meine eigenen Konditionen als Testerin und hin und wieder auch ein wenig kosmisches Internet. Wer da welche Rolle in welcher Intensität spielt und wie wir unser wechselseitiges Miteinander verstehen können, soll Thema in den folgenden Kapiteln sein.

In Kürze für Eilige:
Der Patient ist kein automatischer Antwortgeber, und der Muskeltest liest nicht nur eine einfache Reizreaktion ab. Immer fließen auch Kenntnisse des Testenden mit ein, ebenso kommt es hin und wieder zu einer Kommunikation mit Anteilen des kollektiven Unbewussten.

Felder

Der rote Faden:
Was die Erwartungshaltung beim Muskeltest mit Schwarmverhalten zu tun hat, und wie die unterschiedlichen Ergebnisse verschiedener testender Therapeuten mit Ruppert Sheldrake und mit dem Familienstellen zusammenhängen.

Spätestens bei der Frage, wer denn nun für die Antworten beim Muskeltest verantwortlich ist, und bei der Beobachtung, dass sowohl der testende Therapeut wie auch das kollektive Unbewusste in die Ergebnisse hineinwirken, dürften Neulinge ins Schleudern, Kritiker ins Diskutieren und Kinesiologen ins Nachdenken kommen. Sind wir uns eigentlich wirklich klar, wer da was in welcher Wertigkeit in den Muskeltest einbringt?

Spätestens an dieser Stelle kommen wir an der Frage nach mentalen Einflüssen wohl kaum noch vorbei.

Ich verstehe andererseits nur zu gut, dass jemand, der sich auf solch ein merkwürdiges Verfahren wie den Muskeltest einlässt, dann doch wenigstens so vieles wie möglich physiologisch gesichert und objektiviert wissen möchte. Ein Mitmischen unwägbarer Instanzen wie Geist und Bewusstsein erscheint dabei als ausgesprochen störend, weil es unberechenbar und schwer zu definieren ist.

In meinen Seminaren zur Ausbildung in analytischer Kinesiologie und in Vorträgen gab ich mir deshalb anfangs alle Mühe, mich auf möglichst viel Objektives im Test zu berufen. Ich versuchte die Einflüsse durch den Untersucher nicht zu sehr in den Vordergrund zu rücken, um die Teilnehmer nicht von vornherein zu verunsichern. Meist beließ ich es bei der Aufforderung, Erwartungen zu vermeiden, so wie ich es selbst in Kinesiologiekursen gelernt hatte.

Obwohl ich gerade in der Erwartungshaltung noch brisanten Zündstoff ahnte, vertiefte ich das Thema nicht, zumal ich in den ersten Jahren als Kursleiterin vermutlich recht unbeholfen reagiert hätte, wenn jemand auf diesem Thema insistiert hätte. Ich hielt mich für klüger, wenn ich tiefere Informationen über die Einflüsse des Testenden erst an Fortgeschrittene verteilte.

Nicht im Kurs, aber wenigstens im Fernsehen ist es mir gelungen. 1992 wurde ich, zusammen mit meinem Ehemann und dem befreundeten Heilpraktiker, der uns die Kinesiologie schmackhaft gemacht hatte, zu einem Fernsehauftritt über die Kinesiologie eingeladen (»Phantastische Phänomene« mit Rainer Holbe). Wir bekamen 15 Minuten der kostbaren Sendezeit im Abendprogramm, um den Muskeltest zu demonstrieren!

Um die Seriosität der Sendung zu schützen, wurden wir von einem Zauberexperten auf Tricks und manipulative Machenschaften geprüft. Der Spezialist für Täuschungsmanöver nahm uns äußerst kritisch unter die Lupe, und als er keinen Trick fand, argwöhnte er, ich würde ein bestimmtes Ergebnis »wollen« und damit auf die Versuchsperson übertragen. Als ich ihn fragte, wie ich denn mein Wollen in den Probanden gegen dessen Willen hineinzaubern könne, fand er keine Einwände mehr – und ich vermied tunlichst, ihm vorzuführen, dass das, was er befürchtete, halt doch funktionieren könnte.

Nur hat es leider in meinen Kursen nicht geklappt, diese Taktik beizubehalten. Immer wenn ich mir das vorgenommen hatte, traten in den Übungen der Teilnehmer Situationen ein, die sich auf ehrliche Weise nur durch mentale Einwirkungen erklären ließen. Irgendwann schließlich versuchte ich gar nicht mehr, den Kursabsolventen etwas vorzuenthalten, sondern sprach von Anbeginn offen über meine Ideen zu den Prinzipien des Muskeltests.

Entgegen meiner anfänglichen Befürchtungen haben meine Hypothesen über mentale Kommunikationsfelder die Teilnehmer nicht verwirrt, sondern ihnen geholfen zu verstehen und sie in der Anwendung des Tests sicherer gemacht.

Obwohl allein schon unser Zahlen-Manipulationsspiel Gedankenübertragung sicht- und spürbar beweist, wird dieser Bereich immer noch in die parawissenschaftliche Schublade abgelegt und stößt mal wieder auf die unliebsame Wissenschaftshürde.

Andererseits gibt es schon einige fundierte Forschungsansätze zur inter- und transpersonalen Wirkung von Gedankenkräften. Einer ihrer Pioniere ist Rupert Sheldrake, ein englischer Naturwissenschaftler, der sich seit Jahrzehnten unter anderem intensiv mit Telepathie auseinandersetzt, auch zwischen Mensch und Tier *(Der siebte Sinn des Menschen)*. Seine Beobachtungen, Versuche und Datensammlungen erfüllen haushoch alle wissenschaftlichen Anforderungen an Signifikanz, was aber längst nicht heißt, dass ihn alle orthodoxen Wissenschaftler anerkennen.

Sheldrakes Bücher zu Gedankenübertragung und mentalen Feldern sind nicht nur verblüffend und unterhaltsam, sondern in ihrem wissenschaftlichen Anspruch allen dringend zu empfehlen, die sich auf belegbare und dokumentierte Untersuchungen berufen wollen. Vor allem seine Hypothese der morphischen und morphogenetischen Felder ist revolutionär.

Ganz in Kürze gesagt, sind die morphogenetischen Felder unter anderem dafür zuständig, Informationen zu materialisieren. Dazu gehört beispielsweise, dass sich aus den in den Genen gespeicherten Informationen auch die dazugehörigen morphologischen Merkmale entwickeln.

Die Wissenschaft freut sich mit Recht, den Gencode dechiffriert zu haben; sie hat eine Topographie erstellt, wo schwarze Haare, Größenwachstum, musische Begabung und dergleichen lokalisiert und in welcher Sequenz von Nukleotiden sie ausgedrückt sind. Aber erklärt sich daraus, wie die in allen Körperzellen gleich angelegten Gene es schaffen, die Haare auch wirklich schwarz zu machen und sie nur dort wachsen zu lassen, wo sie hin gehören? Wie wird der Bauplan umgesetzt? Sheldrake schreibt die Materialisation dieses Bauplans Feldern zu, in denen ein geistiges oder energetisches Prinzip wirkt, das die Realität formt.

Würde man behaupten, dass Zellen, Gewebe und Organe sich einfach automatisch selbst zusammensetzen, wäre dies das Gleiche, wie wenn man alle Materialien zur richtigen Zeit zu einer Baustelle schaffen würde, und das Gebäude würde sich dann aufgrund blinder physikalischer Kräfte automatisch selbst zur richtigen Form zusammenfügen. Offensichtlich ist dies nicht der Fall. Gebäude errichten sich nicht selbst, und sie werden nach einem Plan erbaut, einem Plan, der außerdem nicht in den Baumaterialien enthalten ist. Er ist eher eine Art räumliche Vorstellung, ein Informa-

tionsmuster. Gleichwohl hat er reale Auswirkungen und entscheidet darüber, wo die Baumaterialien angebracht werden und welche Form das Gebäude annimmt.

Schon der Philosoph Platon spricht übrigens davon, dass allem und jedem, was existiert, immer eine Idee, ein Geist, ein Plan zugrunde liegt, dem die Materialisation folgt. Von anderen Wissenschaftlern werden ebenfalls ähnliche Felder postuliert, die sie »Attraktoren« nennen – »etwas, das in eine Entwicklungsrichtung zieht«.

Ebenso ist in den letzten Jahren auf völlig andere Weise die Frage nach mentalen oder energetischen Feldern ins Gespräch gekommen: Nirgendwo erlebt man das verblüffender als bei den systemischen Aufstellungen, einigen besser bekannt als »Familienstellen«. Wie auch immer man zu dem Boom stehen mag, der sich auch in unqualifizierte Hände ergossen hat, systemische Aufstellungen überzeugen, weil sie funktionieren. Wer als Stellvertreter im »Feld« einer Person oder einer Qualität steht, spürt beeindruckend genau in deren Empfindungen hinein. Dass es funktioniert, hat sich tausendfach bewiesen, wie beim Muskeltest auch. Erklärbar wird das Phänomen der systemischen Aufstellung ebenfalls nur durch informationstragende Felder (siehe Albrecht Mahr: *Konfliktfelder – Wissende Felder)*.

Sogar aus der Physik, vor allem aus Erkenntnissen der Quantenphysik, kommen immer mehr Belege dafür, dass unser Sein systemisch-prozesshaft ist und nicht statisch-objektiv. Zu ihren Vertretern gehören Albert Einstein, Werner Heisenberg, Niels Bohr, Max Planck (gut im Überblick nachzulesen bei Hans Peter Dürr in *Auch die Wissenschaft spricht nur in Gleichnissen)*.

Dass ihre Erkenntnisse sich noch nicht als Allgemeingut durchgesetzt haben, liegt wohl weniger an ihrer Überzeugungskraft als an beschränkter geistiger Kapazität – mir zumindest hat noch nicht einmal eine akademische Ausbildung gereicht, um auch nur ansatzweise die Relativitätstheorie, die Krümmung des Raums und die Zeitlosigkeit der Zeit zu begreifen.

Aber was ich begreife, ist, dass unser landläufiges mechanistisches Weltbild nicht mehr als ausschließlich aufrechterhalten werden kann. Das würde zum Thema Gedankenübertragung bedeuten, dass wir auch ein neues Verständnis unseres »Denkapparats«, unserer Gehirnfunktion, brauchen.

Im Modell der morphischen Felder als Informationsvermittler wäre dann unser Gehirn nicht der Produzent von Gedanken, sondern eher eine Art persönliches Resonanzinstrument, das ähnlich einem Mobiltelefon sendet und empfängt, ohne selbst die Gespräche zu produzieren. So wie ohne das Mobiltelefon keine Gespräche möglich sind, brauchen wir auch unser Gehirn, um innerhalb dieser Felder mental zu kommunizieren. Wenn das Handy / Gehirn geschädigt ist, leidet die Funktion – man kann nicht telefonieren oder telepathisieren, was aber kein Beweis dafür ist, dass das Handy oder das Gehirn der Ausgangpunkt für die Aktivität ist.

Nach solchen Hypothesen wäre das Gehirn nicht völlig eigenständig und nur von seinem »Besitzer« gesteuert, sondern stünde wie eine individuelle Schaltstelle über ihn hinaus mit noch nicht genau bezeichneten Feldern in Kontakt, aus denen es auch schon mal »Einfälle« auffängt.

Die Sorge, unsere Individualität könne damit in Frage gestellt sein, ist so berechtigt wie die Wahrscheinlichkeit, dass – trotz identischer Hardware – zwei Mobiltelefone von ihren Nutzern identisch mit Klingeltönen, Adressbuch und Benutzeroptionen programmiert wären. Die Empfangs- und Sendeeigenschaften bleiben demnach höchst individuell, indem der Benutzer wählt, wohin er zum Beispiel seine Aufmerksamkeit und Intention lenkt, und dort zeigt die ausgerichtete Energie ihre Wirkung.

Also können wir annehmen, dass auch die mentalen Übertragungen beim Muskeltest vielleicht über dieses morphische – oder ein ihm verwandtes – Feld vermittelt werden. Mit der Existenz eines Feldes, in dem sich geistige Qualitäten (auch materiell) auswirken, lassen sich viele bislang ungeklärte Phänomene des Muskeltests stimmig erklären, einschließlich sämtlicher Stolpersteine, die ich in vorangegangenen Kapiteln beschrieben habe. Diese Felder werde ich im Folgenden synonym als *Bewusstseins-*, *Informations-* oder *Kommunikationsfelder* bezeichnen.

Wenn ich in den nächsten Kapiteln meine Ideen zu Kommunikations- oder Bewusstseinsfeldern vorstelle, so mögen es letztlich dieselben Felder sein, die in systemischen Aufstellungen »angezapft« werden oder von denen Sheldrake spricht. Da es im Falle beim Muskeltest jedoch um eine andere Nutzungsqualität geht, möchte ich in meinen Formulierungen unabhängig von dieser Vorgabe oder einem Vergleich bleiben. Gern überlasse ich Ihnen als Leser und der zukünftigen Forschung, dieser Frage weiter nachzugehen, ob es am Ende nur ein einziges »Feld« gibt, in das wir unterschiedlich eintauchen, oder ob es eine Fülle spezifischer Felder geben könnte mit ihnen eigenen Gesetzmäßigkeiten.

Alltagserfahrungen

Je länger ich mich aus Anlass dieses Buches mit dem Thema Felder beschäftige, desto mehr habe ich den Eindruck, dass unser ganzes Leben geradezu von solchen Feldern durchsetzt und bestimmt ist, ohne dass wir uns dessen gewahr werden.

Vieles spricht für die Existenz von Feldern, über die Informationen welcher Art auch immer ausgetauscht werden, wie beispielsweise das Schwarmverhalten von Tieren. Wie gelingt es, dass alle Einzelwesen eines Fisch- oder Vogelschwarms zugleich blitzartig die Richtung wechseln, ohne miteinander zu kollidieren?

Keine Reaktion, die einem Führer folgt, könnte sich so unglaublich schnell ohne heilloses Chaos umsetzen. Die Eleganz, mit der ein Fischschwarm bei hoher Geschwindigkeit eine Kehrtwendung macht, erinnert mehr an einen Gesamtorganismus als an eine Vielzahl von Individuen, so dass sich fragt, was sie alle gleichzeitig aufeinander abstimmt. Die Idee eines Feldes, in dem sich noch unbekannte Formen von Kommunikation abspielen, könnte ein solches Miteinander erklären.

Auch Menschen agieren in solchen Feldern miteinander und verschmelzen zu einem Ganzen, indem sich ihre Funktionen ergänzen und aufeinander abstimmen. Allein schon das Spiel einer guten Fußballmannschaft lebt von diesem Spüren, wo der Ball hingeht und wer wohin laufen wird (vielleicht macht dieses »Eins-Sein« einer Mannschaft einen Teil der Faszination beim Zuschauen aus?).

Oder in einem Orchester: Es reicht nicht, auf den Dirigenten zu starren und erst *danach* zu spielen, sondern »irgendwas« koordiniert sich auch zwischen ihm und den Musikern *unmittelbar,* ebenso wie zwischen den Musikern untereinander. Beim Singen in einer Gruppe bin ich immer wieder verblüfft, wie wir ohne Regieanweisung gemeinsam den Einsatz und den Ausklang finden und unsere Lautstärke und Tonhöhe aufeinander abstimmen können.

Sogar schnelles Autofahren auf dicht befahrenen Straßen funktioniert meiner Meinung gar nicht ohne Ansätze dieses »Schwarmverhaltens«.

Wohl sind uns diese nonverbalen Koordinationen weitgehend abhanden gekommen unter den groben Reizen unserer modernen Welt, aber bei genauem Hinsehen entdecken wir sie doch an vielen Stellen.

Und selbst zwischen Mensch und Tier wird ähnlich kommuniziert; gute Reiter lenken ihr Pferd durch das Aufeinander-abgestimmt-Sein, und meine Katze »roch« es förmlich längst vor dem Kofferpacken, wenn ich einige Tage mit ihr verreisen wollte (da sie nicht gern Auto fuhr, verschwand sie drei Tage vor Start unter dem Bett).

Nur leider können wir diese Felder – zumindest bislang – nicht sehen, nicht hören und nicht anfassen. Das muss allerdings keineswegs ein Argument gegen ihre Existenz sein. Auch von Feldern aus dem Bereich der Physik sind wir schon gewöhnt, sie nicht mit dem Zollstock vermessen, sondern nur an ihren Auswirkungen ablesen zu können. Die Existenz von Magnetfeldern sehen wir erst an der Ausrichtung von Eisenteilchen, wie beispielsweise beim Kompass, der sich nach dem Erdmagnetfeld orientiert. Ohne einen solchen Anzeiger würden wir vermutlich gar nicht auf die Idee von Magnetismus kommen.

Ebenso beim Gravitationsfeld: Wir brauchen es für unsere Bodenhaftung – aber es gehört so zu den Selbstverständlichkeiten unseres Lebens, dass wir darüber nicht weiter nachdenken (oder sind Sie sich täglich darüber bewusst, wie wunderbar es ist, nicht von der Erde zu fallen?), und eigentlich fiel es größeren Teilen der Menschheit erst so richtig in seiner Bedeutung auf, als uns die Raumfahrt durch die Entfernung von der Erdanziehung mit dem Verlust der Gravitation in der Schwerelosigkeit konfrontierte.

Und so ist es keineswegs ausgeschlossen, dass es über die bekannten technisch definierten Felder hinaus weitere Arten von Feldern gibt, die für uns so selbstverständlich sind wie die Luft zum Atmen, so dass sie uns zunächst in ihrer Existenz nicht weiter auffallen und wir uns über sie auch keine großen Gedanken machen.

Wie selbstverständlich ein solches Feld, das mentale Qualitäten überträgt, schon in unserem Leben und sogar in der Kinesiologie geradezu vorausgesetzt wird, wird mir in fast jedem meiner Vorträge oder Einführungskurse zum Muskeltest vor Augen geführt. Immer wieder werde ich aus dem Publikum gefragt, wie ich denn zum nonverbalen Fragen stehe – womit die rein gedankliche Kommunikation mit dem Probanden beim Muskeltest gemeint ist. Ich werde nicht etwa gefragt, ob oder wie das funktioniert; die Fragen beziehen sich jeweils nur auf Inhalte oder ethische Gesichtspunkte – dass diese Kommunikationsform möglich ist, wird demnach gar nicht in Frage gestellt. Womit wir elegant wieder bei der Kinesiologie sind.

Nehmen wir also an, dass so etwas wie ein Informations-, Bewusstseins- oder Kommunikationsfeld existiert, das beim Muskeltest mitwirkt und unter anderem die Grundlage für mentale Übertragungen ist.

Dieses Feld war natürlich nicht der Ausgangspunkt auf meinem kinesiologischen Weg, sondern eher ein Schlusspunkt der Erkenntnis. An dieses Modell war noch gar nicht zu denken, als ich bei den Widersprüchen und Merkwürdigkeiten festhakte.

Aus den Erfahrungen, die ich im Laufe vieler Jahre beim Testen sammelte, erkannte ich zwar immer klarer, wie es am besten funktioniert, aber nicht *warum*. Da sich vieles jedoch nicht mit den Anwendungsregeln deckte, die ich aus der Kinesiologie kannte, bekam ich dort auch nicht die Antwort. Es musste aber eine Antwort geben, und die musste auch mit alledem zu vereinbaren sein, was ich sonst in der Kinesiologie gelernt hatte. Erst dann, am Schluss der Erfahrungs- und Gedankenkette, kamen die Felder ins Spiel.

Eigentlich sogar wortwörtlich. Als ich einige dieser Kapitel, vor allem über die Felder, schrieb, saß ich auf meinem Balkon. Die Tischdecke flatterte leicht im Hamburger Wind – nur leicht, denn ich hatte in einem Kaffeeshop schöne Deckenhalter gefunden, die sie auf ansehnliche Weise auf dem Tisch hielten: Magnete in Blumenform, zwischen die die Decke geklemmt wird. Und weil mir eh schon mehrmals der Vergleich mit Magneten in den Sinn gekommen war, begann ich mit ihnen zu spielen und einiges auszuprobieren. Auf einmal ging es mir wie Archimedes in der Badewanne: Heureka, ich hab's! Das Magnetfeld und das Kommunikationsfeld, könnten die etwas gemeinsam haben? Könnte das Magnetfeld eventuell ein alltäglich vertrautes Bild liefern zum Verständnis dessen, was sich beim Muskeltest zwischen Tester und Getestetem abspielt?

Begeistert fing ich an zu experimentieren, las in meinem alten Physikbuch nach, schob das Dia »Magnetfeld« über die Erfahrungen mit dem Muskeltest. Es passte genial: Magnetfeld trifft Mentalfeld!

In etwas, das wir aus dem Alltag kennen, finden wir tatsächlich eine Entsprechung für die Prinzipien der mentalen Interaktion, die aus der Erfahrung zwar zu belegen, aber so schwer anschaulich zu machen sind. Wenn ich meine Beobachtungen aus dem therapeutischen Miteinander beim Testen gerade einmal wieder zu abstrakt finde, schaue ich mir an, was der Vergleich mit den Magneten hergibt.

Indem diese physikalische Parallele so kongruent mit vielen Gesetzmäßigkeiten beim Muskeltest scheint, macht sie etwas plastisch greifbar, das sich sonst ausschließlich auf Erfahrung und Behauptung gründen würde. Also werden wir hin und wieder, hoffentlich mit nur wenigen Hinkefüßen, auf diesen Vergleich zurückkommen.

Die Bausteine unseres Magnetspiels in den folgenden Kapiteln sind:

- Magnet
- magnetisierbare Teilchen
- Magnetfeld
- Minimagnete
- der große Erdmagnet

Übertragen auf den Muskeltest:

- Therapeut
- Patient / Proband
- Testumfeld
- zu testender Reiz
- ein Informationsfeld jenseits der beteiligten Personen und Dinge

In Kürze für Eilige:
Viele Phänomene, die beim Muskeltest und in anderen feinstofflichen Verfahren auftreten, lassen sich durch das Modell von Kommunikations- bzw. Informationsfeldern erklären. Ähnliche Felder kennt die Physik, auch in der Biologie scheinen sie von Bedeutung.

Das Feld des Testenden

Der rote Faden:
Was führt der Therapeut beim Muskeltest »ins Feld«? Wer fördert, wer stört in der Mannschaft von Wissen und Gedanken? Und wie wird ein Therapeut zum kraftvollen »Magneten«?

In kaum einer anderen Untersuchungsmethode stolpere ich so häufig über ein Missverständnis der Therapeutenrolle wie beim Muskeltest, vor allem über die Idee, Nichtwissen bei der Arbeit zu akzeptieren oder gar zu befürworten. Ein schräger Gedanke, den wir uns wohl kaum bei einem Kfz-Mechaniker, bei einem Rechtsanwalt oder einem Zahnarzt erlauben würden! So bin ich manchmal schier entsetzt, wenn ich von nichttherapeutischen Lesern meiner Bücher gefragt werde, wo sie denn nun die Nosoden (spezifische hochpotente Therapiemittel) herbekämen, die sie nach »Anleitung« meiner Bücher bei ihrem Nachbarn / Kollegen / Kind ohne jeden medizinischen Hintergrund ausgetestet haben ... Es tut mir leid, wenn ich da etwas missverständlich ausgedrückt haben sollte, so dass meine Ausführungen so ausgelegt werden können.

Ebenso vergeht kaum einer meiner Kurse, ohne dass jemand die Idee äußert, Anwender des Muskeltests sollten ohne jeglichen Eigenanteil geöffnet sein für einen völlig neutralen Informationsfluss von Wahrheiten. Das geht von Formulierungen, der Therapeut müsse »ein unbeschriebenes Blatt Papier« sein, bis hin zu dem Vorschlag einer (nichttherapeutischen) Kursteilnehmerin, zahnärztliche Werkstoffe dürften grundsätzlich nur von einem Fachfremden getestet werden.

Therapeuten, die mit eigener Fachkompetenz die Kurse besuchen, fühlen sich dann bisweilen schon mal brüskiert, zumal sie den Muskeltest ja gerade lernen wollen, um ausgerechnet in ihrem Fachbereich mehr als bisher zu erfahren …

Wer solches fordert, ist meist höchst ehrenhaft motiviert: Er möchte den Test freihalten von projizierten Ergebnissen.

Keine Erwartungen, bitte!

Ich glaube, dass es wiederum zu kaum etwas in der Kinesiologie mehr Missverständnisse gibt als zum Thema Erwartungshaltung. Es ist ein ehernes Gesetz in der Kinesiologie, sich vor der Übertragung eigener Erwartungen in das Testergebnis zu hüten; das heißt, das Phänomen der Übertragung ist bekannt, und man bemüht sich, sie zu vermeiden, da sie sich in Testergebnisse einmischen kann.

Das wirft zwei spannende Fragen auf:

1. Wie kann man überhaupt per Erwartung (was heißt: ohne Veränderung der Testtechnik) die Muskelreaktion eines *anderen* Menschen beeinflussen? Schon das ist eine bemerkenswerte Aussage, die uns alle aufhorchen lassen müsste. Das heißt ja letztlich, *dass wir rein mental in einer fremden Person eine physiologische Reaktion auslösen können.* Somit ist allein schon die Tatsache, Erwartungen übertragen zu können, ein Beweis dafür, dass die Felder, von denen in diesem Buch die Rede ist, existieren und wirken.

2. Welche Gesetzmäßigkeiten selektieren, was mental übertragen wird oder nicht? Oder anders gesagt: Was sind denn diese verfemten »Erwartungen« eigentlich, wie drücken sie sich aus, wie kommen sie zustande, und gibt es darin unterschiedliche Wertigkeiten?

Wenn wir von der Beobachtung ausgehen, dass sich überhaupt irgend etwas mental übertragen lässt, dann ist es nicht mehr mit dem Bemühen getan, solche Übertragungen einfach nur umgehen zu wollen.

Die Frage ist nämlich, ob wir auf die Weise, durch die wir solche Einflüsse auszuschalten meinen, unser Ziel tatsächlich erreichen. Es könnte ja ähnlich sein wie bei den Pilzen: Selbst wenn man jeden einzelnen Spross abpflückt, eliminiert man damit nicht das unterirdische Myzel, aus dem die Pilze nachwachsen.

Das Entscheidende für die Pilze wie für die Erwartungen liegt nämlich unter der sichtbaren Oberfläche.

Mit anderen Worten: Es nützt nichts, das Kind mit dem Bade auszuschütten und mentale Übertragungen um jeden Preis eliminieren zu wollen.

Solange wir die Gesetzmäßigkeiten der Übertragung von Erwartungen nicht verstanden haben, lassen sich ihre verborgenen Kanäle nicht entdecken, durch die sie sich ebenfalls einschleichen kann. Dann wähnen wir uns vielleicht in Sicherheit, indem wir – siehe oben – Erwartungen durch mangelnde Fachkenntnisse eliminieren (oder Pilze über der Erde auszupfen), während sich andere Qualitäten von »Erwartung« unerkannt an uns vorbeimogeln.

Ich glaube, dass es den Muskeltest im »wissensleeren« Raum gar nicht gibt.

Der Muskeltest ohne jeglichen Bezug ergibt wenig Sinn, denn wir testen ja gerade, um etwas Spezielles herauszufinden; hinter jeder Muskeltestuntersuchung verbirgt sich somit eine Absicht, eine Ausrichtung, eine Fragestellung. Und sinnvoll fragen kann man nur, wenn man damit ein Vorwissen verbindet.

Insofern durchleuchtet der Muskeltest den Untersuchten quasi wie ein feinstofflicher Röntgenapparat; auch der muss bewusst und korrekt justiert werden, um die zu untersuchende Region aussagekräftig abzubilden. Ebenso muss das, was durch den Muskeltest »zu sehen« ist, verstanden werden können. Egal, ob es dabei um medizinische

Befunde geht, um die Suche nach psychischen Blockaden, um Aufdecken von Lernstörungen, um die Entscheidung für Zahnmaterialien, um kinesiologisch definierte Dysbalancen, um Verträglichkeit von Nahrungsmitteln oder um energetische Raumgestaltung.

Der Muskeltest ist eine Erweiterung bereits vorhandener Grundlagen und nicht ein eigenständiges System.

Er greift als Untersuchungsmethode in einen Pool vorhandener Kenntnisse hinein und wird dort zu einer hochkarätigen erweiternden Entscheidungshilfe.

Der Muskeltest als solcher, selbst wenn wir ihn technisch perfekt beherrschen, legitimiert niemanden zu einer Aktion, die er nicht auch ohne Muskeltest machen dürfte, könnte oder würde.

Damit versteht sich eigentlich von selbst, in welchen Bereichen der Muskeltest am besten funktioniert: Nämlich in dem Bereich, von dem man Ahnung hat. Anders herum: »Keine Ahnung haben« ist nicht die Lösung für einen erwartungsfreien, verantwortungsvollen Muskeltest.

Anstatt also den mentalen Mitspielern angstvoll jeglichen Zutritt zu verwehren, müssen wir sie besser kennen lernen. Um den Informationsfluss beim Muskeltest von unerwünschten Anteilen »sauberzuputzen«, müssen diese ans Licht des Bewusstseins geholt werden.

Zum Fallstrick beim feinstofflichen Test werden Informationseinflüsse insbesondere dann, wenn sie eben nicht vom Lichtkegel des Bewusstseins erfasst werden. Unbewusste Erwartungen schwinden nicht mit »Augen zu und durch«, aber wenn wir sie bei Licht besehen, schmelzen sie wie Schnee an der Sonne.

Was wird in den Test geschmuggelt?

Doch wo müssen wir hinleuchten, um die im Dunkeln transportierten Informationen zu entdecken? Der testende Therapeut steht im Blickfeld –

- doch welche Aspekte spielen nun wirklich eine Rolle?
- Und vor allem, in welcher Gewichtung?
- Was charakterisiert »Erwartung« im Unterschied zu anderen Gedanken oder mentalen Kräften?
- Springt jeder flüchtige Gedanke über, der durch die Gehirnwindungen huscht?
- Gibt es einen Filter für »gute« oder »böse« Absichten?
- Setzen sich eher bewusste oder eher unbewusste Anteile durch?
- Wie groß ist der mentale Einfluss überhaupt?
- Kann man eine Objektivitätsgarantie einbauen, und wenn ja, wie?
- Gibt es überhaupt verlässliche Kriterien, sich vor störenden Erwartungseinflüssen sicher zu schützen?

Die folgende Liste (ungewichtet und ohne Gewähr für Vollständigkeit) sammelt Einflussmöglichkeiten beim Muskeltest aus praktischer Erfahrung. Lassen Sie sich nicht abschrecken von Umfang und Komplexität. Hier sind mehrere Fäden miteinander verwoben, die wir zunächst einmal entflechten werden, um sie hinterher geordnet zusammenzufügen. Dann lässt sich wieder das Einfache, nämlich das Prinzipielle, erkennen und anwenden.

Einflüsse des Testenden

konstruktiv	*störend*
Fachwissen und -können	fixierte Überzeugungen
Wissen und Können zur Testmethode	Manipulation
Sicherheit, Souveränität	Zweifel, Unsicherheit
Integrität	Unkonzentriertheit
Authentizität	Erwartungen
Wohlbefinden	Dirigismus
Persönliche Qualitäten	starke körperliche und psychische Stressbelastung
Selbstwahrnehmung	Eigennutz
Sensibilität und Rezeptivität	mangelnde Kommunikationsfähigkeit
Führungsstärke	
Wohlwollen und Empathie	

Alle diese Komponenten haben einen – unterschiedlich starken – Einfluss auf Testklarheit und -ergebnis. Die konstruktiven oder störenden Qualitäten selbst sagen nichts darüber aus, wie stark sie sich im Kommunikationsfeld bemerkbar machen, und was »stark« ist, muss noch längst nicht »wahr« sein. Im Folgenden kommen wir deshalb zu den einzelnen Mitspielern. Von ihren Qualitäten hängt der Erfolg ab, nicht von den Spielregeln – das ist beim Fußball oder Schach auch nicht anders.

Sicherheit als Verstärker

Was stark ist, setzt sich meistens durch – so auch beim Muskeltest. Ein »starker« Therapeut richtet, wie auch ein starker Magnet, im Feld deutlich mehr aus – leider aber bei falschem Einsatz auch deutlich mehr an.

Der Spieler mit der stärksten Durchsetzungskraft im Testfeld heißt »Sicherheit«. Sicherheit fördert klare und eindeutige Testergebnisse. Das betrifft die Sicherheit in der Methodik ebenso wie die Sicherheit im untersuchten Metier. Wer beispielsweise die Muskelphysiologie berücksichtigt und die Testfunktionen (Stressor, Raster oder Dialog) beherrscht, wird klare Muskelantworten ablesen.

Wobei die Sicherheit nicht unbedingt auf objektiven und berechtigenden Kriterien beruht, sondern mehr auf der Selbsteinschätzung. Das heißt, wenn jemand sehr von sich selbst überzeugt ist, aber wenig fachliche Ahnung hat, wird er dennoch klare (möglicherweise aber falsche) Testergebnisse bekommen. Wenn jemand gute Hintergrundkenntnisse besitzt und auch den Muskeltest hervorragend versteht, die eigenen Fähigkeiten aber stark anzweifelt, werden die Ergebnisse oft verwaschen bleiben – die (wenigen) deutlichen Reaktionen werden dann aber treffen. Es ist, als wenn sich durch Unsicherheit eine Watteschicht um den Magneten legt, durch die hindurch auch die Ergebnisse »wattig« werden.

> Sicherheit des Therapeuten, gleich ob begründete oder eingebildete, hat im Kommunikationsfeld beim Muskeltest den stärksten Einfluss auf die *Eindeutigkeit* von Ergebnissen.

Sicherheit bündelt wie eine konvexe Glaslinse die einfallenden Informationen und macht sie schärfer, Unsicherheit verstreut sie wie eine Konkavlinse und macht die Ergebnisse diffus.

Und schon sind wir bei dem zweiten Sicherheitsfaktor: Wir möchten ja nicht nur *eindeutige* Ergebnisse bekommen, sondern vor allem richtige. Damit sind wir beim Wissen, in das der Muskeltest hineingreift, denn an sachlichen Resultaten misst sich »richtig« und »falsch«. Hier bestimmt dann die fachliche Sicherheit maßgeblich mit, wie klar der Muskeltest ausfällt.

Unseren Wissenspool tragen wir als Therapeuten beim Test ins Kommunikationsfeld, ob wir uns dessen bewusst sind oder nicht. Je sicherer wir uns in unserem Wissensgebiet bewegen, desto deutlicher wird auch hier wiederum das abzulesende Ergebnis.

Wissen und Fähigkeiten des Testenden fließen in den Untersuchungsablauf ein, der Patient reflektiert quasi dessen Kenntnisse durch seinen individuellen Filter, und der Muskeltest übersetzt die Information wiederum für den testenden Therapeuten.

Sicherheit ist also ausgesprochen erwünscht beim Muskeltest, weil wir verlässliche und klare Aussagen brauchen – und genau diese »Sicherheit« wird bisweilen zum Fallstrick.

Denn man kann sich seines Wissens sicher sein, ohne dass dies der Wahrheit entsprechen muss – und dieses Scheinwissen lässt uns möglicherweise in unbeabsichtigte Erwartungsfallen laufen. Sobald sich nämlich Wissen oder Scheinwissen mit Sicherheit paart, bringt es sich beim Muskeltest stark ins Informationsfeld ein.

Die Liaison aus Wissen bzw. Scheinwissen und Sicherheit heißt »Überzeugung«.

Überzeugung stellt sich selbst nicht in Frage. Dadurch gibt es keine Gewähr, dass Testergebnisse, die unter ihrer Einwirkung zustande kommen, tatsächlich der Wahrheit des Getesteten entspringen.

Während reines Wissen wertfrei und neutral ist, können Überzeugungen richtig oder falsch sein. Durch die mit ihnen verbundene Sicherheit spielen sie ebenso stark in den Muskeltest hinein, wie sie auch sonst auf der Welt zu allen Zeiten mit einem »so ist es!« die Menschheitsgeschichte dominiert haben. Egal, ob es darum geht, dass Sonne um Erde oder Erde um Sonne kreist, oder ob es um überholte medizinische Behandlungen geht, um Inquisition oder Glaubenskriege oder um Ergebnisse beim feinstofflichen Test:

Wenn Wissen Macht ist, dann sind Überzeugungen noch mächtiger, gleichgültig, ob sie richtig oder falsch liegen.

Gar nicht so einfach: Wir *brauchen* Sicherheit für verlässliche Ergebnisse, und zugleich soll die Sicherheit mitverantwortlich sein für möglicherweise falsche Ergebnisse – wie verträgt sich das?

Die Verwirrung dürfte entwirrt werden, indem wir, wie oben angekündigt, die geistigen Mitspieler im Kommunikationsfeld nun endlich etwas genauer betrachten.

Der Muskeltest als unser Detektor zur Suche verborgener Wahrheiten verhält sich ähnlich wie ein Metalldetektor. So wie dieser nicht nur bei wertvollen Schätzen ausschlägt, so reagiert auch der Muskeltest nicht nur auf Wahres. Es gibt einige Mitläufer im Verbund der eigentlich gesuchten Information, die der Wahrheit manchmal zum Verwechseln ähnlich sehen, und es ist gut, sie zwecks Unterscheidung zu kennen.

Überzeugungen und Co.

Zur nahen und ferneren Verwandtschaft der Wahrheit gehören u. a. Wissen, Überzeugung, Glaube, Meinung, Vorstellung, Erwartung.

Was nun genau »die Wahrheit« ist, weiß natürlich auch ich nicht, aber ich möchte mich so gut ich kann auf sie ausrichten. Zum Glück darf ich die »ganze Wahrheit« den Philosophen überlassen, für uns reicht schon mal die Wahrheit des Patienten bzw. Untersuchten und da auch nur der Teil, der mich aktuell als Therapeutin etwas angeht.

Diese Wahrheit steht im Dienste des Klienten, egal, ob es dabei um gesundheitsfördernde Nahrungsmittel, um gedächtnisstärkende Übungen, um tiefgreifende organische Sanierungsmaßnahmen oder um psychisch-geistige Entwicklungsimpulse geht.

Wahrheit heißt jedoch, dass sie wahr, also prinzipiell auch beweisbar sein soll. Das könnte heißen, unter dem Metalldetektor die Schatzkiste auszugraben oder, wie kürzlich geschehen, den Knochensplitter aus dem Rachen eines Hundes zu entfernen, weil der Muskeltest auf einen Fremdkörper im Hals hingewiesen hat.

Andere Wahrheiten beweisen sich langsamer. Manches Samenkorn kann erst an der ausgetriebenen Pflanze richtig identifiziert werden, und so brauchen einige Nachweise für die Richtigkeit von Testergebnissen auch schon mal ihre Zeit. Wenn wir aber wissen wollen, ob wir auf dem richtigen Weg sind mit dem Muskeltest, benötigen wir grundsätzlich einen Realitätsabgleich.

Ein Realitätsabgleich wiederum setzt **Wissen** voraus. Die Information des Untersuchten trifft auf das Wissen eines Untersuchenden (wozu ich auch dessen potentielle Hotline ins kosmische Internet rechne). Dieses Wissen besteht aus einer Sammlung von Daten, Fakten und Erfahrungen und beinhaltet die *Fähigkeit,* diese zu erweitern bzw. zu korrigieren oder in einen größeren Zusammenhang zu stellen und zu deuten. Die Deutung selbst ist nicht Teil des Wissens, sondern eine persönliche Interpretation.

Wissen ist grundsätzlich wertfrei, »objektiv«, offen und erweiterungsfähig, Wissen schließt Unwahres aus, insofern kann es zwar unvollständig, aber niemals falsch sein. Das Gesamtwissen eines Menschen korrespondiert beim Muskeltest als Bezugsreservoir mit der individuellen Wahrheit des Patienten.

Wissen ist aktiv oder passiv bewusst, d. h., schlummerndes Wissen kann wieder wachgerufen werden.

Ich weiß, dass Wasser drei Aggregatzustände einnehmen kann. Ich weiß, dass ich zwei Töchter habe. Ich weiß, dass meine Katze unter dem Schrank sitzt.

Während Wissen immer neutral und immer wahr ist, dürften **Überzeugungen** nicht die Wahrheit für sich beanspruchen, tun es aber. Sie entspringen aus Wissen, Halbwissen oder Scheinwissen und geben dieses für sicheres Wissen aus. Sie sind charakterisiert durch Rigidität. Überzeugungen können zutreffen, müssen aber nicht, sie geben jedoch durchweg vor, richtig zu sein. Oft verschmelzen sie mit Deutungen, die den Weg bereiten zu Urteilen und Vorurteilen.

Überzeugungen sind als solche meist nicht bewusst, sondern werden mit Wissen verwechselt, zumal sie oft aus denselben Quellen stammen wie das Wissen, nämlich von Eltern, Lehrern, Ausbildern, Institutionen, Büchern usw. Wir übernehmen deren Überzeugungen, weil sie mit Wissen im Kombipack verabreicht werden. Überzeugungen sind stark im Kopf lokalisiert, kennzeichnend ist das unumstößliche Gefühl von Sicherheit.

Ich bin überzeugt, dass der Muskeltest vom Prinzip her einfach ist. Ich bin überzeugt, dass Rauchen schädlich ist. Ich bin überzeugt, dass Hunde treu und Katzen falsch sind.

Glaube ist weniger fixiert als Überzeugung und verbindet sich mehr mit emotionalen und geistigen Aspekten als mit dem Kopf. Auch Glaube kann sehr sicher und rigide sein. Andererseits ist man sich, im Unterschied zu Überzeugungen, des Glaubens bewusst (»ich weiß, dass ich glaube ...«), man entscheidet sich für diese Sichtweise und wird sich, wenn überhaupt, nur langsam davon lösen. Je näher

Glaube an die Überzeugung heranrückt, desto eher kann auch Glaube sich in den Muskeltest einmischen. Ebenso kann Glaube sehr offen bleiben – inwieweit Glaube in die Testergebnisse hineinprojiziert wird, hat insofern eine große Spannbreite.

Ich glaube, dass die allermeisten Therapeuten vom Einsatz des Muskeltests enorm profitieren würden. Ich glaube, dass meine Tochter ihr Abi im ersten Anlauf schafft. Ich glaube an eine göttliche Lebenskraft und an das Gute im Menschen.

Wenn sich die kompromisslosen Zügel der Überzeugung lockern, weicht diese zur **Meinung** auf. Eine Meinung ist uns bewusst. Wir sind uns bewusst, dass wir nach Antworten, Deutungen, Erklärungen suchen, die Meinung drückt eine persönliche Sichtweise aus. Wir wissen, dass eine Meinung auch falsch sein kann, und lassen andere Meinungen gelten, das heißt, einer Meinung bin ich mir nie hundertprozentig sicher.

Meine Meinung kann ich schnell ändern, wenn ich eine neue Erfahrung mache oder ein schlüssiges Argument höre. Meinung ist eher im Kopf angesiedelt, aber möglicherweise auch von innerem Wissen (Intuition) gespeist. In den Muskeltest mischt sie sich in der Regel nicht projizierend ein.

Ich meine, dass die Casa Palermo das beste italienische Restaurant in der Stadt ist. Ich meine, dass Umwelttoxine für viele Allergien verantwortlich sind. Ich meine, dass meine Tochter einen anderen Beruf wählen sollte.

Vorstellungen und **Erwartungen** sind die Kinder dieser mentalen Familie. Sie sind Fortführungen oder Ausläufer von Überzeugung, Glaube und Meinung. Dabei sind Erwartungen lineare Projektionen in die Zukunft, während sich Vorstellungen flächiger ausbreiten. Diese »Kinder« mischen sich um so stärker in Testergebnisse ein, je mehr sie ihr Erbgut von der Überzeugung mitbekommen haben. Vorstellungen sind nicht immer leicht zu entlarven (weil sie für richtig gehalten werden), aber sie sind eher zu identifizieren als Überzeugungen (weil sie bewusstseinsnah sind).

Ich habe die Vorstellung, dass meine Töchter etwas aus ihrem Leben machen sollten, und ich erwarte, dass sie dafür auch etwas tun. Ich habe die Vorstellung, wie man diese Aufgabe lösen müsste. Ich habe eine Vorstellung über mein zukünftiges Familienleben. Ich erwarte das Beste vom Leben.

Um es noch einmal konkret auf die oft zitierte Erwartung beim Muskeltest zu beziehen:

> Erwartung kann sowohl aus Überzeugungen, Glaube oder Meinungen resultieren, nie jedoch aus Wissen (Wissen ist offen und erwartet nichts). Den Megaanteil an übertragenen Erwartungen liefern die Überzeugungen, die sich ihrer selbst nicht bewusst sind und zugleich von den Schwertern der Sicherheit durchgefochten werden.

Alle diese Mitspieler können im Kommunikationsfeld zwischen testendem Therapeuten und Patient mitmischen. Überzeugungen – richtige ebenso wie falsche – legen sich dabei wie eine harte Kruste um das Wissen und verhindern den offenen Zugang zur eigentlichen Wahrheit.

Natürlich spielen auch Meinungen im Muskeltest eine Rolle; indem sie situationsbezogene Vermutungen äußern, beanspruchen sie jedoch keine Sicherheit. Während die Sicherheitskruste der Überzeugung das Wissen fest umschließt und dem Testenden eher nicht bewusst ist, liegen Meinungen »locker« um das Wissen des Therapeuten und lassen einen Zugang dorthin offen, beeinflussen also das Testgeschehen nicht im Sinne einer Projektion.

Wir finden, was wir suchen?

Mit diesem Überblick über die Verwandtschaftsverhältnisse von Wissen, Wahrheit, Überzeugung & Co. wird rasch klar, wieso feinstofflich untersuchende Therapeuten besonders oft das finden (müssen), was ihnen schon vertraut ist. Chirotherapeuten erkennen – auch per »objektivem« Muskeltest – vor allem Strukturdefekte und Haltungsschäden, Umweltmediziner müssen immer wieder Gifte ausleiten, Zahnärzte erkennen in Zähnen ganzheitlich wirkende Störenfriede,

Neuraltherapeuten dasselbe bei Narben oder Rachenmandeln. Das ist völlig natürlich.

Wir werden »Eigenes« im Test finden, da wir ja die speziellen therapeutischen Kenntnisse (= Wissen) als Handlungsoption brauchen. Mit Sicherheit werden wir bei fast jedem Krankheitsgeschehen auch in unserem Bereich irgendwo fündig, greifen also mit unserem Wissen schon einmal den Faden beim Patienten auf, der uns am nächsten liegt. Damit liegen wir auf jeden Fall teilweise richtig, da ohnehin die meisten – vor allem chronische – Erkrankungen ein mehrschichtiges Ursachengeflecht haben.

So weit, so gut, so stimmig. Aber bleibt es weiterhin stimmig, wenn das 10. Störfeld in Folge behandelt werden muss, wenn das zigste Ausleitungsmittel eingenommen werden soll, ohne dass Heilungsfortschritte zu erkennen sind?

In Erinnerung an das Kapitel »Von Therapeuten und Gelehrten« wiederhole ich noch einmal die Frage: Wodurch entstehen immer einmal wieder unergiebige Therapiekarussells, die von den Untersuchern jeweils durch feinstoffliche Testungen »legitimiert« werden?

Meine einzige und bis jetzt unwiderlegte Erklärung liegt in unbewusst übertragenen Überzeugungen, das heißt Annahmen, die wir für gesichert halten – und zwar so sicher, dass wir gar nicht auf die Idee kommen, trotz unserer Bereitschaft zur Neutralität etwas Unerwünschtes in den Test hineinzutragen.

Bei meiner persönlichen Therapeuten-Odyssee bekam ich zweimal auf vorsichtige Nachfrage unverhohlen an den Kopf geworfen: »So ist das eben, wenn der Test das sagt!« Dabei halte ich auch diesen Therapeuten zugute, dass sie auf der Suche nach der Wahrheit waren. Doch eventuell sahen sie den feinstofflichen Test als Wegweiser zur (objektiven) inneren Wahrheit, ohne zu erkennen, wie sie selbst diese »Wahrheit« per Überzeugung ins Spiel gebracht haben, deren sie sich offensichtlich aber nicht bewusst waren.

Vor etwa 10 Jahren betreute ich eine etwa 60jährige Patientin, die unter schwersten Allergien litt, unter anderem auf extrem viele Nahrungsmittel sowie auf Pollen, Hausstaubmilben, Schimmelpilze, Duftstoffe und mehr. Ein Voruntersucher hatte alle Beschwerden auf eine massive Amalgamvergiftung zurückgeführt. Sie hatte sich langwierigen Zahnsanierungen und Ausleitungen mit starken Medikamenten unterzogen, ohne dass es ihr auch nur ein Quentchen besser ging. Schließlich wurde ihr vom ganzheitlich behandelnden Arzt dringend nahegelegt, sich die Kieferknochen ausfräsen zu lassen, um dort eingelagerte Amalgamrückstände zu beseitigen, die für ihre Allergien verantwortlich seien (belegt durch sein Testverfahren).

Bevor sie sich dazu entscheiden wollte, kam sie zum Muskeltest. Der bestätigte zwar noch eine Restbelastung mit Amalgam (20 % der Krankheitsursache), riet diesbezüglich zu einer milden Ausleitung mit homöopathischen Komplexmitteln und Nosoden. Die restlichen 80 % basierten auf psychischen Konflikten.

Nach drei Sitzungen mit Nachweis und Auflösung alter belastender Muster vertrug sie mehr als die Hälfte aller Nahrungsmittel problemlos wieder!

7 Jahre später sah ich die Patientin wieder, allerdings aus anderem Anlass. Unter Allergien litt sie – auch ohne Ausfräsen der Kiefer – so gut wie gar nicht mehr.

Ein weiteres Ereignis:
In meine Sprechstunde kamen Eltern mit einem Baby, das unter schwerer Neurodermitis litt. Es war zuvor von einem Spezialisten getestet worden, der eine Kuhmilchallergie als Krankheitsursache festgestellt hatte. Man empfahl der Mutter, auf Sojamilch umzustellen. Die Eltern waren verzweifelt, weil die Haut sich trotz der Ernährungsumstellung dramatisch verschlimmerte.

Nach meinem Test dagegen war das Kind allergisch auf Soja, vertrug jedoch ungewöhnlicherweise Kuhmilch. Ich selbst war irritiert über das Ergebnis, aber die Eltern waren bereit es auszuprobieren, und es bestätigte sich tatsächlich: Die Haut wurde nach erneuter Umstellung deutlich besser, und wir konnten in Ruhe die tiefer liegende eigentliche Krankheitsursache angehen, eine von der Mutter über-

nommene Schwermetallvergiftung. (Die Soja-Unverträglichkeit war nicht die Ursache *der Neurodermitis, sondern ein verschlimmernder* Auslöser.)

Fragt sich nur, wer da was warum übertragen hat ... Wenn zwei Ergebnisse konträr zueinander stehen, kann der Fehler bzw. die Projektion theoretisch bei jedem der beiden Untersucher gelegen haben, also auch bei mir. In diesem Fall hatte der Verlauf schnell und eindeutig meinem Ergebnis Recht gegeben. Offensichtlich spielte in die vorangegangene Testung das naturheilkundliche Wissen hinein, dass Milchunverträglichkeit häufig eine (Mit)Ursache für Neurodermitis ist, in manchen alternativen Methoden wird es geradezu als Fakt gelehrt. Möglicherweise ist die »Sicherheit« (= Überzeugung), dass Kuhmilch Neurodermitis auslöst, zum Fallstrick bei der Untersuchung des Babys geworden.

Wir können also beim Muskeltest, ohne es selbst zu merken, zunehmend zu Opfern unserer »Sicherheit« werden, wenn wir ursprüngliches Wissen hinter Überzeugungsmauern einsperren. Oder wenn wir Trojanische Pferde mit in den Muskeltest nehmen, von denen wir nicht wissen, was sich in ihnen verbirgt.

Ein Herkunftsverzeichnis unserer Überzeugungen dürfte uns schon nachdenklich machen, wie verlässlich sie überhaupt sein können. Was lässt uns so sicher sein, dass Neurodermitis durch Kuhmilch bedingt ist, dass Katzen falsch und Hunde treu sind, dass Cholesterin am Herzinfarkt schuld ist, dass Rohkost für jeden gesund ist, dass Italiener gute Lover sind, dass Quarzuhren beim Muskeltest stören?

Genau, wir haben es so gelernt, öfter mal gehört oder möglicherweise mehrfach durch Erfahrung bestätigt bekommen. Solange wir keine gegenteiligen Erfahrungen machen, werden wir für bare Münze nehmen, was wir gelernt haben, sei es durch Eltern, Lehrer, Freunde, religiöse Institutionen, Fernsehen oder schlaue Bücher.

Denn ohne ausreichend eigene Erfahrung können wir wahr und unwahr, Wissen und Deutung nicht unterscheiden. Oft genug packen uns die Lehrenden neben dem eigentlichen Inhalt auch noch eine Weltsicht als Zugabe ein. Wenn Zutaten, wie beispielsweise persönliche Meinungen oder Erfahrungen, nicht gekennzeichnet werden, werden diese mitgeschluckt und unerkannt als »Wahrheit« einverleibt. Überzeugungen sind also so etwas wie durch trügerische Sicherheit entartetes Wissen, zum Beispiel, wenn das »Kann« eines Lehrers als »Muss« verstanden wird. Der »Fehler« liegt nicht im Inhalt, sondern im Umgang mit dem Inhalt, nämlich im absoluten Wahrheitsanspruch.

Im feinstofflichen Test sind Überzeugungen Teil eines geschlossenen Systems, weil sie uns eben durch mentale Übertragung genau das zu bestätigen scheinen, von dem wir »überzeugt« sind.

Das gilt für das Fachwissen ebenso wie für das Wissen zur Untersuchungsmethode, also auch zur Kinesiologie. Letztlich heißt das, dass ich in das Testfeld alles hineintrage, was ich gelernt und wie ich es gelernt habe.

Und je intensiver ich etwas lerne, je länger ich etwas praktiziere, desto tiefer assimiliere ich es, es wird immer mehr ein Teil von mir, egal, ob es sich um Fertigkeiten oder Unarten handelt. Doch je fester das Erlernte in mir verankert ist, desto sicherer fühle ich mich darin, und desto kraftvoller wirkt es sich in meinem Feld aus.

Relativ frische Kenntnisse hingegen drängen sich zwar zunächst in den Vordergrund, die noch nicht gefestigte Sicherheit erlaubt aber, »an den Kenntnissen vorbei« eher das Richtige zu testen als bei manchen »alten Hasen«.

Natürlich betreffen Überzeugungen nicht immer nur die anderen. Selbst in diesem Buch kann ich nicht ausschließen, dass auch ich die eine oder andere Überzeugung vertrete, schon deshalb bitte ich um wohlwollend-kritische Mitprüfung. So weiß ich bis heute nicht, ob ich einen bestimmten Testpunkt auf der Körperoberfläche vor etlichen Jahren »entdeckt« (und damit ein Stückchen Wahrheit gefunden) habe oder ob alle meine Schüler denselben Testpunkt bestätigen, weil sie ihn bei mir gelernt haben, nachdem ich ihn einmal *er*funden hatte.

Noch mehr bringt es die Geschichte der kinesiologischen Virusepidemie auf den Punkt, die ich an früherer Stelle (s. S. 87 ff.) schon erzählt habe und an die ich kurz erinnern möchte: In einem Kurs lernten wir eine Teststörung kennen, die einem Computervirus ähnelt, und von dem Tag an fand ich dieses Virus auch in meiner eigenen Praxis. Da es zuvor von niemandem gesehen worden und einige Zeit nach Entdeckung spurlos von der Bildfläche verschwunden war, nehme ich an, dass wir die Information aus dem Seminar als Überzeugung verpackt mitgenommen hatten. Aber offensichtlich hatte es mich nicht wirklich überzeugt, so dass es durch ein intaktes Immunsystem meiner sonstigen Arbeit rasch eliminiert wurde.

Wenn sogar die flüchtige Erfindung eines Virus so viel Ansteckungskraft hatte, wer garantiert dann, dass sich nicht andere Überlieferungen ebenfalls fortpflanzen durch Lernen und Weitergeben im Feld der Anwender?

Die gute Nachricht: Lässt uns diese Erkenntnis nicht herrlich flexibel und kreativ werden? Wir können getrost unsere ganz persönliche Note erhalten, ohne jemandem zu schaden, solange wir unsere Entscheidungen bewusst ins Spiel bringen.

Die weniger gute Nachricht: Wenn dabei per Muskeltest fachliche Überzeugungen oder Einstellungen zur Weltsicht transportiert werden, kann mir jeder mit meinem eigenen Arm etwas weismachen, was er für wahr hält – z. B. dass ich in einem früheren Leben Nofretete war, dass ich einen Lamborghini fahren sollte oder durch den Genuss von XY-Kraut hellsichtig werde.

Die wiederum gute Nachricht: Wer ernsthaft daran interessiert ist, Trojanischen Pferden den Weg in den feinstofflichen Test zu verwehren und die Tür zum eigentlichen Wissen und der tieferen Wahrheit offen zu halten, findet dazu Möglichkeiten, recht einfache sogar. Dazu mehr im Kapitel »Konsequenzen«.

In Kürze für Eilige:
Jeder Testende bringt, bewusst oder unbewusst, Elemente in das Feld des Muskeltests ein, die die Ergebnisse beeinflussen können. Wissen und urteilsfreie Kompetenz sind eine günstige Voraussetzung für

anhaltend erfolgreiche Arbeit mit dem Test, Überzeugungen und daraus resultierende (unbewusste) Erwartungen können im Muskeltest zu Fehlergebnissen führen.

Achte auf deine Gedanken und Überzeugungen, sie könnten zu Testergebnissen werden!

Das Feld des Getesteten

Der rote Faden: Wer den Arm hinhält, braucht seine Gedanken nicht zu fürchten.

In Seminaren wird beim Thema Erwartungshaltung öfter angesprochen, inwieweit die Einstellung des Patienten sich auf die Muskeltestergebnisse auswirkt. Wenn wir von kommunizierenden Feldern sprechen, redet ja auch der Patient als Betroffener ein Wörtchen mit. Immerhin sind es *seine* Informationen, die es abzulesen gilt, und es ist *sein* Wohl, das wir als Therapeuten im Sinn haben (er selbst hoffentlich auch).

Diese Frage lässt sich kaum aus theoretischen Erwägungen beantworten, sondern nur aus Erfahrung und Hypothese. Grundsätzlich sind ja die Felder von Therapeut und Patient gleichwertig, der Patient ist beim Muskeltest nicht »schwächer« als der Untersucher, so dass man einen Ringkampf der unterschwelligen Einstellungen von beiden Beteiligten vermuten könnte. Zum Beispiel läge es nahe zu glauben, dass die Haltung des Patienten zum Mobilfunk oder zu bestimmten Ernährungsformen für das Testergebnis maßgeblich ist. Oder zumindest mit hineinspielen könnte.

> Alle Erfahrungen von Muskeltestungen sprechen gegen eine »Mitwirkung« des Patienten durch seine persönlichen Ansichten.

So können Patienten vom gesundheitlichen Wert des Tabaks ebenso überzeugt sein wie von der Schädlichkeit von Bioäpfeln – der Test umschifft ihre Meinungsklippen elegant und bahnt sich den direkten

Weg zu ihrer Körperintelligenz – vorausgesetzt, der Therapeut macht seine Sache gut, und die Patienten geben grundsätzlich ihre Erlaubnis, dass er mit dieser Instanz spricht. Das heißt, auch wer noch so gern die Äpfel durch Zigaretten ersetzen würde, wird beim Kontakt mit Zigaretten die Muskelkontrolle verlieren und bei Äpfeln stark bleiben (es sei denn, er hat eine Apfelallergie).

Grundsätzlich sieht es also so aus, dass der untersuchte Patient im Muskeltest nicht seine Überzeugung sprechen lässt, sondern eine tiefere oder höhere Weisheit.

Ein Bild macht das Nebeneinander von Gleichberechtigung einerseits und therapeutischer Dominanz andererseits anschaulicher: Auch Mann und Frau sind gleichwertig und gleichberechtigt; wenn der Mann beim Tanzen mit Einverständnis der Frau die Führung übernimmt, ist die Frau dadurch nicht »weniger«, indem sie dieser Führung folgt.

Entscheidend ist also für den Patienten nur die Bereitschaft, dem testenden Therapeuten seine persönlichen Dateien zu öffnen, auch wenn er selbst noch nicht weiß, was dabei herauskommt.

Damit vertraut er sein Innenleben dem Tester und dessen Führung an; er hält sozusagen still, damit der Therapeut seine Arbeit nach bestem Wissen tun kann. Dabei genießt er einen Selbstschutz, der – achtsame Testung des Therapeuten vorausgesetzt – durch eine Blockierung des Muskels (Arm bleibt dann auch bei Stressreizen stark) anzeigt, dass an dieser Stelle das Un(ter)bewusste nicht mehr weitergehen möchte.

Dann geht es mit dem Muskeltest weiter wie in anderen medizinischen und sonstigen Untersuchungen auch: Der Arzt fragt, tastet oder horcht ab, röntgt oder macht Ultraschall, und der Patient lässt gewähren. Dabei ist es klar, dass er von sich aus keine Ahnung haben muss, was fachlich vorgeht, es reicht, wenn entsprechende Kenntnisse vom Untersucher eingebracht werden – und das ist mit oder ohne Muskeltest dasselbe.

Damit vermögen die Einstellungen des Patienten zu Ernährungsformen oder Genussgiften oder auch die Erwartung bestimmter Krankheitsursachen nicht zu verhindern, dass die eigentlichen Informationen der Körperintelligenz ich beim Muskeltest durchsetzen.

Natürlich kann sich der Patient auch oberflächlich »wehren«, indem er sich bei einer Frage beispielsweise krampfhaft bemüht, den Arm zu halten. Erstens wird dies jedoch vom geübten Tester gespürt, verfälscht also nichts, und zweitens hängt diese Reaktion dann nicht von der *inneren* Haltung oder Meinung des Probanden ab, sondern von einem willentlichen Kraftakt.

Es bleibt dabei: Grundsätzlich gibt beim Test der Testende den Ton an, und der Getestete geht damit in Resonanz, ohne dass seine Ansichten mitschwingen.

Allerdings keine Regel ohne Ausnahme: Sofern gerade die Einstellungen oder *Überzeugungen* des Patienten als solche im Test geprüft werden sollen, wie beispielsweise in der psychotherapeutischen Arbeit, werden sich diese auch zu erkennen geben. Dabei bringt jedoch der Untersucher bereits die Absicht hinein, die Antwort des Patienten an seiner Überzeugung reflektieren zu lassen, damit er gerade dadurch herausfindet, welche hinderlichen Lebensmuster ihm im Wege stehen. In diesem Falle wird der Patient passend reagieren und seine *Überzeugung* zum Besten geben. In allen anderen Fällen brauchen wir uns als Therapeuten vor den Meinungen der Patienten im Testergebnis nicht zu fürchten.

Eine kleine weitere – sehr seltene – Einschränkung soll jedoch nicht unerwähnt bleiben: Wenn ein noch unsicherer Anfänger einen Patienten testet, der ihm fachlich und/oder zum Muskeltest deutlich überlegen ist, scheint das Feld schon mal zu »schwimmen«, so dass sich in dem Fall Gedanken und Ausrichtungen des Getesteten durchsetzen können. Am schlimmsten ist es, die eigenen Ausbilder zu testen.

Wenn Sie mögen und sich schon gut mit dem Muskeltest vertraut fühlen, können Sie die Kraft der mentalen Felder auf beiden Seiten einmal durch folgenden Versuch prüfen:

Ich hatte Ihnen schon das »Manipulationsspiel« vorgestellt, in dem der Tester sich vornimmt, dass der Muskel der Testperson bei einer bestimmten Zahl nachgibt. Es hat bei Ihnen funktioniert?

Prima, dann geht es jetzt einen Schritt weiter. Jetzt denken sich sowohl Tester wie Proband jeweils eine Zahl zwischen 1 und 10 aus und schreiben sie zur Kontrolle auf einen Zettel. Der Proband nimmt sich vor, dass sein Arm nur bei der eigenen Wunschzahl nachgibt (ohne absichtlich den Arm fallen zu lassen).

»Gewinner« war bei unseren Versuchen ausschließlich die Zahl, die der Tester ausgewählt und aufgeschrieben hatte. Je nachdem jedoch, wie sicher sich die Testenden in der Methode und gegenüber ihren Probanden fühlten, wurden die Reaktionen am Muskel schon einmal wackelig und uneindeutig. Probieren Sie es!

So lässt sich auch experimentell zeigen, dass der Einfluss des Getesteten auf das Kommunikationsfeld durch seine Meinungen und Einstellungen eher untergeordnet ist.

In Kürze für Eilige:
Patienten brauchen prinzipiell nur ihre Bereitschaft zum Muskeltest in die Sitzung mitzubringen, sonst müssen sie keine spezielle innere Haltung, wie es für die Therapeuten angesagt ist, einnehmen.

Das Feld des Testobjekts

Der rote Faden:
Wieso Blindtestungen von Substanzen manchmal klappen und so oft schiefgehen, und warum es sinnvoll ist, zu wissen, was getestet wird.

Die beiden Hauptakteure im Kommunikationsfeld des Muskeltests, Therapeut und Patient, haben wir jetzt kennen gelernt. Nun kommt Nummer 3 ins Spiel, das spezielle Objekt unserer Neugier: Der Reiz, dessen Auswirkung auf den Patienten wir untersuchen möchten.

Immerhin ist sein Einfluss so stark, dass das Gesamtsystem des Probanden darauf reagiert und sich über den Muskeltest mitteilt.

Dass Reize unterschiedlichster Art unseren gesamten Organismus beeinflussen, ist eine Binsenweisheit. Eine Sinfonie kann uns schweben lassen, während uns eine kreischende Kreissäge Nackenverspannungen verursacht und die Laune verdirbt. Ein Bild kann uns erbauen, bedrücken oder kalt lassen. Der Duft nach leckerer Pizza wird in meinem Körper sofort alles auf »Empfang« schalten, Magen, Darm und Speicheldrüsen geben ihr Bestes, und die Mundwinkel heben sich zu einem erwartungsfrohen Lächeln, die Muskeln bewegen Arme und Beine, um den Tisch zu decken.

Insofern kann man sich vorstellen, wie ein Reiz das gesamte System des Menschen erreicht. Er »macht« etwas in uns, löst physiologische Vorgänge oder Gefühle oder Assoziationen aus, und das Ergebnis kann ich mit dem Muskeltest ablesen.

Wir können nachvollziehen, dass ein Reiz über Sinnesorgane aufgenommen und im Gehirn verarbeitet wird und damit eine Reaktion veranlasst – das ist ja der Sinn der Sinnesorgane.

Und der Muskeltest übersetzt uns dabei, wann ein Reiz auf subtiler Ebene Gefahr oder Störung signalisiert. Dass »normale«, vertraute Sinneswahrnehmungen auf den Organismus wirken und sich bis in die Muskelkontrolle fortsetzen können, ist also keine aufregende Neuigkeit.

Das große Rätselraten beginnt in der Kinesiologie aber beim Test von Substanzen. Für diese Testobjekte kennen wir bislang keine Rezeptoren. Es ist doch bemerkenswert bis merkwürdig, dass wir das Körpersystem auf die unterschiedlichsten Arten von Substanzen prüfen können, von Nahrungs- und Genussmitteln über Hautcremes bis zu allopathischen Medikamenten, Waschpulver, Konservierungsstoffen, Kleidungsstücken und Edelsteinen. Dabei muss die Substanz nicht am Ort der Wirkung getestet werden, wir müssen die Zigarette dabei nicht rauchen und nicht 10 verschiedene Sonnenschutzmittel auftragen (sind die Reste des vorhergehenden überhaupt ausreichend abgewischt?). Es genügt, sie mit dem Körper in Kontakt zu bringen, sie können sogar in der Verpackung bleiben, und es funktioniert auch noch problemlos, wenn sie auf den bekleideten Körper gelegt werden.

Zwar hat der Biophotonenforscher Fritz-Albert Popp für lebende Systeme eine Emission von Photonen nachgewiesen – also eine Art Eigenstrahlung beispielsweise von Zellen –, und die Kirlianfotografie zeigt, dass nicht nur unsere Hände, sondern auch homöopathische Mittel auf unbelichtetem Fotopapier Lichtspuren hinterlassen.

So gesehen könnten Substanzen ihre Strahlung unmittelbar an unsere Körperzellen abgeben, was wiederum über das Gesamtsystem registriert und per Muskel beantwortet würde.

- *Aber erstens:* Sind Wäscheweichspüler, Haarshampoos, Acrylpullover und Zigaretten »lebende Systeme«?
- *Und zweitens:* Wie stark wirkt deren Strahlung tatsächlich in die Interaktion von Therapeut und Patient hinein, und das auch noch durch die Kleidung hindurch?
- Wenn es eine objektive Strahlung gibt, wie beeinflussen dann Verpackungen, die ja ebenfalls Schwingungen aussenden, das Testergebnis?
- Wie setzt sich die Strahlung von ½ g Pille gegen 2 g Glasröhrchen durch?
- Überhaupt, welche Art von Strahlung kann so vom Körper aufgenommen werden, dass sie die Muskelkontrolle reaktiv abschalten lässt, und das vor allem, wenn bei ein und derselben Substanz mit anderer mentaler Vorgabe diese objektiv gleich bleibenden Biophotonen mal die eine, mal die andere Reaktion im Muskelsystem bewirken?
- Und wenn es nur um die Hautverträglichkeit eines Waschpulvers geht, wie differenzieren dann die Zellen im Biophotonenempfang den Anwendungszweck, wo doch das Pulver aus etlichen sicher nicht biologisch hochwertigen Chemikalien besteht, als Wäschepflegemittel jedoch verträglich ist?

Ich finde bis heute, trotz tausendfacher Funktionsnachweise, den kinesiologischen Substanztest ausgesprochen rätselhaft. Keine Theorie darüber konnte mich bisher wirklich zufriedenstellen, die Phänomene, die ich im Laufe der Zeit beobachtet habe, lassen sich nirgends wirklich sicher einordnen.

Gegen die Hypothese, dass die Substanzen spezifische Schwingungen an den Körper weitergeben, spricht einmal die Tatsache, dass unter bestimmten Umständen selbst abschirmende Verpackungen noch Informationen durchlassen. Darüber hinaus gibt es merkwürdige Diskrepanzen innerhalb von Blindtestungen.

Es gibt noch etliche Erscheinungen, in denen sich zwar gewisse Gesetzmäßigkeiten abzeichnen, die aber noch so wenig wissenschaftlichen Halt haben, dass sie eine große Herausforderung bleiben – einerseits für weitere Forschungen, andererseits in dem Versuch, auch ohne wissenschaftliche Erklärungen glaubhaft weiterzumachen und seriös aufzutreten.

Doppelblindversuch?

Gerade weil der Substanztest noch rätselhaft ist, versucht man wenigstens experimentell, sein Geheimnis zu ergründen. Ein gängiges Verfahren dafür, das auch der Wissenschaft entgegenkommt, ist der Doppelblindversuch. Zwar sehen einige moderne Wissenschaftler, besonders Physiker, diese Untersuchungsform für manche Fragestellungen als überholt und ungeeignet an, aber der Blindversuch ist immer noch anerkannter wissenschaftlicher Standard, und so liegt es nahe, zu untersuchen, was im Doppelblind-Substanztest geschieht.

Da ich selbst durch meine akademische Laufbahn genug wissenschaftliche Muttermilch aufgenommen habe, bemühte ich mich, wie viele meiner Schüler und Kollegen, auch immer wieder um entsprechende Nachweise. Gelänge es zu beweisen, dass Substanzen »objektiv« etwas beim Muskeltest bewirken, wäre das vermutlich eine Eintrittskarte zu mehr Anerkennung.

> Die Absicht des Doppelblindversuchs beim Muskeltest ist, den Einfluss der Untersucher zu eliminieren.

Hier geht es also weniger um das Wissen der Probanden im Sinne der Placebowirkung, sondern das Ausschalten des Therapeutenwissens. So scheint einzig die Interaktion zwischen Substanz und Proband geprüft zu werden.

Die Ergebnisse solcher Versuchsreihen und Arbeitsprotokolle sind aber eigenartig. Oft klappt es signifikant, geeignete Therapiemittel auszutesten oder Allergien oder Krankheitsbelastungen aufzudecken, die auch medizinisch nachgewiesen werden können.

Mehrmals habe ich in der Praxis über Nosoden (als Testampullen für biochemische Krankheitsursachen) im Blindtest und ohne Wissen der Patientenvorgeschichte Infektionen nachweisen können, die von Laborkontrollen oder durch nachträgliche Befragung bestätigt wurden. Oder zwei verschiedene Tester haben aus einer größeren Auswahl von Mitteln bei einem Patienten unabhängig voneinander dasselbe Mittel als optimal getestet. Da scheiden Zufallstreffer aus.

Eine Heilpraktikerin testete bei einer Patientin per Blindtest mit Testkasten eine akute Zytomegalie-Infektion aus. So etwas wird in der Praxis nur selten im Akutstadium diagnostiziert, zumal die Beschwerden meist unspezifisch sind und die entsprechenden Laboruntersuchungen teuer. Da die Patientin aber sehr krank war, erklärte sich die Hausärztin einverstanden, das Blut auf diese Infektion untersuchen zu lassen. Das Labor erbrachte den Nachweis eines hochakuten Zytomegalie-Infekts.

Wunderbar, dachte ich bzw. dachten wir. Das ist nicht nur beeindruckend, sondern darauf kann man sich sogar verlassen.

Kaum waren wir unserer Sache sicher, spielten uns die Ergebnisse einen Streich nach dem anderen. Was sollte das, dass wir mal Trefferserien hatten, dann wieder voll daneben lagen? Unter welchen Konditionen klappt es besser, unter welchen weniger gut oder gar nicht?

Ein Versuch machte uns besonders nachdenklich. Er sollte die Theorie untermauern, dass sich substanzspezifische Informationen auf den Probanden übertragen und folglich an ihm abzulesen sind. Eine Arbeitsgruppe benutzte also die Probanden als Testmedium, um eine unbekannte Substanz zu identifizieren. Dazu bekamen sie Teströhrchen mit verschiedenen farblosen Flüssigkeiten (Wasser, Grillanzünder, Zuckerlösung u. a.) in die Hand, und als Raster wurde verbal vorgegeben, dass der Muskel stark bleibt, sobald die angesprochene Substanz mit der im Röhrchen übereinstimmt. Sofern sich eine substanzeigene Schwingung dem Probanden mitteilt, muss der Muskeltest den »Treffer« anzeigen.

Und siehe da: Es klappte anfangs! Doch schon in der anschließenden Wiederholungsrunde lagen die Treffer nur noch im Zufallsniveau.

Ähnliche Ergebnisse kenne ich auch von anderen, die den Substanztest ergründen wollen. Verständlicherweise sind solch launische Phänomene Wasser auf die Mühlen der Skeptiker. Entweder es funktioniert, oder es funktioniert nicht, und wenn es nicht regelmäßig funktioniert, stellt es das Ganze grundsätzlich in Frage.

Darüber habe ich mir immer wieder den Kopf zerbrochen. Wenn ich aber schon keine Erklärung parat hatte, so sammelte ich zumindest gewisse Gesetzmäßigkeiten:

- Es klappt verlässlicher, einen Patienten auf subjektive Faktoren (blind) zu testen, als ihn fremde Substanzen identifizieren zu lassen.
- Die verlässlichsten Ergebnisse haben die Testenden, die wissen, was sie testen, dabei aber offen und ohne Erwartung bleiben. Begünstigt werden die Trefferquoten auch, wenn die Tester zumindest qualitativ wissen, in welcher Substanzkategorie sie sich gerade bewegen, wie z. B. Vitamine oder Homöopathika, Nahrungsmittel oder Waschpulver, Hautcremes oder Zahnwerkstoffe.
- Die Stimmigkeit der Ergebnisse wird gefördert, wenn die Therapeuten zwar nicht wissen, was gerade konkret getestet wird, aber mit der Materie an sich vertraut sind (z. B. Homöopathen, die aus vorselektierten Mitteln per Test das optimale bestimmen).

Ebenfalls korrekte Ergebnisse erhalten Tester, die zwar nicht wissen, was sie gerade testen, aber ganz besonders entspannt aufmerksam sind und sich im Testablauf konzentriert Zeit lassen.

Aus diesen Beobachtungen kann ich nur schließen, dass erstens der Substanztest unbestreitbar funktioniert, und dass zweitens irgend etwas Weiteres über die Substanz hinaus den Test mitbeeinflusst. Womit zu klären wäre, was »das Weitere« ist. Und das möchte ich anhand unseres Modells der Informationsfelder versuchen.

Auch Substanzen dürften ihr eigenes »Informationsfeld« haben, was auch immer das heißen mag. Wird eine Substanz in das Feld des

Patienten gebracht, treten also drei Felder in Interaktion: Substanz, Patient, Therapeut.

Alles spricht dafür, dass das Substanzfeld im Vergleich zu dem eines Lebewesens, in diesem Fall Therapeut und Patient, sehr schwach ist (»feinstofflich« heißt für mich nun mal, es handelt sich um feine bzw. leise Töne), die mentale – menschliche – Energie dominiert eindeutig: Wenn eine Substanz getestet wird, die der Therapeut sicher für etwas anderes hält, reagiert der Muskel fast ausnahmslos auf das, was der Therapeut zu testen *meint*, anstatt auf die reale Substanz (auch ohne dass er eine Erwartung auf den *Ausgang* des Ergebnisses einbringt).

In unserem Magnetfeldvergleich sind die Substanzen, die in das Testfeld gebracht werden, wie winzige Minimagnete, da sie eine eigene, allerdings geringe Schwingkraft haben. Sie bewirken etwas im Probanden, aber aus sich heraus haben sie längst nicht die Stärke, die der Therapeut ins Feld einbringt. Das heißt, das Wissen des Testers potenziert offensichtlich das Informationsfeld.

So erklärt sich auch die Schwierigkeit, über ein Testmedium eine fremde Substanz zu analysieren, die weder Tester noch Proband kennen. Die Substanz bringt zwar ihr (feinstoffliches, »leises«) Feld ein, aber dieses Feld muss in der getesteten Person eine Resonanz finden – Resonanz verstärkt die leisen Töne. Das geschieht leichter, wenn sie an etwas andocken kann, das den Probanden selbst betrifft. Das heißt, das Medium Patient bekommt einfacher Zugang zu den Informationen der Substanz, wenn seine persönlichen Sensoren dafür geschärft sind.

Ein geeignetes Heilmittel beispielsweise hat für ihn eine wesentlich größere Relevanz als ein eigentlich »uninteressantes« Objekt wie Grillanzünder, zu dem ihm der individuelle Bezug fehlt. Hier muss sich das sensorische System viel mehr »bemühen«, um das Feld einer Substanz zu »scannen«, damit es verbal abgerufen werden kann.

Somit ist es nicht nur wichtig für einen analysierenden Test, dass der Testende ein klares und ruhiges Feld aufbaut, sondern auch, dass sich die getestete Person »durchlässig« macht, quasi meditativ einstimmt (also eine Ausnahme zu dem, was ich im Kapitel »Das Feld des Getesteten« gesagt habe).

Darüber hinaus muss der Tester in seinem Dialog mit dem System des Probanden äußerst klar formulieren, um sozusagen eine Spur im Klienten zu legen, auf der die geeigneten Rezeptoren ansprechen können.

Surrogat

An diese Stelle passt noch der Hinweis auf eine andere spezielle Muskeltestsituation, in der sich mehrere Felder mischen, und zwar auf den Surrogattest.

Wenn eine Person oder ein Wesen den Muskeltest nicht selbst ausführen kann (kleine Kinder, Tiere, Bewusstlose, Muskelkranke u. a.), kann eine andere Person als »Übersetzer« zwischengeschaltet werden, die den Patienten berührt und ihren eigenen Arm zum Test anbietet. Auch wenn ich hier einen vermittelnden Menschen nicht zu einem »Objekt« degradieren will, so ist er doch ein Dritter im Bunde, der ein eigenes Informationsfeld einbringt.

Per Surrogattest über meine Arzthelferin stellte ich bei einer Patientin durch Testampullen eine Borrelienerkrankung fest (eine Infektion durch Zeckenbiss mit schwerem chronischem Verlauf), den die Laborkontrolle jedoch nicht bestätigen konnte. Daraufhin testete ich die Helferin allein – wieder mit Hinweis auf Borrelien. Die Blutuntersuchung wies bei ihr eine hochakute Infektion nach, die wir umgehend behandelten, so dass meine Mitarbeiterin nachweislich seit über 12 Jahren völlig symptomfrei blieb, Test und Labor bestätigten die abgeheilte Infektion.

Auch dieses Erlebnis zeigt, dass wir aufmerksam beachten müssen, wer oder was in das gemeinsame Feld hineinwirkt und welches Feld dominiert. Diese Erfahrung aus meiner Praxis spricht dafür, dass eine getestete Substanz bei demjenigen »andockt«, der die stärkere Haftfläche bietet, wie in diesem Fall die ohne ihr Wissen erkrankte Arzthelferin. Um daraus allgemeingültige Schlüsse zu ziehen, habe ich aber nicht genug derartige Beobachtungen gesammelt.

Also ist dieses Zusammenwirken innerhalb der Kommunikationsfelder beileibe keine einfache Angelegenheit. Aus ihm erklären sich vermutlich auch die Fehlerquoten etlicher Experimente und »Ratespiele«. Da wir die unsichtbaren Fäden dieser Interaktionen nicht unmittelbar verfolgen können, werde ich beim Muskeltesten immer respektvoller, vor allem bei Experimenten. Denn so wirklich sicher können wir nicht sein, welche Informationsquelle im Testfeld dominiert.

In Kürze für Eilige:
Das Informationsfeld von Substanzen wirkt eher schwach innerhalb der starken Felder von Therapeut und Patient. Substanz-Blindtestungen haben keinen Vorteil gegenüber Tests, bei denen der Testende die Testobjekte kennt.

Wo Blindtestungen nötig oder sinnvoll sind, ist ein absolut konzentriertes und ruhiges Arbeiten in ausreichendem Zeitrahmen erforderlich. Demnach ist es eher sinnvoll, beim Substanztest zu wissen, was gerade getestet wird.

Suchmaschine »kollektives Unbewusstes«

Der rote Faden:
Wie kommen wir in die Datenbank des kollektiven Unbewussten? Brauchen wir dabei den eigenschaftslosen Therapeuten? Ist der Therapeut ohne Eigenschaften angesagt?

Nun haben wir schon drei Beteiligte im Spielfeld des Muskeltests: Therapeut, Patient, Testreiz. Aber schon bei der Frage, wer überhaupt für die Antworten im Test zuständig ist, hatte sich eine weitere Instanz gemeldet: das kollektive Unbewusste.

Es ist verantwortlich, wenn plötzlich wie aus dem Nichts Informationen auftauchen, die erstaunlicherweise zur genau optimalen Problemlösung führen, wo vorhandenes Wissen nicht weitergeholfen hätte. Aber wie können wir den heißen Draht zu diesem genial praktischen kosmischen Internet pflegen? Inwieweit können wir von uns aus über die universelle Datenbank verfügen?

An der Mitsprache des kollektiven Unbewussten gibt es bei feinstofflichen Untersuchungen keinen Zweifel, was die Erfahrungen beweisen. Andererseits gibt es keinen freien Zugriff auf alle gewünschten Daten – auch das beweisen die Erfahrungen. Also liegt es nahe, sich die Benutzeroptionen näher anzusehen.

Meine eigene Kinesiologie-Geschichte deckt sich mit den Erfahrungen vieler anderer Therapeuten auf diesem Weg. Aus meiner Medizinerlaufbahn heraus wusste ich nichts über Umweltgifte, Impfschäden, Elektrosmog oder Reinkarnation.

Immer wieder führten Notlagen in Testsitzungen dazu, mit detektivischer Kleinarbeit dem Test auf Neuland zu folgen. Meist hieß der folgenschwere Einstieg im verbalen Dialog des Muskeltests: »Brauchen wir noch etwas Weiteres für die Behandlung?«, und dann ging es los, sich Fragen einfallen zu lassen, die nur mit ja und nein zu beantworten sind, aber auf unbekanntes Terrain führen – wie beim Spiel »heiteres Beruferaten«.

Als ich das nicht nur einmal erlebt hatte, sondern auffallend oft auf Unbekanntes stieß, fand ich Geschmack an diesem spannenden Spiel. Doch wen oder was hatten wir da beim Testen in der Leitung? – Weder konnte ich mir etwas unter dem von C. G. Jung postulierten kollektiven Unbewussten vorstellen, noch gab es damals ein Internet, das mir ein technisches Pendant geliefert hätte. Und so war mir das alles ein Rätsel.

Und eine große Versuchung. Denn nach der Entdeckung dieser Wunderquelle ging es ans Experimentieren. Mit einem Kreis von Freunden probierten wir es mit den Geburtsdaten bekannter Persönlichkeiten, mit Telefonnummern, mit dem »Erraten« abgedeckter Spielkarten und etliches mehr.

Mehr als einmal war ich zutiefst frustriert. Was war das nur für eine unberechenbare Instanz, die mit absoluter Verlässlichkeit Daten für meine Patienten herausgab, aber unsere experimentellen Spiele nach einem gewissen Anfangserfolg immer wieder boykottierte? Ich ging davon aus, dass der reichgedeckte Tisch kosmischen Bewusstseins jede Antwort parat hat, die über den Muskeltest abrufbar ist, wieso machte es dann Unterschiede, je nachdem, was wir testen wollten?

Wettbewerb der Feldstärken

Zunächst einmal sollte man meinen, dass das Feld des kollektiven Unbewussten das weitaus stärkste in einer kinesiologischen Sitzung sein und damit alles andere, auch den eher unbedeutenden menschlichen Einfluss therapeutischer Überzeugungen, dominieren müsste. Was könnte größer sein als diese kosmische Kraft, mit der ich mich als kleine menschliche Therapeutin gar nicht vergleichen kann?

Obwohl dieses Argument naheliegt, sprechen mindestens zwei Tatsachen dafür, dass das kollektive Unbewusste zwar alles durchdringt und einrahmt, sich im Test jedoch eher zurückhält:

- Der Therapeut ist »dichter dran« und wirkt damit unmittelbarer.
- Der Testende ist notwendigerweise die Schaltstelle zu dieser Instanz und muss aus der unerschöpflichen und unselektiven kosmischen Datenbank quasi durch die richtigen Antennen die spezifischen Informationen abrufen können.

Bei unserem Magnetvergleich entspräche das kollektive Unbewusste dem Erdmagnetfeld, dem mit Abstand größten und stärksten Magneten auf der Erde. Dennoch macht ihm direkt vor Ort der kleine Haushaltsmagnet die Anziehung streitig: Die Eisenteilchen fliegen nicht alle an den Nordpol, sondern an den Haushaltsmagneten. Und doch wiederum ist das Erdmagnetfeld so stark, dass es eine Kompassnadel über Tausende von Kilometern hinweg ausrichtet, vorausgesetzt, dass kein anderer Magnet dazwischenfunkt. Entsprechend teilt sich das unmittelbare Feld des Testenden stärker mit als die »großflächige« Einwirkung des kollektiven Unbewussten.

> Egal also, ob wir zum Therapeuten selbst, zum Patienten, zum getesteten Reiz oder zum universellen Internet schauen, es ist immer der Testende, der die Fäden in der Hand hat.

Er bringt sich zumindest in zweierlei Weise in den Muskeltest ein: Einerseits direkt durch sein eigenes Wissen und Können, andererseits durch seine Fähigkeit, Empfänger für kosmische Nachrichtensender zu sein. Den ersten Aspekt haben wir vor wenigen Kapiteln beleuchtet, der zweite ist hier und jetzt Thema.

Wir wissen schon, dass die am besten erreichbaren Botschaften des kollektiven Unbewussten unweit von unserem eigenen Wissensgebiet liegen. Um in diese Zonen hineinzugreifen, in denen wir uns ja selbst noch nicht auskennen, muss der Therapeut ganz besonders »fein« und empfänglich sein, so wie die Nadel eines Kompasses beweglich gelagert sein muss, um vom Magnetfeld der Erde ausgerichtet werden zu können. Dabei wird kein anderer Magnet im Feld geduldet, wie beispielsweise unterschwellige Überzeugungen des Testenden.

So entsteht ein subtiles Wechselspiel zwischen dem, was der »Magnet Therapeut« ins Feld bringt, und dem, was er durch Öffnung gegenüber dem »universellen Bewusstseinsmagneten« erfährt. Beides ist nötig, beides bedingt sich wechselseitig, und doch darf und muss sich der Therapeut seiner Funktion in diesem Zusammenwirken bewusst sein.

Welche Konsequenzen und Chancen sich daraus für ihn in seiner Therapeutenrolle ergeben, ist Teil späterer Kapitel. Ebenso werden wir später die noch ungeklärte Frage aufgreifen, ob es über die rein praktischen, »physikalischen« Gesetze hinaus noch eine Art aktiver Mitwirkung des kollektiven Unbewussten gibt. Schon mal vorab: Ich verspreche damit keine Antwort, aber immerhin eine spannende Frage.

In Kürze für Eilige:

Über die Grundlage unseres eigenen Wissens hinaus haben wir per Muskeltest Zugang zu Informationen aus dem kollektiven Unbewussten, jedoch nicht beliebig, sondern in gewisser Relation zu unserer Kompetenz, unserem Fachgebiet und unserer Intention des Tests.

Das übertragende Feld

Der rote Faden: Warum es sich lohnt und wie es gelingen könnte, auch auf dem »Spielfeld« Ordnung zu schaffen.

Auch wenn es beim Muskeltest im wesentlichen auf die Mitspieler ankommt (Therapeut, Patient, untersuchter Reiz, kollektives Unbewusstes), ist das Spielfeld nicht völlig unwichtig. Wie gut und sicher sich Ergebnisse beim Test ablesen lassen, wird nämlich durch die Umgebung, in der der Test stattfindet, mitbegünstigt oder beeinträchtigt. Wie beim Fußballfeld: Der Rasen muss in Ordnung sein, damit niemand stolpert.

Oder um auf das Bild des Magneten zurückzugreifen: Nicht allein die magnetischen Qualitäten des Therapeuten gehen in das Testfeld ein, sondern »der Zwischenraum« hat ebenfalls einen Einfluss auf die Informationsübertragung, beim Muskeltest wie beim Magneten. Vom Magneten wissen wir, dass das Feld frei sein muss, es sollte möglichst wenig »dazwischen liegen«.

Außerdem muss innerhalb dieses Feldes eine (allerdings beim Magneten sehr kurze) Reaktionszeit berücksichtigt werden. Wenn Watte oder Stoff oder ähnliches zwischen Magnet und Objekt liegt, verliert sich die Anziehung (eine dicke Tischdecke zum Beispiel wird von meinen Magnet-Tischdeckenhaltern nicht gefasst). Auch wenn das Objekt zu weit vom Magnet entfernt ist, wird er es nicht in gleicher Weise beeinflussen können, als wenn beide nahe beieinander liegen (wenn Sie gern experimentieren oder spielen, können Sie all das ausprobieren).

Auch der Muskeltest scheint es nicht zu mögen, dass allzu viel »dazwischen liegt«. Das könnten andere Personen sein, die im Raum stören, oder sonstige Ablenkungen. Aber ich rechne ebenso den realen Abstand dazu: Einerseits weiß ich, dass wir einen Menschen unter Umständen in Abwesenheit testen können (ich habe schon einmal in Notsituationen kranke Kinder, die zu Hause im Bett lagen, über die in der Praxis anwesende Mutter getestet oder auch gelegentlich kranke Tiere). Wir wissen noch viel zu wenig über diese Felder oder Schwingungen, um Fernwirkung einfach zu negieren, aber auch zu wenig, um allzu locker damit umzugehen.

Auf Entfernung zu testen, ist für mich eine absolute Ausnahme. Mag sein, dass ich das zu eng sehe. Ich weiß, dass uns die Vernetzung über kosmische Felder solche Ferntests grundsätzlich möglich macht, wie uns beispielsweise die Gestalttherapie und deren Variante, das systemische (Familien)Stellen, zeigen, und wie es auch Ruppert Sheldrake in seinen Büchern dokumentiert hat. Es mag Therapeuten geben, die damit sicher umgehen, mir selbst fällt es eher schwer, das zur Alltagspraxis zu machen.

Ferntests gehören für mich in dieselbe Kategorie wie Kartenlegen am Telefon: Grundsätzlich funktioniert es; aber je geringer der reale persönliche Kontakt, desto mehr Einflüsse spielen in das dazwischen liegende Feld hinein; das Risiko für Fehler steigt ohne die unmittelbare Resonanz, wie sie in einer persönlichen Sitzung möglich ist.

Denn alles, was wahrgenommen wird, sei es aus Karten, aus intuitiver Hellsicht oder aus dem Muskeltest, wird automatisch in dem Moment zur Deutung, in dem es den Mund des Beraters oder Therapeuten verlässt. Und ob unsere Deutungen den Klienten erreichen und was sie bei ihm auslösen, können wir nur im unmittelbaren kommunikativen Abgleich prüfen. Zumindest erleichtert das direkte Miteinander, sich auf den Probanden aufmerksamer einzustellen.

Insofern hat letztlich ein förderliches Aktionsfeld doch wieder mehr mit dem Testenden zu tun als mit einer unabhängigen »Umfeldverschmutzung«, denn die Testenden haben es in der Hand, für ein passendes und ungestörtes Arrangement bei ihrer Arbeit zu sorgen.

Von diesem äußeren Arrangement lässt sich die Frage der Zeit nicht trennen, die ich oben schon kurz gestreift habe. Sogar ein technischer Magnet braucht eine gewisse Verweildauer (die in seinem Fall extrem kurz ist), um seine Wirkung auf Eisenteilchen zu entfalten: Je schneller der Magnet über die Teile hinwegfegt, desto weniger werden an ihm haften bleiben. Dasselbe gilt für Schnelltestungen. Ich bezweifle, dass sich in Windeseile ein Informationsfeld zwischen Tester und Proband aufbauen kann – oder, falls dieses Feld ohnehin schon da ist, dass sich der Testende so schnell, quasi auf Fingerschnippen, in dieses Feld einloggen kann. Ich zumindest brauche immer einen Moment, um mich »einzustellen«, und ich brauche auch Zeit, um die entspannte Konzentration zu halten.

Von Empathie, Wahrnehmung, Hinwendung ganz zu schweigen, ich spreche hier nur »technisch« vom Testablauf. Als rasende Reporterin des Muskeltests habe ich weder bei mir noch bei anderen verlässliche Ergebnisse gesehen.

Und so wirkt am guten Schluss auch noch das Umfeld, in dem sich der Muskeltest abspielt, ein bisschen mit in die Qualität der Testergebnisse hinein.

Das sind zwar recht viele Komponenten, an die es beim Testen zu denken gilt – die gute Nachricht aber ist, dass alle diese Bedingungen in der Hand des Therapeuten liegen, und dass sie alle letztlich sogar recht einfach umzusetzen sind.

Solange der Testende entspannt und aufmerksam arbeitet, wird er im eigenen Interesse seine Umgebung so gestalten, dass er nicht abgelenkt wird oder unter Druck gerät.

Auf jeden Fall macht Verlangsamung und ungeteilte Aufmerksamkeit die Ergebnisse verlässlicher.

Obwohl ich mich in meiner Arbeit für kompetent und geübt halte und sehr schnell in einer Sitzung den Alphazustand erreiche, weigere ich mich heute mehr als in den ersten omnipotenten Anfangsjahren, »mal eben schnell zwischendurch« etwas auszutesten, zum Beispiel wenn Seminarteilnehmer »ganz kurz mal« klären wollen, ob sie ein Medikament noch nehmen müssen oder ob sie ihren Arbeitsplatz wechseln sollten. Ich traue jeder Art von Testergebnissen mehr, wenn ich weiß, dass ich mich wirklich auf Proband und Thema einstellen konnte – dann aber vertraue ich auch wirklich darauf.

In Kürze für Eilige:
Auch das Feld, in dem sich Therapeut und Patient beim Muskeltest begegnen, sollte ungestört sein, um die Informationen unverfälscht zu übertragen.

Konsequenzen

Nun wissen wir also, wie sich durch die Informationsfelder Gutes wie Schräges, Klärendes wie Krauses beim Muskeltest übertragen kann. Und das auf allen Ebenen: Angefangen von der ordnenden Ausrichtung unbewusst eingebrachter Intentionen über die widersprüchlichsten Regeln zur Kinesiologie bis dahin, dass ich vom Kauf eines esoterischen Schnickschnack überzeugt werden soll. Alles das geschieht durch die Gesetzmäßigkeiten der Kommunikationsfelder.

Nachdem der Motor für dieses Buch anfangs die Frustration über so viele Ungereimtheiten war, versöhnte mich das Modell der Felder wieder. Es zeigt, welchen Einfluss jeder Testende in diesem Feld hat. Es zeigt die Gefahren, aber es zeigt auch die Chancen.

> Mit anderen Worten: Wenn wir von der Hypothese der Kommunikationsfelder ausgehen, ergeben sich daraus zwangsläufig Konsequenzen für unser Handeln.

Das wird wohl niemanden sonderlich überraschen, denn erstens sind einige typische Konsequenzen all denen nicht fremd, die irgendwo etwas über Kinesiologie gelernt haben, und zweitens lässt sich manche Konsequenz schon aus den Wechselwirkungen in den Feldern unmittelbar herleiten.

Aber aus beidem wird noch keineswegs die Tragweite dieser Feldhypothese ausreichend deutlich.

Zu erstens:

Obwohl sämtliche Schulungen der Kinesiologie ebenfalls Unvoreingenommenheit des Testenden fordern, empfinde ich es als einen entscheidenden Unterschied, ob Unvoreingenommenheit und Achtsamkeit als gleichrangige Aspekte neben vielen anderen innerhalb der Methodik stehen, oder ob die Bewusstheit und die damit verbundenen Einflüsse als Grundlage dieser Arbeit überhaupt gelten. Im Falle der Gleichrangigkeit stehen die Bewusstseinsqualitäten als eine Säule neben anderen, für mich aber sind sie das Fundament, auf dem alle anderen Säulen ruhen bzw. aus dem sie erst hervorwachsen.

Noch konkreter heißt das:
Wenn der Einfluss des Bewusstseins innerhalb dieser Felder die Basis der gesamten Arbeit ist, gestalten wir selbst – bewusst oder unbewusst – einen Großteil ihrer Bedingungen, die wir dann aber nicht zum integralen Anteil der Methode erklären dürfen.

Damit werden etliche oberflächliche Bedienungselemente möglicherweise überflüssig, und allemal wird mancher Streit über »richtig« und »falsch« geradezu absurd, wenn man weiß, dass wir durch Überzeugungen eigene Lehren schaffen, die sich verbreiten und verselbständigen, ohne die einzige Wahrheit sein zu müssen.

Ob wir dann Quarzuhren vor dem Test entfernen müssen, beim Ein- oder Ausatmen testen, den Störfeldpunkt hier oder dort lokalisieren oder bei der Arbeit einen rosa Pullover tragen müssen, wird sich selbstbestätigend im Testergebnis wiederfinden, weil wir dem Test ein entsprechendes mentales Feld überstülpen.

Ein Indiz, aus dem ich u. a. geschlossen habe, dass viele Elemente der Kinesiologie (unbewusst?) »erfunden« worden sein müssen, liefern die so genannten »Modalitäten« beim Muskeltest. Diese Fingerhaltungen, die in der Kinesiologie zur Suche nach bestimmten Behandlungskriterien eingesetzt werden, sind u. a. den Mudras des Yoga entlehnt und gehen in Resonanz mit Energieflüssen oder Informationen des menschlichen Systems.

Gertrud Hirschi beschreibt in ihrem Buch *Mudras – FingerYoga für Gesundheit, Vitalität und innere Ruhe* Herkunft und Bedeutung vieler solcher Mudras – und weist darauf hin, dass ein und dieselbe Fingerhaltung zum Beispiel in Indien eine andere Bedeutung haben kann als in China oder Tibet, und wieder andere Bedeutung gibt ihnen die christliche Kirche. Wenn diese Mudras »objektiv« bestimmte Eigenschaften besäßen, dürfte es solche Differenzen nicht geben, was beweist, dass auch die Kinesiologie mit den Modalitäten nichts »Objektives« gefunden haben kann, sondern etwas sehr Nützliches erfunden und sinnvoll zugeordnet haben muss.

Wir können demnach einfach ausprobieren, was geschieht, wenn wir eine selbst ausgedachte Haltung oder Berührung einer gewählten Information zuordnen – es wird so wirken, wie wir es belegt haben (was all denen nicht neu sein dürfte, die NLP praktizieren).

Zu erkennen, dass ein großer Teil der Struktur und der Leitlinien aus (unbewusst) selbst gezogenen Halteseilen besteht, kann einerseits entspannen, weil der Kopf von manchem Regelwerk freigeblasen werden darf. Andererseits wird die Anforderung an den Testenden keineswegs geringer, wenn er den Prinzipien folgt, die unter den Regeln liegen. Von ihnen aus zu agieren, ist keineswegs ein Freifahrtschein für Beliebigkeit, sondern recht anspruchsvoll.

Dennoch wage ich hier zu versprechen, dass es sich lohnt, sich der therapeutischen (und kinesiologischen) Aufgabe von der grundsätzlichen Wirkebene her zu nähern. Was anfangs etwas mühsamer erscheint als das Befolgen vertrauter Benutzerregeln, wird üblicherweise schon bald zu einer verinnerlichten Haltung. Diese wirkt dann nicht nur in die erlernte Methode hinein, sondern erlaubt, jede Art von Methode auf diese Weise zu erfassen und anzuwenden.

Doch da die Götter vor dem Lohn zunächst etwas Schweiß fordern, lade ich Sie ein, in den folgenden Kapiteln noch etwas näher anzuschauen, welche Bedeutung und welche Konsequenzen die Idee der Kommunikationsfelder für unsere kinesiologische und therapeutische Arbeit mit sich bringt.

Es lebe die Objektivität!(?)

Der rote Faden:
Wie ich über die Suche nach Objektivität wieder beim Vorzug der Feldtheorie landete und warum auch Technik keine Garantie für Objektivität ist.

In den vielen Seminaren, die ich im Laufe der Jahre absolviert oder geleitet habe, ist mir immer wieder Verunsicherung und Angst vor dem persönlichen Einfluss beim Muskeltest begegnet; manche Kursteilnehmer erschrecken geradezu, wenn sie sich ihres persönlichen Anteils bewusst werden, und möchten ihn schnellstens zurückziehen. Immer wieder wird deshalb der Wunsch laut nach einem objektiven Werkzeug, mit dem wir »einfach nur messen« können, ohne Selbstwahrnehmungsakrobatik betreiben zu müssen.

Obwohl in dieser Entscheidung eine deutliche Selbstbegrenzung liegt, kann ich das gut verstehen, allein schon aus dem Wunsch, dem Patienten keinesfalls durch eigene Unzulänglichkeit zu schaden.

Außerdem möchten wir, selbst wenn wir uns zu »alternativer« Gesundheits- und Weltsicht bekennen, dem wissenschaftlichen Anspruch unserer Zeit auf Objektivität, Standardisierung und Normierung gerecht werden und möchten auch mit Muskeltest und Kinesiologie gern dazu gehören. Da sieht Messbares sicher solider aus als der Verweis auf mentale Einflüsse.

Ich selbst bin recht anspruchsvoll, was die Belegbarkeit und die Verlässlichkeit von Methoden angeht. Schließlich brauchen wir auch in feinstofflichen Untersuchungen ein Mindestmaß an Objektivierung, vor allem bei aufdeckenden Tests. Entweder hat der Patient eine Schimmelpilzallergie, eine Schwermetallvergiftung, Liebeskummer oder einen faulen Zahn, oder er hat all das nicht. Ich könnte keine Nacht mehr ruhig schlafen oder jemals wieder auf den Arm drücken, wenn einem Patienten im Vertrauen auf mein Testergebnis ein absolut gesunder Zahn gezogen würde ... Testnachweise müssen verlässlich, d. h. überwiegend reproduzierbar sein, um darauf eine sinnvolle Behandlung aufzubauen.

Die Frage ist nur, wie wir, ob mit oder ohne Muskeltest, Verlässlichkeit in Untersuchungsergebnissen erreichen können.

Technik oder Therapeut?

Manche versuchen es, indem sie den Therapeuten und seine subjektiven Einflüsse durch Messapparaturen ergänzen in der Hoffnung, dass er dann nicht mehr mental dazwischenfunken kann und die feinstoffliche Diagnostik damit »unverfälscht« bleibt. Solche Hoffnungen setzen auf Elektroakupunktur, Bioresonanz und ähnliches als objektives Instrumentarium.

Damit Objektivität zu garantieren, ist jedoch ein Irrtum. Auch *technische* feinstoffliche Messverfahren sind trotz elektronischer Apparaturen auf menschliche Elemente angewiesen, die der ersehnten Objektivität wieder einen Streich spielen können. Angefangen damit, dass diese Geräte und gegebenenfalls die computertechnischen Auswertungsprogramme von Menschen entwickelt wurden und damit per se schon ein Stück Subjektivität in sich tragen. Darüber hinaus aber mischen sich konkret in viele Untersuchungen subjektive Anteile ein, z. B. durch die Druckstärke der Messelektrode oder durch die Schwingung des Tensors in der Hand des Untersuchers.

Wir retten uns also nicht in die Objektivität, indem wir technische Anzeigen zwischenschalten, im Gegenteil, sie gaukeln oft eine Scheinsicherheit vor, indem sich die darin verborgenen mentalen Einflüsse noch schwerer enttarnen lassen als beim Muskeltest, weil alle Beteiligten auf das Gerät schauen. Wer aus Sorge über eine »störanfällige« Methode wie den Muskeltest lieber auf technische Messinstrumente zurückgreifen möchte, trickst sich hin und wieder selbst aus.

Mit einem Vertreter für Bioresonanzgeräte unterhielt ich mich über das Thema Objektivität bei Messungen und berief mich auf Aussagen eines Elektroakupunkteurs, der unumwunden den subjektiven Einfluss des Untersuchers eingestand. Quasi hinter vorgehaltener Hand berichtet dieser Medizintechniker von einem Erlebnis bei einer erfahrenen und erfolgreichen Anwenderin der Bioresonanz: Diese Ärztin schwärmte in höchsten Tönen von der Verlässlichkeit der Ergebnisse. Da möglicherweise der Kauf eines neuen Gerätes anstand, sollte das alte Gerät noch einmal begutachtet werden zwecks Inzahlungnahme. Die Ärztin wollte dabei einen Untersuchungsgang demonstrieren und nahm die entsprechende Verkabelung vor. Der Techniker stutzte und wies sie darauf hin, dass sie falsch eingestöpselt habe, so könne das Gerät gar nicht korrekt arbeiten. Die Therapeutin sah ihn entsetzt an, kontrollierte die Verbindungen noch einmal und schwor, dass sie seit Jahren genau in dieser Weise das Gerät einsetze und dass es immer verlässlich angezeigt hätte, mit großem Erfolg in den Behandlungen. Der Ingenieur zeigte anhand der Technik, warum es eigentlich nicht funktionieren konnte – sie aber hatte erfolgreich damit therapiert.

Soviel zur Unbestechlichkeit von technischen Geräten ...

Lieber »objektiv«?

Also bleibt der Therapeut im Spiel. Aber könnten wir ihn nicht wenigstens »neutralisieren« und damit den Muskeltest von subjektiven Anfälligkeiten freihalten? Wäre es nicht doch möglich und nötig, mentale Einflüsse allein durch den Aufbau einer Untersuchung zu minimieren, anstatt ständig aufpassen zu müssen, was ich denke und welche Überzeugungen ich mitbringen könnte?

Mit anderen Worten: Spricht nicht doch einiges für Blindtestungen?

Mit Rückblick auf das Kapitel »Das Feld des Testobjekts« antworte ich darauf mit einem entschiedenen Nein, zumindest sofern wir uns für den Blindtest entscheiden, um »bloß nichts zu übertragen«, also aus Misstrauen uns selbst gegenüber. Da das Substanzfeld im Verhältnis zum mentalen Feld eher schwach ist, ist der Blindtest kein Garant für richtige Ergebnisse.

Gewisse Halb-Blindtestungen empfehlen sich dagegen hin und wieder aus ökonomischen Gründen: Wenn ich Therapiemittel teste, schaue ich mir auch nicht vorab jede einzelne Testampulle an, bevor ich sie dem Patienten in die Hand gebe, sondern lasse ihn »blind« seine Hand auf die einzelnen Sektoren der Testkästen legen, um mich schrittweise selektierend der richtigen Essenz zu nähern. Aber ich arbeite dann bewusst konzentriert, ruhig und offen und weiß zugleich, im Bereich welcher Mittel wir uns gerade bewegen.

Ebenso spricht nichts dagegen, wenn beispielsweise ein Homöopath zwischen einigen vorgewählten Mitteln per Test blind entscheiden lässt: Er hat dann schon durch die Anamnese und die Mittelfindung das Informationsfeld sensibilisiert, so dass dann die feine Differenz zwischen den verschiedenen Mitteln per Muskelreaktion den Ausschlag gibt.

Wer aus Angst vor eigenen Einflüssen nicht wissen will, was er gerade testet, stößt an absurde Grenzen. Substanzen blind zu testen aus der Sorge, das Ergebnis zu beeinflussen, klingt zunächst noch logisch. Wenn wir das jedoch fortführen und auf die Spitze treiben, müssten wir beim Testen der Alarmpunkte, der Wirbelkörper oder der Zähne am Patienten die Augen schließen, um nicht zu sehen, welchen wir berühren. Und müsste ich dann nicht in der psychotherapeutischen Sitzung dem Patienten die emotionalen Stressoren oder Glaubenssätze schriftlich vorlegen, damit ich nicht durch mein Mitwissen hineinwirke?

Ziemlich unsinnig, nicht wahr?

Doch wenn wir die Alarmpunkte nicht blind testen und auch die emotionalen Stressoren nicht, warum sollten wir es dann bei Substanzen tun? Warum sollten wir gerade beim Substanztest voreingenommener sein als bei allem anderen?

Mit Verlaub, mir ist es schrecklich egal, ob der Patient nun durch eine Polio- oder eine Masernimpfung belastet ist! Da ich davon ausgehe, dass den meisten Therapeuten ebenfalls, wie mir, das konkrete Testergebnis gleichgültig ist, habe ich so ein bisschen den Verdacht, dass es beim Blindtest gar nicht nur um die Neutralität geht, sondern vielleicht um den Versuch, den Test als solchen auf eine Probe zu stellen. Dass das in der Regel eh nicht gelingt, hatte ich schon einmal erwähnt, komme am Ende dieses Buches aber noch darauf zurück.

Mein recht hoher Anspruch an solide Arbeit und Belegbarkeit wird nicht befriedigt durch die »Beruhigung«, blind getestet zu haben. Es beruhigt mich nämlich keineswegs mehr, seit ich weiß, dass mentale Kräfte deutlich stärkere Signale senden als die Substanz an sich, so dass ich nicht einmal sicher sein kann, ob sich die Substanz im Blindtest wirklich durchsetzt oder ob mein wirbeliges Mentalfeld am Ende die Untersuchung dominiert.

Deshalb versuche ich lieber, wenn immer es möglich ist, die (halbblind oder bewusst getesteten) Ergebnisse logisch nachzuvollziehen oder auf bereits anerkannten Wegen zu kontrollieren. Das kann durch Abgleich klinischer Befunde geschehen, aber ebenso durch eine vertiefte Anamnese, die im nachhinein das Ergebnis logisch belegt, wie zum Beispiel die Erinnerung an eine frühere Infektion oder Impfung mit ungewöhnlichen Reaktionen. Manchmal gehört einiges an Detektivarbeit dazu, die Stimmigkeit aufzudecken.

Wie beispielsweise bei einem Kursteilnehmer, den ich im Seminar zwecks Demonstration untersuchte. Er klagte über einen seit mehreren Monaten bestehenden trockenen Husten. Ich fand eine recht akute Vergiftung mit Formaldehyd als Ursache, die Behandlung sollte mit Nosoden erfolgen. Wir rätselten eine Weile, woher die Schadstoffbelastung stammen könnte. Erst als ich konkret fragte, was sich vor Beginn der Beschwerden in seinem Leben ereignet hatte, fiel ihm sein Umzug ein. Er hatte nicht nur diverse alte Pressspanplatten aus der Wohnung entfernt, sondern auch die neue Wohnung renoviert einschließlich Verklebung eines neuen Teppichbodens. Das war mein Indiz für Stimmigkeit, weil sowohl die alten, brüchigen Spanplatten noch Formaldehyd freisetzen konnten wie auch die Materialien für die Renovierung. Dass der Husten mit der ausgetesteten Behandlung innerhalb von knapp zwei Wochen verschwand, kann Zufall sein oder Placeboeffekt – oder Erfolg des Muskeltests.

Noch eindrucksvoller zeigt es die folgende Begebenheit:

In der Praxis einer Zahnärztin kollabierte eine ihrer Helferinnen plötzlich aus unersichtlichen Gründen. Sie entwickelte zunehmend einen allergischen Schock, der notfallmäßig behandelt werden musste. Nachdem die akute Gefahr gebannt war und die medizinische Untersuchung keine Ursache für den Zwischenfall finden konnte, testete die Zahnärztin mit dem Muskeltest. Sie fand als Auslöser eine Allergie auf ein Nahrungsmittel. Erst mit einiger Detektivarbeit wies der Test auf eine Allergie auf Wassermelonen hin.

Wassermelonenallergien liegen nicht unbedingt nahe, so dass die Ärztin ihrem Testergebnis nicht ganz traute. Sicherheitshalber bat sie ihre Mitarbeiterin, sich diesbezüglich von einem Allergologen untersuchen zu lassen. Der Allergologe bestätigte mit Erstaunen, dass die Zahnarzthelferin höchstgradig allergisch auf Wassermelone reagiert. Die Helferin hatte kurz vor ihrem Kollaps in ihrer Frühstückspause Wassermelone gegessen …

Stimmigkeit und Schlüssigkeit sind notwendige Kriterien für den »Beweis« feinstofflicher Befunde. Wenn sich ein überwiegender Teil der Untersuchungen auf diese Weise belegen lässt, wächst das Vertrauen auch in ungewöhnliche Testergebnisse, die wir nicht zuordnen können. Es tat mir richtig gut, folgendes Zitat bei Hans-Peter Dürr *(Auch die Wissenschaft spricht nur in Gleichnissen)* zu finden:

> *Die mehr ganzheitliche Betrachtungsweise muss sich allerdings mit der prinzipiellen Schwierigkeit auseinandersetzen, dass bei ihr Aussagen kaum oder, genauer gesagt, gar nicht mehr in einem Sinne nachkontrolliert werden können, wie dies für eine moderne Wissenschaft im Idealfall als notwendig erachtet wird. Diese Schwierigkeit kann streng genommen nicht beseitigt werden, weil sie in der ganzheitlichen Struktur der Wirklichkeit begründet ist. So lassen sich insbesondere kaum experimentelle Situationen herstellen, welche als genügend »gleichartig« gelten können, um für eine Nachprüfung im üblichen Blind-blind-Sinne geeignet zu sein (Experimente, bei denen jegliche Einflussnahme vom Beobachter oder vom Beobachteten auf das Ergebnis vermieden werden soll). Es ist also in diesem Falle nötig, mit anderen »Wahrheitskriterien« zu operieren, oder vielleicht sollte man besser sagen, nur noch mit »Stimmigkeitskriterien« zu arbeiten.*
>
> *Weil dann aber die üblichen Methoden der Verifikation und Falsifikation nicht mehr anwendbar sind, wird es wohl noch einige Zeit dauern, bis wir auf diesem unsicheren Terrain mehr Trittsicherheit gewinnen. Denn eine solche ist notwendig, um zu verhin-*

dern, auf der anderen Seite in reine Willkür und Beliebigkeit abzurutschen. Auch im besten Falle wird jedoch nie für alle Fragen »Wissen« in der heute von der Wissenschaft verwendeten strengen Bedeutung zu erlangen sein.

Freundlicherweise bekommen wir also von der modernen Physik Schützenhilfe, indem sie Objektivität als Illusion entlarvt und zugleich eine »stimmige« Alternative der Prüfkriterien anbietet. Wenn wir den Unfug einer absoluten Objektivität besonders in Therapiebegegnungen gar nicht erst zum Klassenziel ernennen, lebt es sich schon deutlich entspannter.

Wie wir es auch anstellen, um den Therapeuten und seine Wirkung auf den Patienten – generell und in der Untersuchung mit dem Muskeltest – kommen wir nicht herum.

Subjektivität als Chance

Am Ende gar auf die Idee zu kommen, wegen subjektiver Einflüsse ganz und gar auf Instrumente wie den Muskeltest zu verzichten, würde sämtliche Kinder mit ihren Bädern ausschütten. Wir brauchen solche Untersuchungsmöglichkeiten dringender als je zuvor, weil die konventionellen Forschungsmethoden zum Nachweis vieler neuartiger »Krankheitserreger« nicht geeignet sind.

Mit keiner Tierversuchsreihe und keiner Laboranalyse können wir in der Komplexität unserer heutigen Welt die Fäden entwirren, welche Einwirkungen aus Technik, Chemie, Ernährung, sozialem Kontext, Lebensführung usw. in welcher Weise krank machen. Dazu benötigen wir Instrumente, die uns über unsere bisherigen Kenntnisse hinausführen, wie beispielsweise die (analytische) Kinesiologie. Mit ihr können wir Wirkzusammenhänge verfolgen, die den grobstofflichen Analysen verschlossen sind.

Und hier ist die Subjektivität Gold wert im Sinne vielfältigen Wissens und unterschiedlicher Interessenschwerpunkte, das verschiedene Untersucher in den Test einbringen. Das ist nicht nur ein Geschenk für jeden Patienten auf seinem individuellen Heilungsweg, sondern weit darüber hinaus zur Prävention und für allgemeingültige Erkenntnisse, auf die ich im Kapitel »Bewusstseinserweiterung« noch näher eingehen werde.

> Um mit dem Muskeltest so effektiv und wahrhaftig wie möglich zu arbeiten, müssen wir also die subjektiven Anteile unserer Untersuchungen transparent und bewusst machen, anstatt sie krampfhaft vermeiden zu wollen.

Wenn wir Zusammenhänge zwischen Bewusstsein und Testergebnis aufdecken, können wir den »Feind« zum Verbündeten machen und die scheinbare Schwäche zur Stärke. Um die Rolle, die der Therapeut darin einnimmt, geht es im folgenden Kapitel.

In Kürze für Eilige:
Wir brauchen für die Arbeit mit dem Muskeltest zwar glaubwürdige Ergebnisse und Stimmigkeitskriterien, aber wir müssen uns nicht um jeden Preis einer wissenschaftlich gängigen Objektivierung unterwerfen, sei es durch technische Instrumente oder Blindtestungen.

Konsequenzen für Testende

Der rote Faden:
Was einen guten Therapeuten ausmacht, mit oder ohne Muskeltest, und wie es gelingt, trotz der vielschichtigen Herausforderungen entspannt und zuversichtlich an die Arbeit zu gehen.

In welchem Kontext auch immer wir den Muskeltest einsetzen, er ist jeweils auf seine Weise ein Untersuchungsinstrument in der Hand eines Untersuchenden, egal, ob wir ihn als Coach, Lernbegleiter, Ärztin, Lebenshelfer, Kosmetikerin, Zahnarzt, Baubiologe, Heilpraktiker,

Mutter, Psychologe, Ernährungsberaterin oder sonst jemand benutzen. Obwohl der Test das eigene Spektrum um eine Dimension erweitert, bezieht sich seine Funktion auf den jeweiligen Aufgabenbereich des Testenden.

Aber der Muskeltest erfordert als ein sehr spezielles Untersuchungsinstrument auch einen besonders sensiblen Umgang, vor allem absolute Integrität des Testenden. Mit seinem feinstofflichen Röntgenblick dringt der Test in Schichten von Körper, Psyche und Geist, die unserem Tagesbewusstsein nicht zugänglich sind. Dabei kann der Getestete nur selten im Außenbezug den Wahrheitsgehalt der Resultate überprüfen, er muss sich auf das Testergebnis verlassen, ohne die Einflüsse zu kennen, durch die es zustande kommt. Er kann nicht prüfen, ob ihm jemand böse Energien schickt oder ob er wirklich dunkle Flecken in der Aura hat, die der Testende ihm nur per Muskeltest »beweisen« kann.

Was aber soll ein Mensch dagegenhalten, wenn er an seinem eigenen Arm erlebt, dass er keine Kontrolle hat über Halten und Abschalten? Er kann nicht anders als anzuerkennen, »dass da was dran ist«, fühlt er es doch unmissverständlich an sich selbst. Selbst wenn er reichlich skeptisch ist, wird er bei wiederholter korrekter Demonstration zunächst staunen, um dann Zug um Zug zu akzeptieren.

Und da der Proband es eben nicht unter Kontrolle hat, per Wille den Arm zu halten, muss er sich zwangsläufig fragen, welche Instanz aus ihm heraus über den Muskel antwortet. Da Wille und Bewusstsein es nicht sein können (die wollen den Arm ja halten), bleibt doch nur das Unter- oder Unbewusste, beides ebenfalls Instanzen seiner selbst.

Damit lassen sich wohl noch Behauptungen verknüpfen, dass der Muskeltest göttliche Botschaften oder Informationen aus dem kollektiven Unbewussten durch das Medium des Probanden übersetzt. Alles das liegt näher als der Verdacht, ein starker Einfluss vom Testenden selbst – also eines Fremden – könne sich auf die eigene Muskelreaktion übertragen.

Leider wissen das eben auch viele Testende selbst nicht. Sie hüten sich zwar, wie in Kursen gelernt, vor »Erwartungen«, so wie sie sich diese vielleicht in Form oberflächlicherer Gedanken vorstellen, sind sich aber nicht dessen bewusst, inwieweit verborgene Überzeugungen die Erwartung als solche unidentifizierbar machen.

»Integrität« heißt demzufolge für den Testenden, dass es nicht ausreicht, nur guten Willens zu sein, sondern er muss etwas über die Gesetzmäßigkeiten der mentalen Wirkungen wissen, um sie in seiner Arbeit befolgen zu können.

Die meisten professionellen Anwender der Kinesiologie sind im weitesten Sinn Therapeuten, zu deren weitläufiger Verwandtschaft ich auch beratende Berufsgruppen zähle. Deshalb spreche ich hier Konsequenzen – und damit zugleich die Integrität – bei der Arbeit mit dem Muskeltest primär aus therapeutischer Sicht an, was sich aber zwanglos auf andere Einsatzbereiche übertragen lässt. Schwerpunkte dieses Kapitels sind

- Prinzipien therapeutischer Arbeit generell
- Anfälligkeiten des Muskeltests als Untersuchungsinstrument
- Lösung und Vermeidung von Störfaktoren in den Kommunikationsfeldern

Prinzipielle Therapeutenrolle

Ich fühle mich als Therapeutin nicht zufrieden, wenn ich nur Medikamente zur Symptombekämpfung verordne, egal, ob es chemische, pflanzliche oder feinstoffliche sind. Deshalb reicht es mir auch nicht, den Muskeltest auf die Funktion des Mittelsuchers zu reduzieren, selbst wenn das hin und wieder hilfreich oder sogar nötig ist. Ohne einen Blick auf das Anliegen, das sich mit meiner Rolle als Therapeutin verbindet, lässt sich mein recht radikales Plädoyer für absolute Bewusstheit beim Muskeltest schwer nachvollziehen.

Im Laufe meines medizinischen Lebens hat sich mein Therapeutenselbstverständnis entscheidend gewandelt. Im naiven Enthusiasmus der ersten Klinikjahre hätte ich noch behauptet, dass es mein Job ist, dem Patienten, wenn immer ich kann, sein Leid zu nehmen und ihn gesund zu machen. Hierzu hätte es dann auch allemal gereicht, ihm nur das passende Zaubermittel zu verschreiben – Hauptsache, ihm ist geholfen.

Aber zunehmende Erfahrung und ein einfacher logischer Rückschluss ließen mich im Laufe meiner Medizinjahre umdenken. Die Erfahrung zeigte mir die Grenzen meines therapeutischen Einflusses; Medikamente helfen selten dauerhaft und noch seltener ohne Nebenwirkungen.

Wo die Medizin mit dem Gewöhnungseffekt argumentiert und für Dosissteigerung oder Mittelwechsel plädiert, sehe ich eher ein Signal des Organismus, der sich gegen die medizinische Unterdrückung wehrt. Und in Verbindung mit dieser Erfahrung keimte mehr und mehr die Einsicht, dass ich die Patienten unmündig halte, wenn ich die machtvolle »Wegmacherin« spiele und ihnen vorenthalte, wie sie selbst auf Wohl und Wehe einwirken können.

Mit dieser Einsicht begann ich meine Rolle neu zu schreiben: Ich fühle mich als Begleiterin auf dem Heilungsweg, der mit jedem Patienten und jeder Erkrankung mehrere klar definierte Schritte von mir fordert. Diese Schritte sind nicht immer gleich umfangreich, aber in Kurzfassung gehören sie für mich zu jedem Hexenschuss und zu jeder Mandelentzündung ebenso wie zu allen schweren und chronischen Krankheiten:

- Schritt 1: Ich muss den Patienten und sein (inneres) Anliegen kennenlernen. Ich durchleuchte seine Beschwerden mit meinen Kenntnissen und Möglichkeiten, um deren Charakter zu erschließen und aufgrund dessen die geeigneten Behandlungen einzuleiten. In der Medizin heißt das, eine Anamnese zu erstellen und eine Diagnose zu finden (die dort leider oft nur mehr oder weniger eine Namensgebung ohne Herkunftsbezeichnung ist). Ich muss das Wesen und möglichst die Entstehung der Krankheit verstehen, um daraus Konsequenzen für Therapie und Lebensführung folgern zu können.
- Schritt 2: Ich »kläre den Patienten auf« – das heißt, ich informiere ihn über die Schlüsse, die ich aus dem Abgleich seiner Beschwerden, der Untersuchungsergebnisse und meiner Kenntnisse ziehe. Ich bemühe mich, ihn verstehen zu lassen. Das setzt voraus, dass ich selbst verstanden habe und dass ich die passenden Worte finde, dies dem Patienten zu übersetzen.
- Schritt 3: Ich biete ihm Möglichkeiten an, die Störung zu beheben

oder zumindest den Schaden zu begrenzen bzw. Heilung zu fördern. Dazu greife ich auf mein Wissen über die Wirkweise von verschiedenen Behandlungen zurück. Darüber hinaus möchte oder muss ich den Patienten zu notwendigen Maßnahmen motivieren. Nur in seltensten Fällen wird er selbst nichts zu verändern haben, irgendein (nicht immer angenehmer) Beitrag wird auch von ihm gefordert. Vom Therapeuten verlangt das eine undogmatische Führungsqualität, um den Patienten in die Eigenverantwortlichkeit zu begleiten.
- Schritt 4: Unter Berücksichtigung meines Wissens und der Möglichkeiten des Patienten erstelle ich eine konkrete Therapieempfehlung.

Vermutlich versteht nicht jeder die therapeutische Aufgabe auf diese Weise, bei Patienten wie Therapeuten ist diese Sicht nicht ausnahmslos beliebt, weil sie als anstrengend empfunden wird. Für mich sind diese Schritte logisch und betreffen fast jeden Patienten, ob in der konventionellen oder in der alternativen Medizin, ob mit oder ohne Muskeltest. Sobald konkrete Auswirkungen auf Gesundheit und Wohlbefinden des Patienten aufdeckt werden, seien es Schadstoffbelastungen, Nahrungsmittelunverträglichkeiten, Störfelder, emotionale Traumatisierungen oder sonstige Krankheitsursachen, muss ich in der Lage sein,
- sachgemäß und unvoreingenommen Störungen und deren Ursachen nachzuweisen,
- die Beschwerden und Symptome des Patienten einerseits und die Muskeltestbefunde andererseits in Zusammenhang zu bringen,
- dem Patienten das Ergebnis verständlich und nachvollziehbar zu übersetzen,
- die Therapievorschläge und Konsequenzen so logisch wie möglich zu vermitteln,
- den subjektiven Voraussetzungen des Patienten, z. B. seiner Bereitschaft zu manchen Konsequenzen, wertungsfrei entgegenzukommen, ohne die notwendige Ausrichtung zu verlieren.

Die Voraussetzungen, die wir Therapeuten hierfür brauchen, lassen sich zusammenfassen auf

- Wissen (Fachkenntnisse und Kenntnisse zur Untersuchungsmethode)
- Rezeptivität und Offenheit
- Empathie und Kommunikationsfähigkeit
- undogmatische Führungsqualitäten

Das Thema Wissen haben wir ausreichend betrachtet, ebenso die Überzeugungen, die in feinstofflichen Untersuchungen eine Menge Verwirrung stiften können. Dazu sei noch einmal in Erinnerung gebracht:

- Überzeugungen wirken sich auf die Testergebnisse des Muskeltests aus, auch wenn sie nicht als solche erkannt werden.
- Überzeugungen können der Wahrheit entsprechen, können aber ebenso falsch sein.
- Die Testergebnisse als solche lassen nicht erkennen, ob eine Überzeugung übertragen wurde.

Da wir uns schon im Kapitel »Das Feld des Testenden« von dem Generalvorschlag verabschiedet haben, ohne Wissen und Ahnung an den Muskeltest heranzugehen, stimmen Sie mir vielleicht zu, dass Fachkenntnisse nicht schaden (sollten).

Dass sich durch den Informationsfluss im Feld zunächst Resultate häufen, die dem eigenen Arbeitsbereich entsprechen, ist folglich logisch, zumal kaum eine Erkrankung nur eine lineare Wirkkette hat.

Somit putzt quasi jeder Therapeut das Haus des Patienten zu Beginn erst einmal hinter der Tür, die ihm besonders gut zugänglich ist. Wenn sich allerdings Behandlungen im Kreis drehen und sich in einer unendlichen Geschichte festfahren, entsteht schon einmal der Eindruck, dass vom Therapiespezialisten zwar der Hausflur zum hundertsten Mal geputzt wurde, dagegen die übrige Wohnung voll Gerümpel steht, Leichen im Keller liegen oder merkwürdige Geister im Dachstübchen ihr Unwesen treiben.

Warum findet er sie nicht? Warum kreist manch ein Patient bei dem einen oder anderen Spezialisten (für Störfelder, Ausleitungen, Reinkarnationserfahrungen, kinesiologische Balancen u. a.) seit Jahren in denselben Kurven, ohne anhaltend oder durchgreifend zu profitieren?

»Gesund werden« müsste doch heißen, dass wir unsere Therapeuten nicht mehr oder zumindest immer seltener brauchen. – Ohne die Wirkung unterschwelliger Überzeugungen lässt sich das schwer oder gar nicht erklären.

Wenn wir vom Test mehr suchen als eine Diskussion mit dem eigenen Echo und wenn wir echte Rückmeldungen empfangen wollen, müssen demnach unsere Überzeugungen weichen.

Die schlechte Nachricht: Leider weichen Überzeugungen nicht von selbst.

Die gute Nachricht: Bis zum Exitus der letzten Überzeugung müssen wir gar nicht warten. Wenn Überzeugungen schon nicht weichen wollen, dann reicht es zunächst, dass sie zumindest aufweichen. Das beste Lösungsmittel dafür ist Offenheit. Offenheit ist der Schlüssel zur Tür der Rezeptivität, die zur Patientenwahrheit führt.

Rezeptivität

Und hier mag sich hoffentlich endgültig das Missverständnis auflösen, das der gut gemeinten Forderung nach »Nichtwissen« beim Muskeltest zugrunde liegt. Der Irrtum könnte darin bestehen zu glauben, dass Rezeptivität und Nichtwissen eins sind oder dass Nichtwissen die Rezeptivität fördert.

Und genau das ist ein Irrtum. Denn Wissen ist überhaupt erst die Voraussetzung dafür, Ergebnisse welcher Art auch immer zu empfangen, egal, ob mit oder ohne feinstoffliche Testungen. Das Hintergrundwissen ist der empfängnisfähige Anteil, auf den eine Information treffen muss, um letztlich verstanden und gedeutet zu werden.

Auf jeder Ebene braucht Empfänglichkeit ein Etwas, das empfängt. Wenn ich kein Telefon habe, kann ich keine Anrufe empfangen. Wenn ich als Frau keine Eizellen ausbilde, kann ich keine Kinder empfangen. Nur »offen« zu sein und Spermien einzulassen, ohne einen Gegenpol zu bieten, lässt kein neues Leben entstehen. Es muss also »etwas da« sein, auf das das Befruchtende, Fremde trifft. In diesem Bild gesprochen, wäre die Eizelle das Wissen und Überzeugungen so etwas wie ein empfängnisverhütendes Kondom.

Rezeptivität, die wir zum korrekten Empfang von Testresultaten brauchen, besteht also aus dem »Empfänglichen«, das ist das Wissen des Testers, und der »Empfangs*bereitschaft*«, und das ist die Offenheit.

Damit wäre alles ganz einfach: Wissen + Offenheit = Empfänglichkeit. Wissen kann man sich aneignen – und Offenheit? Hat man die einfach? Kann man die »machen«?

Offenheit

Die Gabe der Offenheit scheint vom Leben ausgesprochen gerecht verteilt – wer wäre nicht überzeugt, genug davon zu haben? Schon deshalb wird sie selten zum Thema gemacht, denn das Statement »ich bin ja offen« scheint alles Nötige zu sagen.

Wenn zwei jedoch von Offenheit sprechen, müssen sie keineswegs dasselbe meinen. Es gibt nämlich durchaus mehrere Ebenen von Offenheit, so wie ich am Mantel einen Knopf, zwei Knöpfe oder alle Knöpfe öffnen kann. Weil jeder, der feinstofflich arbeitet, zumindest schon einmal den obersten Knopf offen trägt (im Gegensatz zu einer eher zugeknöpften Schulwissenschaft), fällt nicht so leicht auf, wenn die Knöpfe darunter weiterhin geschlossen sind. So gibt es überzeugte Homöopathen oder Akupunkteure (also schon einmal offen für feinstoffliche Behandlungen), die aber die Kinesiologie als Humbug weit von sich weisen (also doch nicht ganz so offen ...).

Und so sind wir selbstverständlich und gern offen – für alles, was wir lieben oder schon kennen oder was uns genehm ist, uns Vorteile bringt oder uns fasziniert; offen innerhalb einer selbst gesetzten (geschlossenen) Spannbreite: Wenn wir modische Spielereien lieben, dann sind wir auch offen für schrille Klamotten. Wer Abenteuerreisen liebt, wird auch für unkonventionelle Ziele offen sein. Wem aber Modegags und Survivaltrainings nicht liegen, ist üblicherweise auch nicht sonderlich offen für deren neueste Trends. Wenn ich also meine Therapieformen und die Variationen einiger Kollegen für richtig halte (schließlich habe ich das von Fachautoritäten gelernt und viel Zeit und Geld investiert!), teste ich natürlich gern innerhalb einer gewissen *Bandbreite* auf dem vertrauten Buffet und halte mich damit berechtigterweise für offen.

Das ist dann aber Semi-Offenheit, die am eigenen Tellerrand endet; und eine Semi-Offenheit eröffnet auch nur eine Semi-Wahrheit, sie blendet alle Denkweisen aus, die nicht in mein Menü gehören. Ganzheitliches Untersuchen erfordert aber nun einmal eine ganze Wahrheit. Ein Häppchen davon wiederum könnte sehr wohl auf dem Teller eines anderen oder sogar auf einem anderen Buffet liegen. Um das zu erkennen, müssen wir schon über den eigenen Tellerrand hinausschauen.

> Noch konkreter: Die von uns allen postulierte Unvoreingenommenheit beim Muskeltest beginnt mit der Bereitschaft, sich Lücken einzugestehen und sich mit Andersdenkenden auseinanderzusetzen.

Ein Baubiologe, der sich auf die Sanierung geopathogener und technischer Störfelder spezialisiert hat, kennt andererseits über sein Fach hinaus die tieferen und »ganzheitlichen« Aspekte, die einen Patienten zur Heilung begleiten. Sofern er in demselben Haus mehrfach wegen einer Störung konsultiert wurde bzw. wenn seine Kontrolluntersuchung keine befriedigende Besserung nachweist, lässt er es nicht bei wiederholten Korrekturen bewenden, sondern testet an seinen Klienten die zugrundeliegenden Ursachenmodalitäten. So manchen von ihnen konnte er in die richtigen Hände weiterleiten, beispielsweise zum Zahnarzt, zu Ausleitungstherapien, zu psychotherapeutischen Sitzungen. Er sucht nicht mehr ausschließlich in seinem vertrauten Metier, sondern bezieht andere fachfremde Bereiche mit ein. Der Therapieerfolg ist dementsprechend effektiv und anhaltend, weitere Störfeldsanierungen sind nicht notwendig.

Den Blick über den eigenen Tellerrand zu heben, ist manchmal unbeliebt, weil die Konsequenzen nicht immer bequem sind. Mit offenem

Blick müssten wir nämlich eventuell auch Erkenntnisse akzeptieren, die mit unserem bisherigen Wissen nicht übereinstimmen und schlimmstenfalls damit gar nicht vereinbar sind. Demzufolge müssten wir manches Alte und Vertraute als Irrtum er- und bekennen, und manchmal könnte es sogar drastische Konsequenzen haben.

Überdies gilt es als geradlinig und »stark«, zu Überzeugungen zu stehen, Änderungen der Sichtweise werden als charakterschwach und wetterwendisch abgetan. Man muss schon Konrad Adenauer heißen, um selbstbewusst sagen zu dürfen: »Was kümmert mich meine Meinung von gestern!«

Offenheit insbesondere für kontroverse Erkenntnisse erfordert demnach entweder ein kindliches Gemüt oder eine gereifte Persönlichkeit, die es sich »leisten« kann, Grenzen, Irrtümer oder Nichtwissen einzugestehen.

Wobei das kindliche Gemüt nicht dauerhaft die optimale Lösung ist. Das Kind in mir zumindest war anfangs, als ich die Kinesiologie entdeckte, sehr neugierig und damit total offen für tolle Überraschungen, wie beispielsweise Trips in frühere Leben und das Austesten spektakulärer »Wunderheilmittel«, die überall angepriesen wurden. Einige Monate lang hielt ich mich mehr auf Atlantis auf als in der heutigen Realität, oder ich tauchte in das zunehmende Angebot energetischer Wundertüten ein.

Demgegenüber kostete es erhebliche Überwindung, meine schulmedizinischen Vorstellungen zum Beispiel über Nutzen und Unbedenklichkeit von Impfungen zu überprüfen und fallen zu lassen. Wie sollte ich all den Patienten gegenübertreten, die ich selbst einmal aus Überzeugung (!) geimpft hatte, während ich heute am laufenden Band Impffolgen nachweise und behandeln muss? Ganz abgesehen von dem Aufwand, mit jedem Patienten das Für und Wider von Impfungen zu erörtern, anstatt mich wie vorher bequem auf anerkannte Richtlinien zu berufen.

Eingefahrene Überzeugungen und liebgewonnene Vorstellungen wehren sich also verständlicherweise dagegen, einfach über Bord geworfen zu werden. Darüber hinaus ist permanente Offenheit recht anstrengend, weil man ständig mit- und oft umdenken muss, was in das Leben und in die meisten Berufe unserer Zeit nicht hineinpasst.

Unsere moderne Gesellschaft mit Normen, Vorschriften, Abhängigkeiten und Zeitdruck ermöglicht uns gerade noch, systemkonform zu funktionieren. Wer kann sich da den Luxus leisten, den ein Umdenken oder stetes Neudenken, vor allem gegen den Strom der Allgemeinheit, erfordert? Zumal wir unser Tempo deutlich verlangsamen müssten, um uns mit einer Materie jedes Mal neu auseinanderzusetzen. Mit üblichem Praxisalltag, z. B. in der Medizin, ist das kaum zu vereinbaren.

So wundert es nicht, dass die meisten Menschen, die offen(er) mit dem Leben umgehen, sich eher unfreiwillig »*auf*gemacht« haben, indem sie durch schmerzliche Erfahrungen »geöffnet« wurden: Eine Krankheit, ein Schicksalsschlag oder etwas völlig Unvorhergesehenes zwingt uns, die Dinge von einer anderen Warte aus zu betrachten.

Ich zumindest habe eine Reihe von Krankheiten und Dramen durchleben müssen, bis ich mich irgendwann zu Offenheit bereit erklärte – und zunehmend Geschmack an ihr finde.

Wobei ich mich immer wieder dabei erwische, dass die meisten meiner Dramen überhaupt erst entstehen, wenn ich nicht offen genug bin, andere als die vertrauten Möglichkeiten zu sehen ... Und ich staune heute noch, wie oft ich, trotz langer Auseinandersetzung mit mir selbst, immer einmal wieder auf Zugeknöpftes stoße.

Konfuzius bringt es so wunderbar auf den Punkt, indem er sagt: »Es gibt drei Wege zum Lernen: Durch Nachahmung – das ist der einfachste. Durch Nachdenken – das ist der Edelste. Durch Erfahrung – das ist der bitterste.«

Also lasst uns nicht erst durch Leiden lernen, sondern durch Einsicht, und dazu gehört Offenheit. Aber, bitte, wo lerne ich Offenheit? – In der Schule habe ich sie nicht gefunden, ebenso nicht im Studium und im Beruf. Ein Scheuklappen-Spezialist tritt gegen den anderen Fachexperten an ... Weder Elternhaus noch Gesellschaft oder Medien zeigen mir, was Offenheit ist. Am Ende bleibt kaum ein anderer Weg als das Selbststudium.

Doch wie soll das gehen? Offenheit ist keine machbare Fertigkeit, so wie wir am Mantel eben einen Knopf mehr aufmachen können. Sie kann nicht verglichen, genormt oder statistisch erfasst werden, kann nicht gepaukt und nicht geprüft werden. Sie lässt sich nur auf eine

Weise erwerben, die nicht zu dem Qualitäten unserer üblichen Ausbildungen gehört, nämlich durch Bereitschaft zur Selbstklärung, durch Bewusstheit und persönliche Reifung.

Natürlich kann man auch ohne Offenheit mit dem Muskeltest arbeiten. Man kann damit sogar eine Menge Nützliches tun, denn, wie gesagt, Überzeugungen sind ja nicht automatisch falsch.

> Aber die Highlights kinesiologischer Kunst sind echter Rezeptivität vorbehalten. Dazu muss man offen genug sein, sich eventueller (falscher) Überzeugungen bewusst zu werden und diese in Frage zu stellen.

Selbstreflektion

Dann aber führt kein Weg an der Selbstreflektion vorbei. Das heißt, um uns unserer Gedankenstrukturen bewusst zu werden wollen, zu denen logischerweise auch die Überzeugungen gehören, müssen wir diese überhaupt erst einmal kennen lernen und uns dann ein Stück von ihnen distanzieren.

Eine große Chance zur Selbstwahrnehmung und Prüfung der eigenen Offenheit bietet sich ganz besonders in Auseinandersetzungen mit kritischen Fragen und Gegenargumenten von Skeptikern.

Finde ich Gründe, beispielsweise gegenüber Kursabsolventen, Patienten oder anderen Diskussionspartnern, jede unbequeme Frage direkt zurückzuweisen, dann habe ich nicht gerade einen besonders offenen Tag.

Erwische ich mich beim Gedanken »Das werde ich dir schon beweisen!«, dann habe ich auf Abwehr geschaltet, die einen potentiellen Zugang verschließt.

Auch wenn meine Antworten »wie aus der Pistole geschossen« kommen, weiß ich, dass sie mich eher verteidigen wollen, als Argumente an mich heranzulassen. Wirklich offen bin ich nur, wenn ich den Worten Zeit gebe, mich zu erreichen und mich zu durchdringen, bis ich erfasst habe, um was es dem anderen geht (also *empfänglich* bin). Erst dann kann ich es abgleichen mit meiner Erfahrung oder Sichtweise. Und erst dann kann sich eine Antwort formen oder eine neue Idee auftauchen.

Wenn ich mich in einem Disput sagen höre »Vielleicht hast du ja Recht, ich bin bereit, es zu prüfen«, öffne ich die Tür einen Spalt für die Möglichkeit, selbst an etwas Wesentliches noch nicht gedacht zu haben – und werde belohnt, indem ich selbst dazulerne. Genau diese Gelegenheiten waren und sind es, die aus derart provozierten Erkenntnissen ein solides Fundament gebaut haben, auf dem ich heute einen guten Stand habe.

Solange ich noch, wie zur Anfangszeit meiner Arbeit mit dem Muskeltest, meine Unsicherheiten verbergen wollte, habe ich oft (vor)schnell auf meinem Standpunkt beharrt. Aber wenn ich ehrlich mit mir war, musste ich mir zunehmend eingestehen, dass ich für manche Situationen keine Erklärung hatte. Also hörte ich auf, welche zu konstruieren, und gab lieber zu, dass ich keine Antwort wusste. Just in dem Moment jedoch erschloss sich aus den Hinweisen und Fragen einerseits und meinem Erfahrungsschatz andererseits plötzlich etwas Neues (das Ergebnis von Inspiration/Befruchtung und Empfänglichkeit!).

Während eines psychotherapeutischen Praxiskurses gestand mir meine Assistentin, dass sie trotz langjähriger Erfahrungen immer noch das Gefühl habe, ich würde beim Muskeltest unterschiedlich starken Druck einsetzen. Sie wollte so gerne ihre Zweifel ausräumen und bat mich um eine Psychositzung, um die Herkunft dieser Zweifel zu bearbeiten. Sie war einverstanden, dass wir diese Sitzung als Lehrbeispiel, d. h. vor den anderen Kursteilnehmern, durchführten.

Ich war etwas bange, aber auch zugleich neugierig. Natürlich begann der Test gleich damit, dass sie wieder den Eindruck hatte, beim starken Muskel würde ich überhaupt keinen Druck ausüben. Damit begann meine Herausforderung. Ich wollte mich nicht mehr verteidigen: »Das tu ich aber nicht.« Ich wollte versuchen, ihr so weit wie möglich auch testtechnisch gerecht zu werden, damit sie zumindest rein sachlich realisieren konnte, dass ich jeweils gleich stark drücke.

So begann ich verschiedene Testtechniken auszuprobieren. Ich ließ sie spüren, dass ich beim gehaltenen Muskel mein Körpergewicht kontinuierlich auf ihren Arm verlagern und problemlos 10 Sekunden lang drücken und dabei sogar den Druck steigern konnte, ohne dass sie ermüdete. Wenn ein negativer Reiz auf sie wirkte, konnte sie den Arm aber auch bei stärkstem Halteeinsatz nie länger als maximal 2 Sekunden halten. Endlich fühlte sie es selbst, und endlich konnte sie es glauben!

Schließlich brauchten wir keine inhaltliche Bearbeitung mehr, es ging einzig um diese neue Erfahrung, die ich dankbar aufgriff und sofort in meine Kurse integrierte.

Dies ist eine von vielen Situationen, aus denen ich nur deshalb gelernt habe, weil ich anderen zugestanden habe, dass sie »irgendwie Recht haben« könnten. Seit ich mehrmals erlebt habe, dass sich bei Widerspruch und scheinbarer Unvereinbarkeit durch offenes Wirkenlassen eine neue Erkenntnis auftat, verlor ich die Angst vor solchen Erschütterungen. Und so haben mir die Kursteilnehmer durch ihre Fragen oder Zweifel die Feinheiten des Muskeltests und seiner Prinzipien »beigebracht«, was wiederum allen weiteren Generationen von Kursteilnehmern und Therapeuten zugute kommt.

Wozu aber gleich »Selbstklärung«? Reicht es nicht, sich einfach für Offenheit und die Bereitschaft zu neuen Erkenntnissen zu entscheiden? Wozu gleich Psychoarbeit?

Ich kann hier nur für mich selbst sprechen. Leider musste ich auf meinem Weg immer wieder feststellen, dass meine Offenheit den ernsthaften Prüfungen oft nicht standgehalten hat und dass sie sich keineswegs nur aufgrund meines guten Willens von allein einstellt.

Vor einer echten Bereitschaft stand eine ganze Barriere von Befürchtungen, Vorstellungen, Ängsten.

- Was passiert, wenn ich Lücken zugebe?
- Wie stehe ich da, wenn ich als Ausbilderin vielleicht nicht Recht behalte?
- Wie gehe ich damit um, wenn ich erkenne, Fehler gemacht zu haben?

Selbstklärung hieß für mich, meine Ängste kennenzulernen, z. B. vor Blamage oder Demontage. Ich musste erst einmal in mir echte Sicherheit und Souveränität entwickeln, zugleich meine Vermeidungs- und Abwehrstrategien entdecken und ablegen; das war ein gutes Stück Arbeit. Ich bin um diese Selbst-bewusst-Werdung nicht herumgekommen und weiß, dass das mir selbst und meinen beruflichen Aufgaben gut getan hat. Insofern winken auch reichlich Geschenke. Das Leben ist ja keine Einbahnstraße, es gibt für unsere Investition in das »Instrument Therapeut« eine Menge zurück.

Die spannende Reise der Selbsterforschung hat (mindestens) zwei Vorteile zugleich: Erstens ist sie die beste Therapeutenausbildung überhaupt, denn keine Methode kann besser sein als der sie anwendende Therapeut. Und zweitens fühlen wir uns persönlich deutlich wohler, wenn wir uns von unnötigem emotionalem und geistigem Ballast befreien können. Das wiederum hat eine wunderbare Doppelwirkung auf die Arbeit: Therapeuten, denen es selbst gut geht, fällt entspannte Aufmerksamkeit, Empathie und Offenheit leicht.

Darüber hinaus sind wir zugleich ein Vorbild für unsere Klienten, sie sehen vor sich schon einmal ein Ergebnis, wo diese Arbeit an und mit sich selbst hinführen kann. Mal ehrlich: Wie überzeugend wirken wir, wenn wir Glücklichsein predigen, aber Stress und Spannung oder Unzufriedenheit ausstrahlen?

Wenn es aber einiges vorab zu tun gibt, bevor wir selbst ein glückliches Arbeitswerkzeug sind, wie lange müssen wir dann den Beruf an den Nagel hängen, bevor wir dieses Ziel erreicht haben? Das kann ja theoretisch, mit oder ohne psychotherapeutische Kinesiologie, ewig dauern, bis wir durch und durch »fertig« sind, oder?

Die gute Nachricht: Niemand muss »fertig« sein, um effektiv zu therapieren. Für den Anfang reichen durchaus wenige und überschaubare Elemente:

- grundsätzliche *Bereitschaft* zu Selbstklärung und Auseinandersetzung
- Bewusstheit im Kontakt mit dem Patienten (= Selbstwahrnehmung und Achtsamkeit)
- Zeit
- Sorge für fortlaufende entspannte Aufmerksamkeit

Und diese Anfangskonditionen behalten ihre Gültigkeit, selbst wenn wir schon gut fortgeschritten sind; wer sich schließlich mit Siebenmeilenstiefeln der Erleuchtung nähert, dem sind diese Bedingungen schon selbstverständlich in Fleisch und Blut und Geist übergegangen, so dass sie auch dann noch gelten.

Tipps für Unfertige und alle anderen

Selbstklärung hilft uns unter anderem zu entdecken, wo wir noch »zugeknöpft« sind, um diesen Knopf bewusst zu öffnen. Zu diesem Zweck müssen wir bereit und in der Lage sein, uns selbst aus einer gewissen Distanz so neutral wie möglich wahrzunehmen.

In der konkreten Arbeit gelingt mir das am besten, indem ich meine Gedanken (und eventuelle Überzeugungen) ans Licht des Bewusstseins hole. Das heißt, ich mache mir in einer Testsequenz zunächst bewusst, welche Erfahrungen und Ansichten ich selbst zum Thema mitbringe.

Erst dann kann ich sie »loslassen«, und das geht durch einen ganz einfachen Trick: Ich deklariere alles, was ich weiß und denke, bewusst zu einer Meinung um, weil ich darauf vertrauen kann, dass Meinungen oder Vermutungen keine Erwartungen ins Feld bringen. Mein innerer Satz heißt dann: »So denke ich also zu dieser Angelegenheit – und nun bin ich mal gespannt, was der Muskeltest dazu sagt!« Da Meinungen ein lockeres Geflecht um unser Wissen legen, stehen sie korrekten Testergebnissen nicht im Wege. Wenn aus möglicher Überzeugung eine offene Meinung wird, bleibe ich empfänglich für Ergebnisse, die von meinen bisherigen Erfahrungen abweichen.

Wann immer der Muskeltest mir dabei Informationen gibt, die bisherigen Erfahrungen widersprechen, zeigt mir das, dass ich keine Überzeugungen übertragen haben kann. Das beruhigt mich. Andererseits bin ich besonders auf der Hut, wenn ich bei einem Patienten stets dieselben Kreise ziehe, ohne dass seine Symptome oder sein sonstiges Befinden einen positiven Entwicklungstrend zeigen; dann suche ich sorgfältig nach versteckten Übertragungen und lasse den Patienten, wenn er einverstanden ist, zusätzlich von weiteren Therapeuten mit einem anderen Erfahrungsspektrum untersuchen.

Das ist doch schon einmal ein recht praktikabler Einstieg, oder? Schon sind wir bei Tipp 2 für Unfertige und Fertige: Zeit.

Zeit und »Entschleunigung«

Sich der Überzeugungen bewusst zu werden und sie in Meinungen umzuwandeln, braucht nicht nur Bereitschaft, sondern auch Zeit. Das ist nichts Neues. Es braucht Zeit, vor und innerhalb einer Sitzung die optimalen Testschritte zu reflektieren. Die Selbstwahrnehmung braucht Zeit, um den inneren Standort zu klären. Ebenso braucht es Zeit, um ins Kommunikationsfeld einzutauchen und eine entspannte, rezeptive Haltung einzunehmen – für Ungeübte mehr, für (selbst)erfahrene Therapeuten schon mal weniger.

Jede Art von Wahrnehmung braucht Zeit – oder genau genommen eine Reduktion der Geschwindigkeit. Es geht um Verlangsamung, um die in letzten Jahren gern zitierte »Entschleunigung«. (Haben Sie schon einmal versucht, Feinheiten auf die Schnelle wahrzunehmen? Zum Beispiel die Blumen an der Autobahn, während Sie mit 160 km/h daran vorbeifahren? Oder die subtilen Nuancen eines Briefs zu erspüren, indem Sie ihn kurz überfliegen? Der *fein*stoffliche Muskeltest braucht mindestens ebensoviel Hinwendung, damit wir erkennen, was er uns wirklich sagen will.)

Ich lasse mir und dem Patienten in meiner Praxis also ausreichend Zeit – nicht um viele Spuren innerhalb einer Sitzung zu verfolgen, sondern um die wesentlichen zu vertiefen. Dazu schätze ich eine ruhige und klare Systematik in der Arbeit, um mich nicht von Methodik ablenken zu lassen, und schaffe in entspannter Aufmerksamkeit die optimalen Testbedingungen, um den Patienten sorgsam durch alle Schritte des Tests zu begleiten.

Die einfachste Konsequenz ist also organisatorischer Natur: Wir müssen unseren Terminplan umstrukturieren.

Selbstwahrnehmung

Damit sind wir bei Tipp 3, der sich eigentlich schon von allein ergibt: Durch Zeit und Verlangsamung entsteht Raum für die Selbstwahrnehmung innerhalb eines Prozesses, das heißt hier, in einer Patientensitzung.

Ich nehme mir Zeit, meine Aufmerksamkeit auf das zu lenken, was innerhalb der Sitzung geschieht, beim Patienten, bei mir und miteinander. Je besser es mir gelingt, alles urteilsfrei wahrzunehmen, desto tiefer greift die Arbeit mit den Patienten. Das gilt nicht nur für die psychotherapeutische Begleitung, sondern auch bei eher faktisch-nüchternen medizinischen Testungen.

Entspannte Zentrierung

Zu Punkt 4 – entspannte Aufmerksamkeit – ist dann eigentlich nichts mehr hinzuzufügen, sondern nur noch einmal Bekanntes zu betonen: Im Alphazustand ist der Geist klar und offen, so dass wir wesentlich leichter bemerken, falls wir in einer Überzeugung festhängen, und uns korrigieren können.

Zum anderen scheinen sich unter Alphaeinfluss auch die verfestigten unbewussten Überzeugungen im Sinne der »Durchlässigkeit« zu lockern. Wir sind in einem offeneren Kontakt mit unserem eigenen Innenleben und dem des Patienten, und der Wind der Inspiration hat mehr Platz, Vorstellungen zu verwirbeln.

All das stand schon in früheren Kapiteln und bleibt in der Arbeit mit feinstofflichen Qualitäten das A und O: Wenn ich aus dem Alphazustand agiere, kann ich das Potential des Muskeltests optimal ausschöpfen. Ergebnisse aus der Eile heraus müssen nicht falsch sein, begünstigen jedoch höhere Fehlerquoten. Und Tiefe erreichen sie nie. (Oder können Sie sich vorstellen, beim Wasserski tief zu tauchen?)

Mit diesen Voraussetzungen stehen auch relative Anfänger auf einem sicheren Boden, um mit dem Muskeltest erfolgreich zu arbeiten: Zeit nehmen, um verlangsamen zu können; und die Verlangsamung nutzen, um bewusst alles wahrzunehmen, was innerhalb der Testsitzung geschieht. Durch das Bewusstwerden kann dann in jeder Situation neu entschieden werden für den nächsten Schritt.

Führungskraft – Bewusstmachung verpflichtet!

Themen wie Offenheit und Kompetenz haben sich in diesem Buch berechtigterweise ziemlich breit gemacht als Basis für die Arbeit mit dem Muskeltest. Doch was nützen andererseits die besten Voraussetzungen, wenn am Ende die Umsetzung scheitert? Was nützen die einfallsreichsten Baupläne, wenn daraus kein Haus entsteht? Was machen wir mit den genialsten Testergebnissen, wenn dem Patienten die Konsequenzen daraus unverständlich bleiben oder wir ihn nicht zu den notwendigen Maßnahmen motivieren können?

> Das heißt, wenn wir als Therapeuten in der Lage sind, sinnvoll mit dem Muskeltest zu untersuchen, ist der nächste Schritt im Sinne meines Therapeutenselbstverständnisses, die Ergebnisse dem Patienten so zu vermitteln, dass er etwas damit anfangen kann und gegebenenfalls notwendige Konsequenzen akzeptiert.

An dieser Stelle wird es deutlich unbequemer, als wenn wir nur ein paar Bachblüten oder hilfreiche Pillen austesten. Dieser Akt ist durchaus nicht immer beliebt, weder bei Patienten noch bei Therapeuten. Viele bevorzugen die Illusion, man könne Krankheiten einfach »wegmachen«.

Ich selbst kann mich gut an Zeiten erinnern, als auch ich meinen Körper mit seinen Wehwehchen am liebsten an einer medizinischen Waschstraße abgegeben hätte, um ihn am Ende frisch geputzt wieder abzuholen. Es ist so verführerisch, die Verantwortung ganz beim Therapeuten zu lassen und lieber den Therapeuten auszutauschen statt eigene Lebensgewohnheiten. Und wir Therapeuten möchten natürlich gern, dass die Patienten auch wiederkommen.

Meine Einstellung änderte sich radikal, während ich als Assistenzärztin eine Station in einer Nierenklinik leitete. Dort bedeutete die passive Seite der Behandlung für viele Patienten, über kurz oder lang die eigene Nierenfunktion durch technische Apparate zu ersetzen. Sicher ein lebensrettendes Geschenk, aber sicher auch keine erstrebenswerte Lebensqualität. Um sie vor der Dialyse zu bewahren, versuchte ich sie zu motivieren, die Ursachen der Nierenschädigung abzustellen. Das hieß, sie mussten ihren Abführmittelkonsum oder die Einnahme von Kopfschmerztabletten reduzieren oder durch sorgsame Ernährung ihren Diabetes einstellen, um die Restfunktion ihrer Nieren so lange wie möglich zu erhalten. Oft genug verzweifelte ich an ihrem »ich kann nicht« oder »ich will nicht« und sah sie ein bis zwei Jahre später zur Dialyse wieder.

Zunehmend begriff ich, auch für mich selbst, dass uns die wenigsten Krankheiten schicksalhaft überfallen, sondern dass wir in der Regel irgendeinen Beitrag dazu leisten.

Verständlich, dass wir von unserem Eigenanteil am Krankwerden nicht begeistert sind, denn dann müssten wir für unser Gesundwerden etwas tun bzw. auf etwas verzichten. Wer macht das schon freiwillig, solange es doch immer irgendwo bequemere Therapeuten gibt, die uns versprechen, mit Antibiotika, Schüsslersalzen, Nahrungsergänzungsmitteln, Reiki, Akupunktur, Bioresonanz, Familienstellen, Klopftechniken, Tachyonenscheiben alles wieder heil zu machen?

- Aber dienen wir unserem Patienten wirklich, wenn wir ihm die Eigenleistung abnehmen und ihm Machtlosigkeit für sein eigenes Heil suggerieren?
- Handeln wir immer zu seinem Wohl, wenn wir nach seinem Willen handeln?

Aus meinem Therapeutenverständnis heraus entschied ich mich in meiner späteren Praxis lieber für Aufklärung und Eigenverantwortlichkeit. Jeder Hypertoniker besaß (damals noch keineswegs gängig) ein Blutdruckmessgerät, und jeder Diabetiker lernte seinen Zuckerspiegel in Blut und Urin bestimmen – selbstverständlich zusätzlich zu den hausärztlichen Kontrollen. Dieses Ringen um Mitarbeit hat mich vermutlich ein paar Patienten gekostet, andere dafür aber zufriedener und gesünder gemacht.

Und heute geht es in der komplementären Medizin um dieselbe Motivationsarbeit, vielleicht wieder in punkto Ernährung, aber natürlich auch um Elektrosmog und den Umgang mit Mobilfunk und Radioweckern, um Ausleitung und Vermeidung von Schadstoffen und vor allem um ein psychisch-geistiges Verständnis der körperlichen Signale.

Deutungen und Bedeutung

Um den Patienten zu seinem Eigenbeitrag beim Gesundwerden zu motivieren, müssen wir als Testende prinzipiell die Bedeutung der Testergebnisse verstehen.

Deuten ist ein subjektiver Akt unter Berücksichtigung von Wissen, d. h. Fakten und Erfahrungen.

Information ohne Deutung ist bedeutungslos; Deutung ist eine Grundlage für angemessenes Handeln, sei es, dass ich nach Aufleuchten der Ölkontroll-Lampe am Armaturenbrett meines Autos sofort die Werkstatt aufsuche, sei es, dass ich das Läuten des Weckers als Signal zum Aufstehen erkenne.

In der Medizin heißt das zum Beispiel, dass Laborbefunde oder EKGs ohne Interpretation wertlos sind, denn erst wenn ich sie richtig verstehe (= deute), komme ich zu einer Diagnose und damit zu einem geeigneten Behandlungsansatz. Es geht immer wieder um dasselbe, gleichgültig, ob ich etwas mit EKG, mit Irisdiagnose oder per Muskeltest aufdecke.

Dass Datensammlung ohne Deutung nicht nur in Gesundheit und Medizin ratlos macht, habe ich in einem ganz anderen Zusammenhang erleben dürfen:

Ich habe vor Jahren einmal eine Computer-Horoskop-Analyse erstellen lassen. Da standen nebeneinander vielfältige Informationen über mich und mein Leben, je nachdem, welche Planeten wie aspektiert waren und in welchen Häusern sie standen. Am Ende kam ein Konglomerat von teilweise gegenteiligen Einzelaussagen heraus, aus dem ich mir nach Belieben mein Lebensmenü hätte zusammenstellen können – »erfasst« oder gar erkannt fühlte ich mich dadurch nicht, genützt hat es mir auch nichts.

Später erlebte ich eine Analyse durch einen Astrotherapeuten, der ebenfalls meine Daten über EDV erstellte. Aber er klinkte sich dermaßen mit seinem Wissen und seiner Offenheit in die »Felder« ein, dass ich fast vom Stuhl gefallen bin, wie exakt er mich, ohne mich zuvor zu kennen, erkannt und beschrieben hat. Mit diesem Spiegel konnte ich dann sehr viel für mein Leben anfangen.

Deutung ist notwendig, muss aber flexibel bleiben. Sobald sie sich fixiert, wird sie zur Überzeugung, die aus dem Kann ein Muss macht. Solange Deutung flexibel ist, lässt sie eine Meinung zu, ohne zur Überzeugung zu verhärten. So kann man aus der Tatsache, dass Pflaumen grün sind, richtig folgern, dass sie noch unreif sind und Bauchweh machen. Der Fehlschluss wäre allerdings, dass generell grüne Pflaumen unreif sind und Bauchweh machen – siehe Reineclauden. Damit würden wir dann direkt wieder bei einer (unrichtigen) Überzeugung landen.

Um den Patienten von der Deutung zu den nötigen Konsequenzen zu führen, ist der Muskeltest eine große Motivationshilfe, weil er ihm seine Reaktionen am eigenen Leibe zeigt. Dennoch ist er kein Garant, dass das Mobiltelefon vom Nachttisch verschwindet, wenn keinerlei Erklärungen mitgeliefert werden.

Am ärgsten erlebe ich die fehlende Motivationskraft, wenn Mütter ihre kranken Kinder testen lassen und die Ergebnisse zu Hause dem Vater gegenüber vertreten müssen. Da die Väter den Testablauf nicht mitverfolgt haben, lassen sie sich nicht gern von einem für sie oft fremden bis suspekten Untersuchungsinstrument noch »suspektere« Konsequenzen vorschreiben. Kaum ein denkender Mensch wird sich allein dadurch motivieren lassen, wenn ausschließlich der Muskeltest als Argument herangezogen wird.

Demgegenüber sind Patienten erstaunlich offen auch gegenüber manchen Merkwürdigkeiten, wenn ich als Therapeutin die Zusammenhänge durchschaue und in verständliche Worte fasse. Dann kann der Muskeltest eine »Beweishilfe« sein. Da ich es mir grundsätzlich zur Gewohnheit gemacht habe, Testergebnisse plausibel zu vermitteln, stören auch die wenigen Verständnislücken nicht mehr, die wir zwangsläufig manchmal in Kauf nehmen müssen.

Sich um die entsprechenden Erklärungen zu bemühen, ist vielleicht eine persönliche Marotte von mir, aber sollte sie nicht doch ein selbstverständlicher Bestandteil jeder Untersuchung sein, sei sie konventionellmedizinisch oder komplementär?

Spätestens wenn ich selbst Patientin bin, fühle ich hautnah den Unterschied, vor vollendete Tatsachen gestellt oder in einen Erkenntnisprozess einbezogen zu werden.

Beim Muskeltest ist das eher mehr erforderlich als weniger, weil auch seine Verbindung zu unbekannten Wahrnehmungskanälen und seine Reaktion auf unterschwellige Reize unserem alltäglichen Denken (noch) fremd sind. Er macht Informationen zugänglich, die wir »mit bloßem Auge« nicht erkennen können, er ist ein Sprachrohr für Instanzen in uns, denen die hörbare Stimme fehlt. Damit ist der Muskeltest als Augenöffner zu verstehen, um Ein-blick zu gewähren und Ein-sicht zu erreichen. Einsicht kann man aber nur gewinnen, wenn man etwas durch-schaut, womit ich mal wieder bei meinem Plädoyer für Transparenz beim Muskeltest angekommen bin.

> Schließlich ist es gerade seine Funktion und seine Stärke, Informationen von der unbewussten auf die bewusste Ebene zu befördern – für den testenden Therapeuten ohnehin, und möglichst auch für den Patienten.

Wenn der Test nicht nur als Entscheidungshilfe für eine Medikamentenverordnung eingesetzt wird, ist der Testende als verständlicher Übersetzer gefordert und übernimmt (Mit)Verantwortung für das (Be)Handeln des Patienten.

Damit steigt aber auch eine andere Verantwortung: Um den Patienten zu Konsequenzen zu motivieren (manchmal aufwendig und unliebsam, wie Zahnsanierungen), müssen wir uns auf den Wahrheitsgehalt des Tests verlassen können – was wir weitestgehend erreichen, indem wir Bewusstheit und Offenheit in die Muskeltestuntersuchung mitnehmen.

Erleichternd und zugleich erschwerend kommt hinzu, dass der Patient dem Muskeltest zu vertrauen gelernt hat; erleichternd ist dabei, dass die selbst gespürte Testreaktion ihn eher motivieren dürfte. Erschwerend ist dieses Vertrauen durch die noch stärkere Abhängigkeit des Patienten von der Integrität des Therapeuten, an den damit der hohe Anspruch der Selbstreflektion gestellt wird.

Und so schließt sich der Kreis, wir sind wieder bei der Bedeutung der Offenheit und der Bewusstheit des Testenden angelangt.

In Kürze für Eilige:
Die beiden therapeutischen Qualitäten, die zwangsläufig im Kommunikationsfeld von Untersucher und Patient mitbestimmen, sind fachliche Kompetenz und Rezeptivität. Rezeptivität erfordert Unvoreingenommenheit; die dafür erforderliche Offenheit umfasst die Fähigkeit zur Selbstwahrnehmung, die Bereitschaft, unliebsame Ergebnisse zu akzeptieren, und entspannte Konzentration.

Das Instrument Muskeltest prädestiniert zur Bewusstmachung und damit auch zur Begleitung des Patienten in Mündigkeit und Eigenverantwortung. Der Testende sollte in der Lage sein, im Rahmen seines Fachgebiets die Ergebnisse des Muskeltests zu interpretieren und dem Patienten rückzuübersetzen, um ihn zu nötigen Konsequenzen zu motivieren.

Praxisempfehlungen

Der rote Faden:
Wie ich in der Praxis Schwerverdauliches angemessen zuzubereiten oder zu vermeiden lernte.

Ich kann mir gut vorstellen, dass sich einige Leserinnen und Leser nach dem üppigen Menü des Kapitels »Konsequenzen« fragen werden: »Auch wenn mir das alles einleuchtet – kann man das überhaupt konkret und praktisch in der täglichen Arbeit umsetzen?«

Drei Punkte haben sich zur Arbeitserleichterung bewährt:

- eine angemessene Größe der Testportionen
- gute Verdaubarkeit der Inhaltsstoffe
- der passende Rahmen, in dem serviert wird

Angemessene Portionen

In den Ausbildungen zur analytischen Kinesiologie habe ich öfter erlebt, dass Kursabsolventen begeistert nach Hause gingen, sich inspiriert und schwungvoll in ihrer Praxis ans Ausprobieren machten –

und im folgenden Kurs von ihren Enttäuschungen berichteten. Sie hatten alles Nötige mitgenommen und verstanden, nur in der konkreten Anwendung wollte nichts wirklich klappen.

Ich staunte immer wieder, wenn ich erfuhr, womit manche Kursabsolventen »geübt« hatten: Mit allem auf einmal! – Ohne je zuvor jongliert zu haben, versuchten sie jetzt fünf Bälle auf einmal in der Luft zu halten ... Sie hatten sofort nach Rückkehr vom Seminar gerade an ihren kränksten Patienten mit den schwierigsten Krankheitsbildern (die ja am dringendsten warteten) die ganze Palette der analytischen Kinesiologie zu testen versucht, vom Alarmpunkt-Check-up über alle Modalitäten zu sämtlichen geschwächten Punkten bis hin zu den ausgleichenden Therapien einschließlich der Dosierungen. Dass diese Therapeuten nach derartigen Anstrengungen und meist frustrierenden Ergebnissen dann überhaupt der Methode treu geblieben sind, muss ich mit Bewunderung anerkennen.

> »Alles auf einmal« ist auch in der Kinesiologie eine fast unmenschliche Überforderung, mit der man sich nicht quälen sollte. Motivation braucht Erfolg. Den erleben wir jedoch nur, wenn wir die Trainingseinheiten richtig dosieren und nicht unter der Anforderung zusammenbrechen.

Die ersten Übungsbausteine müssen deshalb handlich sein und möglichst sinnvoll aufeinander aufbauen. Mit einschleichender Dosierung gewinnt man in der Praxis am schnellsten Sicherheit im Umgang mit dem Muskeltest, um sich nach und nach ins Virtuose zu steigern.

Also nicht gleich mit Ursachenforschung bis ins Detail starten, und schon gar nicht mit einem kompletten Check-up oder sonstiger komplexer Methodik.

Überschaubare Testeinheiten lassen sich nicht nur leichter trainieren, sondern ermöglichen auch rasche Rückmeldungen, mit denen wir ihre Verlässlichkeit prüfen können. Erst wenn das Instrument seine Tragfähigkeit bewiesen hat, sind wir sicher genug für die nächsten Schritte. Und erst aus der zunehmenden Sicherheit heraus wird unser Bewusstseinsfeld klar und kraftvoll, ebenso wie die Sicherheit, die wir ausstrahlen, die Akzeptanz bei Patienten und anderen Testwilligen fördert.

»Kleine Portionen« in diesem Sinne sind beispielsweise die Rastertests. Es lohnt sich, mit ihrer einfachen Systematik (nach Vorgaben wie »notwendig«, »sinnvoll«, »optimal«, »unschädlich« usw.) all das herauszufiltern, was für unseren individuellen Probanden von Nutzen ist. Das können sein

- Verträglichkeit von Nahrungs- oder Körperpflegemitteln
- Medikamente
- Therapiewege
- optimale Diagnoseverfahren
- Auslöser für Symptomverschlechterung
- energetische Hilfsmittel ... und vielerlei mehr.

Solche Tests sind leicht zu überschauen und linear zu verfolgen; Fehler oder Erfolge, die in einer komplexen Systematik eher versteckt blieben, lassen sich direkt zuordnen – »learning by doing«.

- *Eine Hals-Nasen-Ohren-Ärztin testet an jedem Patienten jedes Medikament aus – einschließlich Antibiotika. Damit sind Wirkung und Verträglichkeit gewährleistet, womit die Therapie effektiv und ökonomisch wird. Kurzfristiges Feedback verschafft ihr Sicherheit im Testen und stärkt in schwierigeren Fällen das Vertrauen in weniger überschaubare Testergebnisse.*
- *Ein Chirurg nutzt den Muskeltest bei jedem unklaren klinischen Befund als Zusatzinformation für Entscheidungen, sowohl diagnostisch wie therapeutisch; in Zweifelsfällen geht er den Weg, den der Test empfiehlt – und hat ihn im Nachhinein immer als richtig bestätigt gefunden. Das ist nicht nur für den Therapeuten ein Erfolgserlebnis!*
- *Eine Gynäkologin macht jede Entscheidung zur Intervention – sei es in der Geburtshilfe oder bei der Wahl der Pille, bei Menstruationsbeschwerden oder bei der Therapie von Krebserkrankungen – mit vom Muskeltest abhängig – und hat damit nur zufriedene Patientinnen.*
- *Ein Chefkardiologe testet die Notwendigkeit invasiver Diagnostik aus (z. B., ob eine Herzkatheteruntersuchung zur weiteren Klärung erforderlich ist) – und hat immer Recht bekommen.*

Auf diese Weise findet die Kinesiologie sogar Eingang in den konventionellen Praxisalltag, ohne gleich das System zu sprengen. Selbst wenn man es bei diesen kleinen Portionen belässt, weil Mut, Kenntnisse oder Übung für die nächsten Schritte der analytischen Kinesiologie nicht reichen, wird der Muskeltest Patienten glücklicher und Therapeuten zufriedener machen.

Wenn man das wertvolle Potential des Testinstruments nicht verschenken will, wartet nach etwas Übung das eigentliche Highlight der medizinischen Arbeit, die Ursachenforschung, auf Therapeut und Patient. Über die Modalitäten bis hin zur genauen Differenzierung zu testen, fordert schon einiges an Hintergrundwissen und Überblick, die jetzt hinzukommen (sofern man davon nicht schon zuvor ausreichend Ahnung hatte).

Aber auch da muss man sich den Einstieg nicht unnötig schwer machen. Niemand erwartet, dass wir uns bis ins letzte Detail auskennen, für jede Spezifität gibt es jemanden, der davon mehr weiß als wir – Personen, Bücher, Kurse. Also müssen wir nicht von Anbeginn alles wissen und berücksichtigen bis hin zu den kompliziertesten Ausleitungen, Strahlungsfeldern oder Wechselwirkung der Zähne.

Wer sagt, dass wir alles, wohin uns der Test führt, mutterseelenallein abarbeiten müssen? Natürlich brauchen wir Kompetenz, aber am Anfang endet die vielleicht beim Grundwissen über die Modalitäten.

Auch ich brauchte und brauche heute noch Zusammenarbeit mit anderen, die mein Wissen ergänzen oder auffüllen. Als ich die ersten Male auf Zähne als Krankheitsursache stieß, war ich heilfroh, dass im selben Haus ein ganzheitlich orientierter Zahnarzt praktizierte, der mich über solche Hintergründe aufklärte. Ich testete also beim Patienten eine Störung an den Zähnen, lokalisierte sie in etwa und schickte ihn zum Abgleich zum Zahnarzt. Da war und ist meine Grenze, und das ist gut so, denn es entlastet mich, dass dann ein anderer die Verantwortung übernehmen »darf«.

Nicht anders ging es mir mit exogenen Störfeldern: Grundkenntnisse über Geopathie und Elektrosmog eignete ich mir zwar selbst an, aber ich atmete auf, wenn ein Fachmann mich in meinen Testungen bestätigte – und ich wusste, ich konnte jeden schwierigeren Fall entspannt an ihn abgeben.

Natürlich erweiterte die eigene Neugier und in gewissem Umfang auch die Notwendigkeit eines Basiswissens schrittweise mein Wissensspektrum, aber es entlastet sehr, wenn ich beim Einstieg in einen neuen Bereich, wie z. oB. feinstoffliche Arbeit generell, nicht »alles auf einmal und das sofort« bewältigen muss.

Erfahrungstipp daraus: Erst einmal die Sortierhilfe der Modalitäten dazu nutzen, überhaupt mit dem Patienten in die richtige Richtung zu schauen, dann klären, ob wir das Gebrauchte selbst abdecken können oder ob wir ihn weiterleiten müssen (es geht nichts über gute Netzwerkarbeit!). Wenn wir uns selbst schlau machen können, gehen wir weiter; wenn nicht, geben wir ab.

Das mache ich heute nach so vielen Jahren und Erfahrungen nicht anders. Dadurch, dass ich am liebsten die psychisch-geistigen Prozesse der Patienten begleite und mich darin als Fachfrau empfinde, bin ich nicht in jeglicher Hinsicht aller alternativmedizinischen Entwicklungen auf dem aktuellen Stand – aber ich weiß, wo ich gegebenenfalls die notwendigen Informationen bekomme oder Ansprechpartner finde.

»Kleine Portionen« sind bei mir übrigens auch weiterhin erhalten geblieben. Ich gehe in meiner Praxis nur selten auf mehr als eine Ursachenmodalität pro Sitzung ein, in der Regel konzentriere ich mich auf einen bzw. den vorrangigen Aspekt, sofern es mehrere Ursachen für eine Erkrankung gibt. Das heißt, entweder verfolge ich in einer Sitzung die biochemischen Störungen über den Test von Nosoden und Ausleitungsmitteln einschließlich Dosierungen und Einnahmemodus, um am Ende dem Patienten einen genauen Behandlungsplan an die Hand zu geben. Damit ist dieser Teil der Behandlung »rund« bis hin zu allen Erklärungen, mit denen der Patient ein Verständnis für die Krankheitszusammenhänge bekommt.

Oder ich widme mich im Test den strukturellen oder energetischen Ursachen, wieder jeweils bis in die einzelnen erforderlichen Konsequenzen, seien es Zahnarztbesuche, Elektrosmoganamnese usw.

Oder ich beginne mit dem Patienten eine kinesiologische Psychositzung – dann wiederum stelle ich alle anderen Modalitäten zurück.

Diese Portionierungen sind für alle Beteiligten gut verdaulich. Die Patienten gehen nach diesen in sich abgerundeten Sitzungen klar und zufrieden nach Hause, weil sie verstanden haben, worum es geht und was sie zu tun haben. Und auch ich selbst bin immer noch klar im Kopf, was ich von Zeiten, als ich alles auf einmal in eine Sitzung gepackt habe, nicht sagen kann.

Ich bin übrigens sicher, dass meine Verteilung auf mehrere Arbeitseinheiten sogar insgesamt weniger Zeit (und damit den Patienten weniger Geld) kostet als Marathonsitzungen mit wuseligem Ausgang, da ich an die klaren (und dokumentationsfähigen) Testverläufe immer wieder leicht anknüpfen kann.

Erst ganz am Ende der Übungsleiter empfehle ich generalisierte Check-ups, bei denen der Patient nicht nur auf die Ursachen seiner Symptome hin getestet wird, sondern darüber hinaus eine Bestandsaufnahme sämtlicher relevanter Störungen erfolgt. Sie steht logischerweise nicht am Anfang der Arbeit mit dem Muskeltest, sondern folgt, wenn wir uns königlich souverän fühlen im Vorlauf einfacherer Testungen, als krönender Abschluss.

Also:

- zunächst einmal die Technik im Schlaf beherrschen
- dann die Test*funktionen* üben, bis sie automatisch »sitzen«
- dann schrittweise Erweiterung der Methodik und der Inhalte

Mentale Verdaubarkeit

Aber mit den gut verdaulichen Zeiteinheiten allein war es in meiner Praxis nicht getan, als die Kinesiologie Einzug hielt. Verdaubarkeit ist ja nicht nur eine Frage der Quantität, sondern auch der Qualität. Und so stand für mich an, zu entscheiden, *wie* ich in der Praxis »verdaubar« mit dem Muskeltest umgehe.

Wie wichtig es mir ist, den Patienten zur Kooperation zu gewinnen, war bisher wohl kaum zu überlesen. Damit die Patienten durchschauen, was dort mit ihnen und in einer Sitzung geschieht, informiere ich sie schon vor der ersten Testung über den Muskeltest, um sie damit warm werden zu lassen. Wenn möglich, gebe ich ihnen etwas Vorlauf, sich diesem ungewöhnlichen Instrument zu nähern, indem ich ihnen meine Bücher oder unsere Informationsfilme ausleihe, und in einem angemessenen Umfang versuche ich auch ihre Fragen zur Methode zu beantworten.

Während des Testens lasse ich sie dann an den Arbeitsschritten so verständlich wie möglich teilhaben und mache das Vorgehen transparent. Das beginnt damit, dass ich Suchraster nicht nur für mich definiere, sondern auch ausspreche, und führt weiter, indem ich die Testresultate verständlich kommentiere. Dabei muss nicht unbedingt alles bis ins Letzte übersetzt und verstanden werden, aber ich gebe dem Patienten zumindest die Chance, am Ablauf teilzunehmen.

Daraus versteht sich ganz von selbst, dass ich im weiteren Verlauf der Untersuchungen alles vermeide, was fragwürdig oder unseriös wirkt, zumindest soweit es meinem Einfluss unterliegt. Das heißt, ich setze nicht alles ein, was »kinesiologisch machbar« ist, sondern respektiere die Weltsicht meiner Patienten. Die meisten von ihnen kommen nicht aus der Esoterikszene. Ihnen mag schon der Test selbst merkwürdig bis obskur erscheinen, für sie ist es starker Tobak, dass ich durch Verpackung und Pullover hindurch eine Substanz testen kann. Deshalb mute ich ihnen möglichst wenig Unverdaubares zu und vermeide Testungen, die mich in Erklärungsnotstand bringen.

Konkret heißt das, dass ich so gut es geht den Kontakt zur Materie halte. Natürlich weiß ich, dass – wie auch immer das vermittelt werden mag – ein Zettel mit einer darauf benannten Frage oder Substanz, z. B. einem Medikament, seine Information ebenfalls ins Informationsfeld einbringt. Aber muss ich mich unbedingt von einem Physikprofessor oder einer Lehrerin fragen lassen, seit wann der Bauchnabel lesen kann?

Ebenso habe ich (nachdem ich gesehen habe, das es klappen kann) davon Abstand genommen, das Unterbewusstsein per Muskeltest zu befragen, in welchem Buch auf welcher Seite ein wichtiger Hinweis für unsere Arbeit steht. Auch dieser Test funktioniert, aber muss ich alles tun, nur weil es geht?

Die Achtung vor meinen Patienten und vor meinen Kursteilnehmern drücke ich unter anderem auch darin aus, sie nicht mit Ungewöhnlichem zu überstrapazieren. In der Anfangszeit unserer Seminare geschah das öfter, indem wir Spektakuläres um der Effekte willen demonstrierten; seit ich merkte, dass es die Teilnehmer eher in eine falsche Richtung lockte und dass meine Motivation in dem Falle nicht so sehr das Lehren, sondern das Beeindrucken war, ließ ich die Finger davon.

> Respekt ist auch einer der Gründe, weshalb ich den »nonverbalen« – d. h. telepathischen – Dialog mit dem Unterbewusstsein des Patienten vermeide. Auch da weiß ich, dass es funktioniert – aber warum sollte ich das tun?

Natürlich habe ich, besonders anfangs, hin und wieder stumm getestet. Ich hatte mir gar keine weiteren Gedanken darüber gemacht, sondern übernommen, was ich gelernt hatte. Bis mir eines Tages ein Patient sagte, dass er meine Kommunikation mit seinem Innenleben ziemlich unverschämt fände, wenn er nicht zuhören dürfe. Ob ich mir eigentlich mal klargemacht hätte, wessen Innenleben das sei, und dass ich ihn dadurch geradezu entmündige?

Das traf. Seitdem sehe ich keinen Grund mehr, telepathisch zu testen. Lieber schule ich meine Sprache und Kommunikationsfähigkeit, als dass ich meine, ich bräuchte Informationen, die der Patient selbst nicht hören darf.

Damit bin ich zwangsläufig auch kein kinesiologisches Murmeltier mehr. Auch das hatte ich unreflektiert übernommen: Ich benutzte den Arm des Patienten öfter »über seinen Kopf hinweg«, indem ich nacheinander zügig eine Frage nach der anderen brummelte und am Arm ablas, was das Un(ter)bewusste dazu meinte. Natürlich habe ich am Ende den Patienten darüber informiert, habe ihn sozusagen vor vollendete Tatsachen gestellt, aber an dem, was da passierte, hatte er keinen Anteil.

Als ich selbst später wieder einmal auf diese Weise getestet wurde, fühlte ich mich äußerst unbehaglich. Ich nehme mal an, dass ich mich da nicht wesentlich von anderen Patienten unterscheide, und so machte ich mir klar, was ich selbst als unangenehm empfand und in welcher Weise ich als Therapeutin in meiner Praxis damit umging. Wenn ich selbst das doch nicht mochte, warum mutete ich es meinen Patienten zu?

Also entschloss ich mich gegen Selbstgespräche am Patientenarm und für eine jederzeit klare und offenkundige Kommunikation, obwohl ich es, besonders zu Beginn, manchmal ziemlich anstrengend fand, die richtigen Worte zu suchen.

Diese Anstrengung machte mir aber auch einen weiteren Aspekt klar:

> Wie kann ich mir, wenn schon die ausgesprochenen Worte nicht so einfach zu formulieren sind, wirklich sicher sein, dass ich beim Stummtesten und in der Murmelkommunikation eindeutig formuliere?

Wenn ich meine eigenen Worte ausgesprochen höre, habe ich Gelegenheit, sie noch einmal mit meiner eigentlichen Absicht und dem Gedankengang abzugleichen – stimmen sie wirklich so überein, dass vom Patienten eine verlässliche »Antwort« gegeben werden kann?

Oder kommt dann über den Muskeltest ein verqueres oder unvollständiges Echo zurück, bei dem aus dem »Bürgermeister von Wesel« der berühmte »Esel« wird?

Als letzte kurze Anmerkung möchte ich noch ein Seitenargument gegen den Stumm- und den Murmeltest hinzufügen: Ich halte das bewusst gemachte und ausgesprochene Wort energetisch für weitaus klarer und stärker als das gedachte – und damit wird es sich kraftvoller im Miteinander auswirken, was ja letztlich die Absicht unserer Arbeit ist.

Der Rahmen

Hier zum Schluss nur noch kurz und knapp und der Vollständigkeit halber etwas zum Rahmen meiner Testungen:

Selbstverständlich sorge ich für ein Ambiente, in dem meine Testsitzungen ungestört und zentriert ablaufen können. Noch wichtiger ist mir aber, dass ich selbst bei meiner Arbeit in guter Verfassung bin, soweit ich es in der Hand habe. Deshalb hatte ich es mir bald abgewöhnt, größere Testsitzungen an meine allgemeinen Hausarzt-Sprechstunden anzuschließen. Zumindest musste ich zuvor eine ausgiebige Mittagspause genossen haben, später reduzierte ich dann meine offiziellen Sprechzeiten und plante eigens einen Tag für diese Extraarbeit ein.

Schließlich nahm ich das mit der »Zentrierung« so genau, dass ich mich ganz aus den Zwängen des Kassensystems ausklinkte. Heute sorge ich mehr denn je dafür, dass ich genug Zeit für den Patienten, aber auch genug Zeit für mich selbst habe. »Instrumentenpflege« nenne ich das.

In Kürze für Eilige:
Sicherheit wird gewonnen durch kleine Trainingseinheiten beim Muskeltest, deren Ergebnisse durch Rückmeldungen und Verlaufskontrollen rasch überprüft werden können.

Die Akzeptanz bei Patienten erhöht sich durch Vorinformation und Beteiligung am Testablauf sowie durch »zumutbare« Vorgehensweise.

Die Rahmenbedingungen sollten eine entspannte Zentrierung fördern.

Die Arbeit mit Psyche, Geist und Seele

Der rote Faden:
Was Geist und Seele so bedeutsam macht für jede Heilung und warum es so schwer ist, zu entscheiden, wer wen wie mit dem Muskeltest dabei begleiten darf.

Dass grundsätzlich alle Aspekte und Empfehlungen für den therapeutischen Umgang mit dem Muskeltest unmittelbar auch für die psychologische Arbeit gelten, braucht sicher kein eigenes Kapitel. Andererseits lohnt es sich, der »Psychoarbeit« (speziell AKP) hier etwas eigenen und weiteren Raum zu geben:

- Die Arbeit mit Psyche und Geist wirkt auf einer übergeordneten Ebene, indem sie einen bewussteren Umgang mit sich und dem Leben allgemein begünstigt. Dadurch erübrigen sich etliche direkte Interventionen auf der materiell-medizinischen Ebene.
- Psychische Prozesse mit Kinesiologie zu begleiten, bringt spezifische Chancen und Risiken, die sich nicht unmittelbar explizit aus den allgemeinen Testbedingungen herleiten.
- Therapeuten haben die Chance, durch das Instrument, das sie anwenden (Kinesiologie), sich selbst als »Instrument« zu vervollkommnen.

Der ordnende Einfluss

Wer durch eine sinnorientierte Psychotherapie sich selbst, seine Potentiale und Eigenheiten kennen und lieben lernt, wer alte Abwehrstrategien aufgeben kann, weil sein kraftvolles Selbst eigenständig das Leben gestaltet, wird fast schon zwangsläufig etwas in seinem Leben verändern.

Persönlichkeitsentwicklung ohne Bewusstwerdung ist gar nicht möglich, das gilt nicht nur für den praktischen, alltäglichen Umgang mit uns selbst, sondern lässt sich nicht lösen von den Systemen, in denen wir leben, seien es Familie, Arbeitsplatz, Gesellschaft.

Mit sich selbst ins Reine zu kommen, hat nicht nur psychosomatisch, sondern auch ganz praktisch medizinische Folgen: Suchtverhalten reduziert sich, krankmachende Einflüsse werden aus einem gesunden Selbstgefühl heraus immer deutlicher gespürt und gemieden.

Der wachsende Kontakt zu eigenen (echten) Bedürfnissen und zum Empfinden für sich selbst zieht demnach schon fast automatisch eine bewusstere und damit fast immer gesündere Lebensführung nach sich.

Wie sagt schon Paracelsus so treffend: »Achtet darauf, damit ihr nicht den Leib mit Arzneien behandelt, denn das ist vergeblich. Behandelt aber den Geist, dann wird der Leib gesund.«

Damit wird die Arbeit mit Psyche und Geist zu einer entscheidenden Schaltstelle im Leben, die in der Regel von dort her mehr generelle Veränderung bewirkt, als wenn wir auf der körperlichen Ebene ansetzen. Selbst eine Ernährungsberatung dürfte effektiver greifen, wenn der Mensch einen guten Umgang mit sich selbst sucht, als wenn diese nur autoritätsgläubig befolgt wird.

Insofern »lohnt« sich – und das sogar bis ins Portemonnaie hinein – eine derartige Bewusstseinsbegleitung, die jedoch ohne Aufarbeitung der eigenen Einstellungen und emotionalen Prägungen kaum möglich ist. Zunächst müssen unsere psychischen Fesseln wie Ängste, Depressionen, Süchte und Kompensationsstrategien sich lösen – wozu die Kinesiologie einen ungeahnt effektiven Beitrag leisten kann.

Psyche trifft Kinesiologie

Wie gesagt, die Grundsätze der Arbeit mit dem Muskeltest gelten natürlich in allen Einsatzbereichen, in der Psychotherapie nicht weniger als in der medizinischen Untersuchung oder bei beratenden Tätigkeiten. Egal in welcher Berufung, wir brauchen beim Muskeltest Wissen, Rezeptivität und Offenheit, Empathie und Kommunikationsfähigkeit sowie undogmatische Führungsqualitäten. Über diese Grundqualitäten (kinesiologisch) therapeutischer Arbeit hinaus gelten aber für den Umgang mit Psyche und Geist noch einige spezielle Gesichtspunkte:

- Grenzen von Kompetenz und Legitimation sind, im Vergleich mit dem rein Medizinischen, eher verwaschen.
- Stärker als im medizinischen Bereich verknüpft sich die Persönlichkeitsarbeit am Patienten mit der Persönlichkeit des Therapeuten.
- Noch mehr als in der medizinischen Arbeit geht es in der psychischen Begleitung darum, Zusammenhänge zu verstehen und dem Patienten zurückzuspiegeln.
- Eine psychotherapeutisch aufdeckende Sitzung erlaubt dem Therapeuten kaum »kleine Trainingseinheiten«, sondern fordert »alles oder nichts«.

Nun ist es nicht nur für mich, sondern für viele andere Therapeuten und Berater ein absolutes Highlight, mit der Kinesiologie emotionale Altlasten aufzulösen und seelische Entwicklungen zu begleiten. Sind schon die Ergebnisse der Kinesiologie im »materiell«-medizinischen Sinne sensationell, so bin ich noch stärker beeindruckt, wie sich durch Integration sehr einfacher Elemente in eine Therapie deren Effektivität potenziert. Es ist für mich trotz unzähliger positiver Erfahrungsberichte jedes Mal wieder sensationell zu erleben, wie sich Patienten mit Hilfe von Muskeltest und Stress-Release in ein freies, authentisches und gesundes Leben entwickeln.

Bei dem Potential, das in diesen Instrumenten liegt, wäre es einerseits unverständlich, es nur in Hände hochqualifizierter Seelenspezialisten legen zu dürfen, andererseits verführt die Faszination über die Möglichkeiten auch zu allerlei Nonsens, manchmal sogar zu Missbrauch.

Schwierig ist also die Frage, wer denn nun an diesem Instrument teilhaben darf und wer warum eigentlich nicht.

Mit anderen Worten: Was qualifiziert einen Menschen, einen anderen in seinen Krisen und Problemen mit Kinesiologie zu unterstützen?

Es ist nicht meine Aufgabe, über Qualifikationen zu befinden. Vielleicht mögen Sie sich aber aus einigen Gedanken dazu selbst ein Bild machen und eine Meinung bilden – als suchender Patient oder als therapeutischer Begleiter (oder auch als Kritiker dieser Methoden).

Selbst in der medizinischen Betreuung lassen sich stellenweise keine eindeutigen Grenzen ziehen von Dürfen und Nichtdürfen, und doch fällt dort die Orientierung leichter: Beratung zu gesunder Lebensführung, Ernährungsfragen, Bewegungstraining – also Prävention im weitesten Sinne – oder Selbstmedikation bei Bagatellerkrankungen sind auch für Nichttherapeuten legitim. Aber jeder Nichttherapeut dürfte die Grenze kennen, niemandem den Bauch aufzuschneiden, Diagnosen zu stellen oder ein verschreibungspflichtiges Medikament zu verabreichen (was katastrophale Folgen haben kann: Während meiner Klinikzeit starb einmal eine Patientin, die wegen zu hohen Blutdrucks von ihrer Freundin eine Betablocker-Tablette angenommen hatte – sie war Asthmatikerin, und der durch das Medikament induzierte Anfall ließ sich selbst mit intensivmedizinischen Maßnahmen nicht durchbrechen).

Analog gilt das für den Muskeltest im Dienste der Medizin, nur soweit zu testen, wie wir als Therapeuten die Folgen einschätzen und die Verantwortung übernehmen können.

Was ist aber mit unserer Psyche?

In jedem Menschen steckt ein »kleiner Psychotherapeut«, der schon mitspricht, sobald er seinen Mitmenschen ehrlich fragt: »Wie geht's?«, spätestens aber, wenn die Herzensfreundin unseren Liebeskummer begleitet oder ein Arzt auch den beruflichen Nöten seines Patienten sein Ohr leiht. Da kenne ich Menschen, die als Laien kraft ihrer Persönlichkeit vielen Therapeuten gut das Wasser reichen können, da kenne ich aber auch Menschen, die meinen, dass sie das (z. B. aufgrund einer Methode) könnten; ebenso kenne ich legitimierte Therapeuten, denen es gelingt, Patienten erst richtig unglücklich zu machen, und ich kenne Therapeuten, die einfach nur grandios sind. Wonach bitte soll man sich da richten? Und, da wir nun einmal beim Thema Muskeltest und Kinesiologie sind, wie und wo und wann »darf« so was dann mit Kinesiologie unterstützt werden?

Keine Frage: Mit den meisten Selbsthilfeelementen der Kinesiologie kann man eigentlich nichts falsch machen. Das einfache Stress-Release für akute Notsituationen oder zur allgemeinen Stressbewältigung ist ein wirkungsvolles Erste-Hilfe-Instrument für sich und andere. (Sie erinnern sich? Dabei wird emotionaler Stress gelöst, indem man die Stirnbeinhöcker berührt, um zu einem belastenden Thema die Gehirnaktivität auszugleichen.)

Sich selbst oder jemand anderem einige Minuten die Stirnpunkte zu halten, während man noch eine Weile weiter an das Thema denkt, an das man ohnehin ständig denken muss (eine Fünf in Mathe, Ärger mit dem Liebsten, eine unerwartete Steuernachzahlung, nach einem Autounfall, vor einem unangenehmen Gespräch u. a.), hat nicht die Dimension einer therapeutischen Intervention, obwohl jemand durch Berührung be»hand«elt wird.

Solch ein Spontan-Stress-Release hilft immer, zumindest ein bisschen, und kann nie schaden, Kontraindikationen gibt es nicht, weil das Stress-Release die Ausgangssituation nicht verschlimmern kann. Es fängt nur eine akute emotionale Notsituation auf.

Das Ganze ändert sich in dem Moment, in dem der Muskeltest ins Spiel kommt. Er ist die Schnittstelle zwischen »Selbsthilfe« bzw. »Notfallmaßnahme« einerseits und »Therapie« andererseits. Für jeden, der Selbst- und Freundschaftshilfe betreibt, liegt hier die Grenze zur Therapie im klassischen Sinne, und hier muss die Frage von Kompetenz oder Nichtkompetenz neu überdacht werden.

Schlafende Hunde

Der Unterschied ist eindeutig: Sobald der Muskeltest in einer psychologischen Bearbeitung benutzt wird, wird irgend etwas aufgedeckt, das – meist aus gutem Grund – nicht an der Oberfläche des Bewusstseins liegt. Jeder Hinweis des Muskeltests weckt in uns etwas, das richtig gedeutet und verarbeitet werden will. Wenn man testet – das gilt schon für die medizinische Kinesiologie –, muss man mit dem, was herauskommt, auch etwas anfangen können. Und »anfangen können« heißt nicht, dann schnell nur die Hand auf die Stirn zu legen in der Hoffnung, damit würde sich alles regeln.

Wenn mit dem Muskeltest Stressoren ermittelt werden, holt jede Testung Informationen ins Bewusstsein, die mit Recht oft lange Zeit verdrängt worden sind. (Verdrängung ist die gesunde Überlebensstrategie, die wir benötigen, solange wir nicht fähig sind, selbstbestimmte Lösungen zu finden.)

In einer therapeutischen Sitzung helfen die Stressoren dem Patienten unter offener (Gesprächs-)Führung des Therapeuten, die Puzzlesteine seiner Erinnerung heraufzuholen und zusammenzufügen, um sich seiner Grunderfahrungen und seiner Reaktionsmuster bewusst zu werden.

Die Testergebnisse bieten dabei Kurskorrekturen oder Erweiterungen auf dem Weg zum Verstehen an, während das Wesentliche die kontinuierliche Resonanz zwischen Patient und Therapeut bleibt. Dies gilt auch, wenn durch die Stressbegriffe beim Patienten Assoziationen geweckt oder sogar unterdrückte Emotionen ausgelöst werden.

Ich teile nicht die Meinung einiger Psychotherapeuten, die aufdeckende Verfahren grundsätzlich ablehnen mit dem Hinweis, keine alten Wunden zu öffnen, sondern nur die Verarbeitungsstrategien zu stärken. Nicht umsonst macht sich ja das Unterbewusstsein über Jahre hinweg bemerkbar, z. B. durch Träume, Reinszenierungen oder persistierende Reaktionsmuster, die uns immer wieder in Sackgassen oder Unglück führen. Solange dies ohne erkennbare (Selbst)Heilungstendenz bleibt – d. h., dem Patienten müsste es zunehmend besser gehen –, kann es sich nicht um eine Verarbeitungsstrategie des Unterbewussten handeln, sondern ich kann es nur als anhaltendes oder dringlicher werdendes Signal zur bewussten Bearbeitung verstehen. Was nicht heißt, schwerste Traumatisierungen wie Krieg, Gewalt, Folter u. ä. ständig wieder aufzuwühlen. Zum großen Teil sind es ohnehin sogenannte Mikrotraumen, die uns einen Erfahrungsstempel aufgedrückt haben und bei Wiedererkennen nicht in anhaltende Dramen stürzen. Aber auch die Heilung schwerwiegender Traumen lässt sich angemessen begleiten. Wenn es uns real gelungen ist, schwierige oder dramatische Situationen zu bewältigen und emotional zu überstehen, dürfte der alleinige Blick zurück nicht schlimmer sein als die Erfahrung selbst. Um jedoch einen solchen Blick zu wagen, müssen zunächst Auffanginstanzen und Ressourcen in der Persönlichkeit entwickelt werden, die dann in der späteren (aufdeckenden) Verarbeitung Rückhalt geben. Diese selbstnährenden Qualitäten zu schaffen, ist u. a. ebenfalls eine wichtige Therapeutenaufgabe und kann nicht an Muskeltest plus Stress-Release delegiert werden.

Aufdeckende Verfahren, das versteht sich eigentlich von selbst, brauchen also theoretisches Hintergrundwissen und praktisches begleitendes Handwerkszeug.

Und genau an dieser Stelle wird es wieder schwierig, darüber zu befinden, wer denn nun darf und wer nicht. Seelisch-geistige Unterstützung umfasst eine riesige Bandbreite, angefangen von der schon erwähnten Freundschaftshilfe über Coaching und Beratung, Lernförderung und klassische Psychotherapie zur Krisenbewältigung bis hin zur Verarbeitung schwerer Traumatisierung, z. B. von Gewalt- und Missbrauchsopfern. Egal wie und wo der Muskeltest mitspielen soll, eines ist klar:

> Wer auch immer mit einem Klienten Stressoren austestet – also Un(ter)bewusstes aufdeckt –, muss im Rahmen seines (Be)-Handlungsauftrags dem gewachsen sein, was er zutage fördert.

Emotionale Stressoren auszutesten, ist wie das Wecken schlafender Hunde: Es geht meist gut, denn die meisten wollen dann nur gestreichelt werden; es kann aber ebenso gründlich danebengehen. Viele Hunde sind auch wach friedliche Zeitgenossen, und die meisten Muskeltestergebnisse hauen niemanden um.

Entsprechend haben schon etliche echte oder auch Hobby-Therapeuten sogar mit Schmalspurwissen der Kinesiologie und Unwissen der Psychotherapie anderen Menschen geholfen, und viele von ihnen haben im stillen Kämmerlein therapeutischer Grauzone richtig gute Arbeit geleistet. Sie bringen dann statt der definiert-therapeutischen Legitimation eine menschliche Qualifikation von Lebensklugheit und Reife ein, die mancher Methodik Konkurrenz macht. Das ist ja das Dilemma: Wer will darüber richten, wer nun befugt oder nicht befugt ist, wenn sich das, worauf es ankommt, gar nicht in direkt prüfbare Kriterien fassen lässt?

Mit Recht werden Sie an dieser Stelle vielleicht an den Selbstschutz des Patientenbewusstseins erinnern, das nur soviel an den Therapeuten per Test herausgibt, wie für seine derzeitige Situation angemessen ist. Das stimmt einerseits, ist jedoch keine Garantie dafür, dass ein Therapeut die Informationen des Unterbewusstseins richtig deutet.

Wenn nämlich innerhalb einer Sitzung eine Kombination emotionaler Stressoren beim Testenden auf Weltsichten, therapeutische Modeströmungen oder sonstige Überzeugungen trifft, können diese im energetischen Pingpong des Informationsfeldes ohne weiteres »Aussagen« zutage fördern, die das Echo einer eigenen Sicht sind, aber nicht die Wahrheit des Patienten.

Es gibt interessanterweise in der Gehirnforschung heute Belege dafür, dass wir unsere eigene Erinnerung mit Ereignissen »füttern« können (gut lesbare Dokumentationen hierzu finden Sie bei Manfred Spitzer: *Nervensachen* und *Nervenkitzel),* so dass wir etwas aus unserem Leben »finden«, das nie stattgefunden hat.

Wenn wir das Gehirn nicht als einen objektiven Speicher verstehen, sondern als einen interaktiven Resonator, dürfte es eben im Sinne unserer Feldtheorie auch das »auffangen«, was der Testende als Bedeutung »hineinlegt« – und damit seine eigenen Überzeugungen oder Steckenpferde bei Patienten wiederum per Muskeltest bestätigt bekommen.

So gelangen dann karmische Katastrophen, böse Geister oder dramatische Kindheitserfahrungen in den Test, deren Wahrheitsgehalt zweifelhaft ist. Ich kenne beispielsweise eine Praxis, in der vor Jahren geradezu ein Missbrauchsboom ausbrach: Jede Patientin wurde spätestens bei ihrem zweiten Besuch per Muskeltest davon überzeugt, dass sie sexuell missbraucht worden sei. In einer anderen Praxis wurde so ziemlich jeder zum Opfer einer Hexenverbrennung.

Ich bezweifle weder eventuellen Missbrauch noch Hexenverbrennung in früheren Leben – ich bezweifle nur, dass sich bei einer empathischen, rezeptiven Arbeit solche Themen ohne stabilisierende Vorarbeit in einer der ersten Sitzungen aufdrängen.

Obwohl unser Unterbewusstsein unglaublich klug ist – oder zumindest einer weisheitsvollen inneren Instanz unterstellt ist –, bügelt diese Instanz nicht jeden Flop aus und fängt nicht jede Dummheit ab. Selbst wenn ich glaube, dass am Ende alles, was geschieht, irgendeinen Sinn haben dürfte, möchte ich mich nicht darauf ausruhen. Vielleicht liegt am Ende der Sinn einer solchen Erfahrung sogar darin, therapeutische Qualitätsunterschiede beurteilen zu lernen und nach einem besser geeigneten Begleiter Ausschau zu halten?

Es reicht nicht, sich darauf zu verlassen, das Unterbewusstsein würde im anschließenden Stress-Release alles aufräumen, was beim unverständigen Herumstochern im Seelenleben losgetreten wurde.

Einiges spricht dafür, dass sich während des Stress-Releases durch die reflektorische Durchblutung bestimmter Hirnareale Nervenzellen über ihre Enden (Synapsen) neu verschalten. Das kann jedoch nur durch einen bahnenden Handlungsauftrag sinnvoll ablaufen, durch den die Hirnaktivität »weiß, wo es langgeht«.

Können Stressoren von Patient und Therapeut nicht in einen verständlichen Zusammenhang gebracht werden, werden möglicherweise im Stress-Release durch unzureichend eingeordnete Stressoren »Kurzschlüsse« ausgelöst, die den Patienten bestenfalls verwirren, schlimmstenfalls in Krisen stürzen. Ganz egoistisch betrachtet, möchte ich nicht allzu gern 5 Minuten vor dem nächsten Behandlungstermin den emotionalen Zusammenbruch eines Patienten auffangen müssen und warten, bis der Rettungswagen kommt.

Dauerbrenner

Die Sache mit den »schlafenden Hunden« ist eher selten – aber auch auf die sollte man vorbereitet sein, wie auf Glatteis im Winter.

Ein anderer Aspekt ist weniger dramatisch, dafür um so häufiger – das sind wieder einmal die unendlichen Geschichten. Werden sie im medizinischen Test von denjenigen geschrieben, die ungern über das eigene Fachwissen hinausschauen, so sind es in der psychischen Begleitung oft diejenigen, die sich mehr auf Methoden verlassen als auf das, was die Seele mit ihren Problemen oder über körperliche Signale ausdrücken und bewirken möchte. Das heißt, Psyche und Geist möchten ihre Botschaften *verstanden* wissen, anstatt dass ihre Sprache (die Symptome) durch methodische Maßnahmen einfach nur überspielt wird.

Unser Muskeltest ist nun mal ein ideales Instrument, um Verständnis zu erweitern, und psychologisches Grundwissen ist eine gute Ausgangsbasis dafür. Einfach nur Begriffe auszutesten, die wahllos per Stress-Release »abgelöst« werden, dient selten dauerhaft, um im Unterbewusstsein sinnvoll zu assoziieren und zu sortieren und eine effektive, anhaltende Veränderung zu bahnen.

Therapeuten, Kinesiologen, nette Menschen, die zum Arm greifen und Stressoren austesten, fahnden in Ermangelung psychologischen Wissens dann meist nach konkreten *Ereignissen* aus dem Leben des Klienten. Sie verstehen – und vermitteln es dementsprechend dem

Klienten – solche Ereignisse als Grundlage einer emotionalen Prägung.

Die Suche nach Ereignissen ist auch nicht durchweg falsch – allerdings ist sie nur die halbe Wahrheit und damit auf lange Sicht unzulänglich. Ihr liegt die Vorstellung zugrunde, das »Was« würde über unsere Persönlichkeitsentwicklung entscheiden. Erfahrungen belegen aber, dass es vielmehr das »Wie« ist, das den Menschen psychisch und geistig formt.

Unsere emotionalen Prägungen entstehen nur selten durch einmalige Ereignisse, zum Beispiel wenn ein Kind früh von der Mutter getrennt wird oder einen schweren Unfall erleidet.

Unsere Lebens*muster* aber werden subtil gewebt. Der stete Tropfen wiederholter Versagungen oder Kritiken, die atmosphärischen Einwirkungen, vorgelebte Weltsichten und dergleichen mehr – ja, manchmal sogar »zu gute« Vorbilder – hinterlassen viel tiefere Spuren im Umgang mit uns selbst und dem Leben als die allermeisten Einzelereignisse (die jedoch hin und wieder ein passendes Abbild einer solchen Grunderfahrung sind).

Werden die Bedürfnisse des Kindes altersgemäß erfüllt? – Kann es den Erwachsenen vertrauen? – Darf es sich seinen Anlagen entsprechend entfalten und verhalten? – Darf es seine Gedanken, Emotionen und Wahrnehmungen äußern und ernst nehmen? – Muss es eine unangemessene Rolle spielen? – Fühlt es sich verstanden, unterstützt, geborgen? – Hat es Regeln und Grenzen als Halt kennen gelernt oder nur als Einengung? – Welche Rollenbilder vermitteln die Erwachsenen?

Die seelisch-geistige Entwicklungsgeschichte eines Menschen hängt letztlich nicht von einer Sammlung von Einzelereignissen ab, sondern viele ähnliche, sich wiederholende Erfahrungen schleifen überwiegend unser Bild von der Welt und unser Selbstbild, das uns dann bis ins Erwachsenenalter hinein begleitet.

Wer jedoch als Therapeut nicht berücksichtigt, für welche Prägungen (= Primärerfahrungen) ein Kind in welchem Alter empfänglich ist, bleibt dem Patienten das Verständnis für Zusammenhänge schuldig.

Im Extremfall würden Hunderte von ereignisorientierten Stressablösungen nicht unbedingt den Durchbruch bewirken, dass der Patient wesentlich anders mit sich und dem Leben umgeht – Ereignisse gibt es schließlich unzählig viele, die wir nach und nach ausgraben können, und irgendwo lauert nach Erledigung des einen wieder ein neues.

So wird schon einmal aufgrund fehlender Entwicklung der Verdacht geäußert, dass da weitere ganz dramatische Erfahrungen »im Keller vergraben« sein müssen, und so starren die Patienten (und eventuell auch die Therapeuten) angstvoll auf etwas, das sich mit entsprechender Vorkenntnis als total oder weitgehend harmlos entpuppen würde. Anstatt dass der Patient traumatische Erfahrungen *überwindet,* kommt noch eine weitere – höchst überflüssige – hinzu.

Elementare Prägungen von Lebensmustern, die unserer gesunden Weiterentwicklung im Wege stehen, sind hingegen überschaubar – und damit ist es logisch und effektiv, an dieser Stelle anzusetzen, denn eine solche Therapie ist absehbar. Diese Muster aber zu identifizieren, will gekonnt sein.

Natürlich ist der Muskeltest an sich einfach; ebenso ist das Stress-Release prinzipiell einfach. Und es ist sogar recht einfach, mit dem Test Daten herauszufinden und ihnen ein bestimmtes Ereignis zuzuordnen.

Ein Muster zu erkennen, das zum Beispiel unserer Selbstentfaltung oder Beziehungsfähigkeit in die Quere kommt, fliegt uns jedoch als therapeutische Kunst nicht automatisch zu, wenn wir Stressoren testen können. Schließlich ist auch ein Steinblock einfach, ebenso Hammer und Meißel – daraus die Form eines Löwen herauszuziselieren, ist halt die Kunst.

Solche Lebensmuster müssen andererseits in Therapien nicht ausschließlich in unseren Kindheitserfahrungen erkannt werden. Als Muster finden sie sich quasi holographisch in allen Geschichten und Ebenen unseres Lebens wieder. So wird vermutlich auch die Reise in ein früheres Leben zu einer qualitativ ähnlichen Erfahrung führen, und häufig spiegelt ebenso das Hier und Jetzt der Patient-Therapeut-Beziehung dasselbe Muster wieder.

Wo wir dann ansetzen, bleibt wiederum letztlich der Vielfalt unserer therapeutischen Interessen und unserem Geschick überlassen. Den

Bezug zu Kindheitsprägungen herzustellen, liegt für unsere emotionale Verarbeitung jedoch am nächsten, ist für die Betroffenen stimmig und lässt sich gut handhaben.

Ein in der Kinesiologie bekanntes Hilfsmittel, das dem Prägungsmuster schon näher kommt, ist die Suche nach blockierenden Glaubenssätzen. Dabei werden vom Patienten vorgegebene Sätze formuliert, die etwas über sein Verhältnis zur Welt und zu sich selbst aussagen, und vom Therapeuten per Muskeltest auf Wahrheit (bzw. korrekter: Überzeugung) geprüft.

Aber auch diese Glaubenssätze lassen die Auflösung der Prägungsmuster unzulänglich, wenn sie nicht in einen Zusammenhang gefügt werden. Andererseits sind sie, wenn das Muster verstanden wurde, eine ideale Abrundung, um die Neuausrichtung zu bestärken.

Die Kunst des Therapeuten – und damit die Effektivität der Behandlung – liegt offensichtlich darin, den Patienten in seinem Thema, seinem Lebensmuster und seiner Potentialität zu erfassen und dies dem Patienten so widerzuspiegeln, dass dieser sich darin erkennt. Letztlich mag es dabei unwichtig sein, ob wir dazu den einen oder den anderen Weg wählen, die Reaktionsmuster zu entdecken und sie bewusst in eine gewünschte Richtung zu verändern.

Entscheidend erscheint die Fähigkeit des Therapeuten, mit seinem Klienten bestmöglich in Resonanz zu gehen. Diese Resonanzfähigkeit dürfte jedoch weitaus mehr in der Persönlichkeit des Therapeuten liegen als in jeglicher Methodik. Sein optimaler Beitrag? Eigene Selbstklärungsprozesse.

Selbstklärung

Psychisch-geistige Arbeit ist also eine zentrale Schaltstelle in der analytischen Kinesiologie – eigentlich in der Kinesiologie überhaupt, ebenso wie in der Therapie überhaupt. Sie ist einerseits Inhalt, andererseits Voraussetzung für gelungene therapeutische Begleitungen:

Um ein guter Psychotherapeut zu sein, brauche ich mich selbst in meiner ganzen durchlebten Persönlichkeit.

Als psychologischer oder psychotherapeutischer Begleiter kommt umgehend alles das den Patienten zugute, was ich an mir selbst entwickle und erarbeite – nicht in erster Linie als faktisches Wissen und instrumentelle Fertigkeit, sondern im Sinne ganz persönlicher Qualifikation. Ich erlebe immer wieder, dass ich - ohne Erweiterung der Methodik – in meinen Patienten zunehmend tiefer greifende Veränderungen anrege, je weiter ich mit mir selbst gekommen bin.

Im Rahmen unserer Seminare werde ich oft gefragt, wie man denn nun »ein guter Therapeut« werden könne, aber auch, woran man ihn erkennt, wenn man selbst Hilfe sucht. Ich kann nicht allgemeingültig antworten, sondern nur weitergeben, woran ich selbst mich orientiere. Egal, ob mit oder ohne Kinesiologie, logischerweise lege ich schon einmal Wert auf die Qualitätskriterien, die in diesem Buch Thema waren. Aber darüber hinaus schaue ich mir meine potentiellen Therapeuten mit dem Authentizitätsblick an: Leben sie das, was sie vertreten?

Wenn sie eine Methode bejahen und anwenden, dann müssten sie selbst ja das Ergebnis einer solchen Arbeit an sich erkennen lassen. Gefällt mir das, was sie selbst ausstrahlen, oder gefällt mir nur das, was sie propagieren?

Würde es mich locken, ähnliche Verhaltensweisen, Lebensumstände, Weltsichten oder persönliche Fähigkeiten zu entwickeln, die mir der Therapeut vorlebt?

Auch ohne die Kopie eines anderen zu werden, können wir kaum vermeiden, dass ein therapeutisches Miteinander ein wenig »ansteckt« oder abfärbt, und dann sollte mir die Farbe doch zumindest gefallen, die ich abbekomme.

Als Therapeut den Weg voranzugehen, den wir dem Patienten schmackhaft machen wollen, geschieht nicht von allein, etwas Mühe und Einsatz kostet das schon, mit sich selbst und seinen Altlasten ins Reine zu kommen – wozu wir ja unsere Patienten ebenfalls ermutigen.

Wenn wir uns in unserer Aufgabe ein wenig wie Bergführer verstehen, ist es verständlich, dass wir denjenigen, die sich uns anvertrauen,

»ein Stück voraus« sein müssen und den anderen nur so weit begleiten können, wie wir selbst den Weg schon erkundet haben. Man muss andererseits, wie früher schon gesagt, nicht »fertig« sein, um gut zu therapieren (wann sind wir schon fertig?), aber der Prozess der Selbsterforschung, Selbstgestaltung und Selbstvervollkommnung endet offensichtlich nie.

Und so steht die Arbeit mit Psyche, Geist und Seele im Dreh- und Angelpunkt der Begleitung mit (analytischer) Kinesiologie. Denn:

- Es gibt keine Erkrankung, die nicht zumindest psychisch-geistige Anteile hat,
  - als Krankheits(mit)ursache,
  - im Verarbeitungsprozess von Krankheit und Leid,
  - in der Fähigkeit, Eigenverantwortung für notwendige Veränderungen jeglicher Art zu übernehmen.
- Es gibt keinen Menschen, der nicht im Laufe seines Lebens schicksalhafte Veränderungen und Krisen meistern muss (geistig, emotional und sachlich).
- Jeder gute Therapeut durchläuft viele Schritte emotionaler und geistiger Entwicklung – profitiert also ggf. auch selbst von seiner Arbeitsmethode.

In Kürze für Eilige:
Psychische Begleitung mit Kinesiologie umfasst verschiedene Ebenen: Selbst- und Akuthilfe zum Beispiel durch das Stress-Release in Notsituationen sowie aufdeckende psychotherapeutische Interventionen über das Austesten von emotionalen Stressoren. Hier stellt die Selbstverantwortung die Frage nach entsprechender therapeutischer Befähigung.

Zentrales Anliegen der aufdeckenden Arbeit ist das Verstehen von unreifen emotionalen Reaktionsmustern. Kenntnisse der Entwicklungspsychologie ermöglichen, diese Muster zu erkennen.

Auch in der Selbstklärung des Therapeuten sind Muskeltest und Stress-Release wertvolle Instrumente.

Praktischer Einstieg

Der rote Faden:
Wie es gelingt, trittfest die ersten Schritte auch in der psychologischen und psychotherapeutischen Begleitung zu tun.

Auch für die (analytische) Kinesiologie in der psychotherapeutischen Begleitung biete ich ein paar praktische Einstiegsempfehlungen an. Wie beim medizinischen Test, halte ich es nicht für sinnvoll, mit allzu schweren Brocken zu beginnen und dann ratlos auf der Strecke liegen zu bleiben. Allerdings sehen die handlichen Portionen für die Psychoarbeit ein wenig anders aus als in der eher »materiellen« Ursachenforschung.

Situationsbezogenes Stress-Release

Ein sanfter und angemessener Start, um einerseits einen eigenen Eindruck der Wirkung zu bekommen und andererseits Patienten behutsam an das Arbeitsinstrument heranzuführen, könnte der Einbau von »oberflächlichen« Stress-Release-Behandlungen innerhalb gesprächsorientierter Sitzungen sein.

Beispielsweise könnte eine Sitzung bei nervösen, angespannten Patienten mit einem Stress-Release eingeleitet werden, bei dem das mitgebrachte Thema oder die Unruhe der Alltagssituation visualisiert werden, was sich innerhalb von wenigen Minuten zu beruhigen pflegt.

Ebenso ließe sich eine Sitzung damit abschließen, das Besprochene oder Erlebte im ESR noch einmal auf sich wirken zu lassen. Ein solches unspezifisches Stress-Release ordnet Aktuelles, mischt aber nichts in der Tiefe auf und ist somit eine sanfte Heranführung an die Arbeit mit Kinesiologie.

Brückenbau mit Bach-Blüten

Ebenso schätze ich als handliche Portion das Austesten von Bach-Blüten-Essenzen, die verabreicht werden können, um den psychischen Prozess zu unterstützen.

> Bach-Blüten-Essenzen sind feinstofflich wirkende Mittel, die nach ihrem Entdecker Dr. Bach benannt sind. Sie werden überwiegend aus Pflanzen gewonnen und übertragen, ähnlich wie homöopathische Arzneien, ihre spezifischen Informationen auf den Anwender, und zwar vor allem auf Psyche und Geist. Die 38 Essenzen spiegeln archetypische Erfahrungen und Erlebensmuster wider und gehen in Resonanz mit einem persönlichen Thema. Das heißt, zugrundeliegende Muster treten klarer hervor, werden bewusster und beginnen sich allein dadurch manchmal schon zu verändern.

Der Test von Bach-Blüten erlaubt eine rasche Rückmeldung durch den Patienten, ob er sich in deren Thematik erkannt und unterstützt fühlt, und übt Sicherheit im Umgang mit der Muskeltestsystematik ein. Dass dabei nebenher schon ein erster positiver Therapieeffekt bewirkt wird, ist um so erfreulicher.

Das Wort als Medizin

Nicht im Sinne einer »Trainingseinheit«, sondern als Grundvoraussetzung für jeden (Psycho-)Therapeuten bewährt sich eine gute Kommunikationsfähigkeit, egal ob mit oder ohne Kinesiologie.

Wer sich scheut oder für unbegabt hält, mit dem Patienten angemessen zu sprechen, dem bleiben viele andere Heilverfahren, die weniger auf das Wort angewiesen sind und auf andere Weise heilsam wirken, z. B. körperorientierte Therapien. Spätestens jedoch, wenn wir unseren therapeutischen Auftrag so verstehen, den Patienten auch aufzuklären und zu Eigenverantwortlichkeit zu motivieren, wird die

Sprache unser wichtigstes Instrument. Und wenn dann noch der Muskeltest hinzukommt, dürften wir uns eigentlich vor einer Sprachschulung und -verfeinerung gar nicht mehr drücken.

Der Muskeltest soll unser Verständnis und damit unsere Kommunikation erweitern – also müssen Worte in die kinesiologische Arbeit einbezogen werden und der Muskeltest in die Sprache. Das gilt für die Kombination von Kinesiologie und Psychologie oder Psychotherapie ganz besonders. Da der Muskeltest in den Stressorlisten nach sprachlichen Begriffen sucht und mit Formulierungen arbeitet, kommen wir an der Notwendigkeit einer eindeutigen, verständlichen und einfühlsamen Sprache nicht vorbei.

Idealerweise sollte die grundsätzliche Fähigkeit zu einer therapeutischen Gesprächsführung vorhanden sein, bevor der Muskeltest als zusätzliche Kommunikationsform einbezogen wird. Da muss sogar jeder Außendienstmitarbeiter und Call-Agent durch, leider nicht immer zum Wohle und Besten der potentiellen Kunden.

Um so mehr gilt das natürlich für diejenigen, denen die Patienten ihr intimstes Seelenleben öffnen. Wer sich sprachlich gewandt und klar ausdrücken kann, wer auch dem Patienten den Ball passender Worte zuspielen kann, dem wird es gelingen, sowohl beim Muskeltest wie in der Übersetzung der Ergebnisse die rechten Formulierungen zu finden.

Sich der eigenen Sprache bewusst zu werden und sich bewusst in ihr auszudrücken, wird durch eindeutige Testergebnisse einerseits und durch eine konstruktive Heilungsbeziehung mit dem Patienten andererseits belohnt. (Wer sich diesbezüglich ein wenig schlauer machen möchte, dem empfehle ich als Grundlage die Bücher von Friedemann Schulz von Thun: *Miteinander reden,* Band 1 bis 3.)

In Kürze für Eilige:
Auch in der psychotherapeutischen Begleitung lässt sich der Einstieg mit der Kinesiologie angemessen dosieren. Empfehlenswerte erste Schritte sind situationsbezogenes Stress-Release ohne Aufdeckung von Stressoren, Austesten themenorientierter Bach-Blüten-Essenzen und Aneignen psychologischer Gesprächsführung.

Konsequenzen für Lehren und Lernen

Der rote Faden:
Wie beim Lehren und Lernen das Bewusstseinsfeld ein komplexes mehrschichtiges Gewebe bildet und wie es gelingen kann, sich darin nicht zu verfangen.

Was bei der Arbeit mit dem Muskeltest für die Kommunikationsfelder gilt, gilt um so mehr natürlich überall dort, wo dieses Werkzeug gelehrt und damit multipliziert wird, also in allen Kursen, Vorträgen und Ausbildungen. Und dies tut es in dreifacher Hinsicht:

- als Wirkgrundlage im Unterricht selbst,
- als Lehrobjekt
  - zur Methode Kinesiologie
  - zu therapeutischen Inhalten

Das Feld als Lernhilfe

Jeder hat es wohl schon selbst erlebt, dass die Klarheit und das Wissen eines Lehrenden seine Schüler oder Zuhörer »mitzieht«. Das liegt nicht allein an didaktischen Fähigkeiten, sondern auch da scheint das Kommunikationsfeld das Verständnis zu erleichtern oder zu verwirbeln. Zumindest kann ich mir nur so erklären, dass in der Gegenwart des Lehrers – sofern kein Stress durch Prüfungsgefühle besteht – vieles wie selbstverständlich von der Hand geht, was dann im Alleingang plötzlich gar nicht mehr funktionieren will.

Als ich vor ein paar Jahren den Motorrad-Führerschein machte, fühlte ich mich nach einigen Fahrstunden gut und sicher auf der Maschine. Ich auf dem Zweirad, mein Fahrlehrer, per Funk mit mir verbunden, im Auto hinter mir. Alles klappte super, so dass ich mir nichts dabei dachte, als mein Fahrlehrer mich über Funk bat, ich solle schon mal zur 300 m entfernten Fahrschule vorfahren, er müsse kurz etwas auf dem Weg erledigen.

Sobald aber mein Lehrer aus meinem Rückspiegel verschwunden war und ich losfahren wollte, fing ich an zu kibbeln. Ich konnte die Maschine gerade noch halten, fuhr aber so eierig wie noch nie zuvor mühsam die wenigen Meter bis zur Fahrschule. Ich hätte besser schieben sollen.

Das Gegenteil erlebte ich unmittelbar nach der Fahrprüfung. Ich machte eine meiner ersten Touren mit einem Freund, der ein ausgesprochen guter Fahrer ist. Er fuhr mit seiner Maschine sehr zügig – und ich fuhr »in seinem Feld« vollkommen ruhig und sicher mit, egal, ob er vor mir oder hinter mir fuhr. Nicht dass ich mich bemühte, mit ihm mitzuhalten oder ihm etwas zu beweisen – ich war einfach sicher und entspannt durch seine Gegenwart, obwohl er gar keinen praktischen Einfluss auf mich haben konnte. Als ich ihm das nach unserem Ausflug etwas verwundert erzählte, sagte er, dass er ebenfalls den Eindruck gehabt hätte, mich »unter seine Fittiche« zu nehmen.

Fehlt die ordnende Kraft (gerade beim Motorrad beweist sich ja, dass diese Kraft nicht materiell sein kann, denn ich sitze ja immer allein auf der Maschine), verstärkt sich die Konfusion. Obwohl ich zum Training des Muskeltests sehr für Übungsgruppen von Gleichgesinnten plädiere, wird zugleich in Kauf genommen, dass sich eventuell etwas wuselige Felder ungeübter Tester überlagern und eine klare Arbeit erschweren. Das lässt sich noch einmal mit unserem physikalischen Vergleich anschaulich machen: Wenn mehrere kleinere Magnete in einem Abstand verteilt sind, dass sie trotz Anziehung an ihrem Platz liegen bleiben, beeinflussen sich ihre Felder jedoch wechselseitig und wirken unterschiedlich auf Eisengegenstände ein – Chaos ist angesagt.

So stelle ich es einmal zumindest als Idee in den Raum, ob nicht auch in Lehrsituationen über pädagogische, neurophysiologische und psychische Faktoren hinaus das Informationsfeld eines klaren und kraftvollen Lehrers zum effektiveren Lernen beiträgt.

Das Feld als Lehrobjekt

Über die Wirkung der Kommunikationsfelder beim Muskeltest zu informieren, ist in den letzten Jahren selbstverständlicher Bestandteil meines Kinesiologie-Unterrichts geworden. So ist der Einstieg in unsere Ausbildungen, wie im Kapitel »Meine Spielregeln« vorgestellt, das A und O des Muskeltests im Sinne von Testtechnik und Bewusstsein.

Während ich anfangs befürchtet hatte, es könne die Neueinsteiger überfordern, bewährte dieses Vorgehen sich sehr bald, indem Fehler grundsätzlich schneller verstanden und korrigiert werden konnten. Und viele Teilnehmer fühlen sich darüber hinaus entlastet, dass es im Wissen um die schöpferische Auswirkung in unseren Bewusstseinsfeldern keine »richtigen« und »falschen« kinesiologischen Lehren gibt, wohl aber die eine oder andere Anwendungsform, die ihnen mehr oder weniger entspricht. Dadurch fühlen sie sich frei, nach eigenen Vorlieben zu wählen.

In diesem Bewusstsein können sich manchmal schon die Wege nach unseren Grundlagenkursen trennen, weil es dann die einen in die mehr kinesiologische Methodik zieht und sie eine Ausbildung zum Beispiel im Touch for Health favorisieren, die anderen folgen der analytischen Kinesiologie, und wiederum andere gehen zufrieden nach Hause und testen Apfelsinen für ihre Kinder. Aber alle wissen, was sie tun und warum sie es tun.

Fakten oder Kreationen?

Um diese Option freier Gestaltung deutlich zu machen, habe ich das Wörtchen »müssen« in meinen Kursen weitgehend gestrichen und durch »können« ersetzt, zum Beispiel:

- Ich ***kann*** alle Meridiane über die jeweiligen Bezugsmuskeln testen – ich kann sie aber auch über Alarmpunkte oder verbal testen, oder ich kann mich an Reflexzonen oder sogar an anatomischen Strukturen »entlangtesten«.
- Ich ***kann*** einen Probanden durch kinesiologische Vorabbalancierungen einstimmen,

ich kann aber auch direkt mit dem Eichen beginnen und dann loslegen.

- Ich ***kann*** einen Verweilmodus einnehmen, ich kann es aber auch lassen, ohne dass es der Klarheit des Tests Abbruch tut.
- Ich ***kann*** der Ein- und Ausatmung, dem Überkreuzen der Beine, dem Test mit dem linken oder rechten Arm, dem vorhandenen oder nicht vorhandenen Blickkontakt beim Muskeltest eine Bedeutung beimessen,
  ich ***kann*** all das aber auch ohne Risiko ignorieren.
- Ich ***kann*** die Quarzuhr beim Testen abnehmen lassen,
  ich kann sie auch dran lassen.
- Und diese Liste ***kann*** ich beliebig fortsetzen.

»Können« erlaubt, die Elemente zu wählen, die uns am besten entsprechen.

Das Potential der Kinesiologie als komplexe Methode ist nämlich vielfältig, und schon allein ihre üblichen Vortestungen und Balancierungen liegen manchen Anwendern mehr, als sich in der unkonkreten Freiheit von Feldern zu bewegen (so wie ich mich am PC ausgesprochen ungern frei durch die Programme experimentiere).

Strukturen gewähren Halt, und zugleich sind wir frei, diesen Halt selbst zu wählen, indem wir uns ihrer kreativen Gestaltbarkeit bewusst sind.

Und die Kinesiologie bietet eine Menge vielfältiger Bausteine, mit denen wir erst dann frei gestalten können, wenn wir ihre Bezüge durchschauen. Beispielsweise geht die Kinesiologie eine gute Koalition ein mit der chinesischen Medizin und ihrer Meridianlehre – aber selbst ein ganzheitliches Check-up ist nicht auf diese Verbindung *angewiesen.*

Ebenso sind standardisierte Listen mit emotionalen Schlüsselbegriffen in der psychotherapeutischen Stressorsuche eine sinnvolle Arbeitshilfe – aber es geht auch mit völlig anderen Elementen. Theoretisch lassen sich blockierende Lebensmuster mit Orakeln wie Tarot und I Ging bewusst machen und auflösen oder mit Informationen aus der Homöopathie oder aus Blütenessenzen.

Dass die Meridiane mit Kinesiologie noch sehr eng kommunizieren, zeigt das Touch for Health, in dem sich das eine vom anderen gar nicht trennen lässt. Dieses Band ist am engsten, verbindet beide Systeme geradezu organisch. Bach-Blüten-Essenzen, Physiognomik, Reinkarnationsrückführungen oder systemische Aufstellungen sind keine Blutsverwandten der Kinesiologie, sondern frei gewählte Begleiter, vielleicht Lebensabschnittsgefährten oder lockere Bekannte.

Dazwischen gibt es eine Reihe von Verbindungen, die ebenfalls per se nicht kinesiologisch sind, aber oft scheinbar unauflöslich mit der Kinesiologie verbunden und damit für Familienangehörige gehalten werden. Dazu gehören u. a. die Modalitäten, die den Mudras (aus dem Yoga) entliehen sind, wie auch Elemente des Neuro-Linguistischen Programmierens oder Listen emotionaler Stressoren für die Bearbeitung psychischer Blockaden. Sie passen natürlich gut zueinander, vielleicht sind sie deshalb quasi eine Ehe eingegangen, aber aus demselben Stall kommen sie deshalb noch lange nicht.

Ebenso gibt es ursprünglich kinesiologische *Behandlungsformen*, aber auch Verwebungen mit vielen Methoden anderen Ursprungs, wie Reflexzonenbehandlungen, Klopftechniken u. a., bei denen der Muskeltest dann im wesentlichen nur eine Kontrollfunktion hat.

Und da das inzwischen ein Riesenclan ist, der bei Familientreffen der Kinesiologie mit am Tisch sitzt, sind Neueinsteiger üblicherweise dankbar, wenn sie einen Kompass bekommen, um zu erkennen, wen man nun kinesiologisch kennen muss und wer nur als kurzfristiger Begleiter mit auftaucht oder sich gar durch den Lieferanteneingang reingemogelt hat.

Da Neulinge die Wertigkeiten (wer also in der Familie eigentlich das Sagen hat) bei sehr komplexen Zusammenhängen noch gar nicht durchschauen können, nehmen sie logischerweise alles gleichwertig mit und verbreiten es in ihrem eigenen Feld, wenn sie mit der Anwendung beginnen.

Insofern hat es sich in unseren Ausbildungen bewährt, die Bausteine kinesiologischer Methodik soweit voneinander zu lockern, dass sie danach großenteils nach individuellem Bedarf und freiem Ermessen wieder zusammengesetzt werden können.

Trojanische Pferde?

Auf den vorangegangenen Seiten dürfte deutlich geworden sein, dass manches, was wir über die Methode Kinesiologie als unumstößliches Gesetz zu wissen meinen, durchaus »selbstgestrickt« und nachfolgend über das Bewusstseinsfeld verbreitet sein könnte. Was ja keineswegs nachteilig oder gar bedenklich sein muss, sondern nur etwas über die Kraft dieser Felder aussagt. Da diese Kraft wiederum allen Kinesiologen bekannt ist, in dem auf die notwendige Erwartungsfreiheit hingewiesen wird, dürfte es auch niemanden überraschen, dass wir die eine oder andere Überzeugung zur Kinesiologie selbst in unser Feld bzw. die Erwartung hineintragen.

Dabei ist es wohl in den meisten Fällen ein Streit um des Kaisers Bart, ob Kinesiologie nun so oder anders zu praktizieren ist, solange die Grundhaltung stimmt und damit unvoreingenommene *Ergebnisse* gesichert sind. Das heißt: Wie unsere Erwartungen oder Überzeugungen *zur Kinesiologie selbst* sind, dürfte auf die *inhaltlichen* Ergebnisse eines Muskeltests – und nur an denen sind wir ja letztlich interessiert – ohnehin keinen Einfluß haben.

Schwieriger wird es jedoch, wenn im Lehren einer Methode auch darüber hinausgehende Botschaften transportiert werden, die wir am Ende nicht mehr von der Methode zu trennen gewohnt sind und demzufolge direkt in die Arbeit übernehmen. Was möglicherweise im Unterricht einmal beispielhaft gemeint war, wird als Rezept verstanden und fixiert sich in Therapien dann zu Überzeugungen.

Ich habe zum Beispiel in Kursen zu ausleitenden Verfahren erlebt, dass nicht nur technisch, sondern auch inhaltlich vermittelt wird, was »man muss«, ebenso in etlichen Kinesiologiekursen. Das heißt, dort wird beispielsweise nicht nur das Wissen weitergegeben, *dass* es toxische Belastungen durch Amalgam gibt (wobei auch das strenggenommen schon über die reine Kinesiologie-Ausbildung hinausgeht), sondern gleich das dazugehörige Patentrezept für eine entsprechende Entgiftung verabreicht – so dürften die verschiedenen »Wahrheiten« von Testern wie im Kapitel »Von Therapeuten und Gelehrten« zustande kommen.

Dieses »Wissen« nehmen die Schüler mit, bauen es in ihr eigenes

Feld als Überzeugung ein – und finden kraft der Überzeugung per Muskeltest das bestätigt, was sie gelernt haben. Was, wie gesagt, nicht falsch sein muss und sich sicherlich in vielen Fällen bewährt – leider aber erweiternde oder ganz andere Erfahrungen ausschließt.

Und schwups, sind wir elegant bei Punkt 3, den Lehrinhalten, die quasi in Trojanischen Pferden den Kinesiologie-Schülern mit auf den Weg gegeben werden und die sie dann wiederum inhaltlich über das Kommunikationsfeld in ihre Testergebnisse einschmuggeln können. Es besteht nämlich die Gefahr, auch alles das für bare Münze zu nehmen, was in Ausbildungen als Denkmodell fungiert, was als Beispiel benannt oder inhaltlich zur Demonstrationen benutzt wird.

So geschieht es schnell, dass sich eine Einzelvorführung zu einem Pauschalrezept aufschwingt, egal, ob es sich um die Schädlichkeit geschlossener Halsketten, um die Ausleitung von Toxinen oder um die hellsichtig machende Wirkung des Zaubertranks XY geht.

Die wenigsten Ausbilder dürften die Absicht haben, ihre Fallbeispiele, Meinungen, Demonstrationen, Hypothesen oder Deutungsangebote als absolut zu verkaufen. Es lässt sich nur schwer vermeiden, dass Kursteilnehmer hin und wieder Beispielhaftes als Fakten einpacken und in eigener Anwendung als Überzeugung wieder auspacken.

Andererseits ist es völlig unmöglich, Beispiele, Denkmodelle und Deutungen zur Vermeidung von Missverständnissen ganz aus dem Unterricht herauszuhalten.

Eine Ausbildung wie die Kinesiologie, die uns in neue Erkenntnisbereiche führt, *muss* konkrete Anhaltspunkte für ihre Anwendung geben, muss an Fällen arbeiten, muss Theorien anbieten, Hypothesen aufstellen und Möglichkeiten anreißen. Sowenig wie Fahrunterricht ohne Straßenbenutzung funktioniert, kann man den Muskeltest ohne Bezug zu realen Objekten kennen lernen, an denen er sich schließlich bewahrheiten soll.

Deutungen in Kursen dann nur auf das Testen als solches zu beschränken und sich jegliche Kommentare zum Inhalt zu verkneifen, ist konstruiert und gestelzt. Ohnehin sind Test*ergebnisse,* die wir nicht interpretieren können, absolut nutzlos, auch das soll ja gelernt werden. Also muss eine angemessene Deutung zumindest angeboten werden – zugleich mit der Option, dass es auch anders sein kann.

Demnach bleibt uns Ausbildern keine andere Wahl, als unseren Lehrstoff so transparent wie möglich zu gestalten.

Wenn wir als Lehrende wünschen, dass unsere Schüler mit fundiertem Wissen und Können einerseits und mit Offenheit andererseits den Muskeltest bzw. die Kinesiologie anwenden, wird bereits die Ausbildung das notwendige Rüstzeug mitgeben müssen.

Neben dem fachlichen, methodischen Fundament könnte unser entscheidender Beitrag schon an dieser Stelle die gelebte Offenheit sein.

Sofern sie, als Grundbedingung für die notwendige therapeutische Rezeptivität, überhaupt gelehrt werden kann, wird das sicherlich am eindrucksvollsten durch Vorbild innerhalb der Ausbildung geschehen. Indem wir als Kursleiter erkennen lassen, dass die von uns vermittelten Erfahrungen nur ein Ausschnitt des Wissens im Fluss weiterer Entwicklungen sind, wird allein dadurch den Überzeugungen viel Nährboden entzogen.

Auch wenn die Auszubildenden anfangs ungefiltert »schlucken« müssen, was es zu lernen gibt, werden sie dadurch sensibilisiert, grundsätzlich mit gelernten »Wahrheiten« offen umzugehen und auf verkapselte Inhalte zu achten. – Sie können natürlich auch beim Lesen dieses Buches schon mal »üben«, ob und wo Sie undeklarierte Zutaten entdecken …

In Kürze für Eilige:
Es bewährt sich, das Modell der Kommunikationsfelder von Anbeginn in den Grundausbildungen zum Muskeltest einzubeziehen, um damit Differenzen zwischen verschiedenen Lehrmeinungen plausibel zu machen und sich eigener Fehlerquellen schneller bewusst zu werden.

Transparenz in Ausbildungen betrifft einerseits das Verhältnis zu anderen integrierten Methoden, andererseits die Differenzierung von Methode und therapeutischen Inhalten.

Auswirkungen

Bewußtseinserweiterung – ganz praktisch

Der rote Faden:
Der Muskeltest als Bewusstmacher – für jedermann im Alltag, für eine neue Medizin und eine effektivere Psychotherapie.

Man kann den Muskeltest nicht wachen Geistes ausüben, ohne im Laufe der Zeit das eigene Leben zu verändern – es sei denn, man ist längst schon mit der Erkenntnis der Welt fertig, dann jedoch brauchen wir ohnehin keinen Muskeltest mehr. Bis dahin mag er unser Begleiter sein, um sich selbst am Ende überflüssig zu machen, weil das Ziel der Erkenntnis erreicht ist.

Wer sein bisheriges Denken in Verbindung mit den Muskeltesterfahrungen nicht immer wieder oder hin und wieder radikal in Frage stellt, wer nie zwischendrin schon einmal an seinem Verstand zweifelt, wer nie aus der Krise heraus diesen Test an die Wand werfen möchte, der könnte eine große Chance verpasst haben.

Wenn wir den Test nur benutzen, um unsere diagnostischen und therapeutischen Möglichkeiten zu erweitern, haben wir natürlich schon viel gewonnen. Viel mehr jedoch gewinnen wir möglicherweise, wenn wir uns das Ausmaß einer generellen Bewusstseinserweiterung vor Augen führen, zu der uns der Muskeltest führen kann, sofern wir ihn nicht rein methodisch begrenzen. Allein schon, indem wir uns erlauben, all die Fragen zunächst einmal offen zu lassen, zu denen dieses Instrument führt, eröffnet sich geistiges Neuland.

Vor etlichen Jahren verstand ich unter Bewusstseinserweiterung ein rauschhaftes mystisches Gefühl, das mit Jenseitskontakten, Hellsichtigkeit, Engelerscheinungen, Aurasehen oder psychedelischen Trips einhergeht. Zeitweise hatte ich mit Gott und mir selbst gehadert, weil ich weder Gedanken lesen noch in die Zukunft schauen konnte noch jemals außerkörperliche Erfahrungen erlebt hatte. Zu der Zeit fühlte ich mich öfter als spirituelle Versagerin, denn in meiner Vorstellung (!) musste mich »Bewusstseinserweiterung« aus dem Alltag heraustragen zu transzendenten Höhenflügen.

Heute bin ich bescheidener geworden – oder wiederum auch nicht. Da trägt sich die Bewusstseinserweiterung eher in das Alltägliche *hinein*, als dass sie aus ihm *heraus*führt. Mein heutiges Verständnis scheint auf den ersten Blick weit weniger spektakulär, dafür ist es um so anspruchsvoller im Alltag. So geht es um sehr reale Veränderungsmöglichkeiten, die unserem Umgang mit Gesundheit und Krankheit, mit uns selbst und der Welt ausgesprochen nützlich sein können.

Unbequem in alledem ist jedoch (und deshalb keineswegs immer eine *angestrebte* »Bewusstseinserweiterung«), dass der Blick durch eine andere Brille – oder sogar ohne vorgefertigte Brillen – oft genug ein völlig anderes Bild gibt, als mir bis dato vertraut war. Das wiederum erfordert etliche praktische Konsequenzen – in den vorigen Kapiteln habe ich schon einige angesprochen.

Bewusstseinserweiterung also einmal anders – alltäglich-praktisch.

Das muss man sich einmal vor Augen führen: Es gibt eine Kommunikationsform, die unverstellt von oberflächlichen Ansichten übersetzt, was die Körperintelligenz und die »höhere Weisheit« eines Menschen zu sagen haben, und zwar nicht orakelhaft, sondern sehr konkret und zu sehr konkreten Situationen! Jeder von uns läuft mit einem inneren Ratgeber durch die Welt, den kaum jemand kennt, obwohl er unser Leben vereinfachen und optimieren könnte!

Muskeltest für jedermann?

So gesehen, müsste man den Muskeltest als Pflichtfach in den Grundschulen einführen.

Wäre es nicht eine bestechende Idee, ihn zum Standardrepertoire unserer »Sinneswahrnehmungen« hinzuzufügen? Stellen Sie sich vor, jeder könnte für sich im Alleingang herausfinden, was richtig, was »gut« und »schlecht« für ihn ist! Allein beispielsweise durch den Substanztest würden sich ganz neue Welten öffnen zu

- mehr Unabhängigkeit von dem, was uns andere »verkaufen« wollen, von immunstärkenden Joghurtdrinks, Aufbautabletten, Anti-age-Cremes, Spezialmatratzen, Schutzamuletten und »Energiespendern« jeglicher Art bis zu Ideologien; das erspart Geld, Irrwege und Enttäuschungen;
- mehr Eigenverantwortung für unser Leben und unsere Gesundheit; das macht vitaler, offener, gesünder – und spart ebenfalls Geld.

Welche Aussichten – eigenverantwortliche Menschen, die sich gesundheitsbewusst ernähren, kleiden und ihr Lebensumfeld gestalten! Nicht nur sie selbst, sondern ihre Mitmenschen in Familie und Beruf würden davon ebenso profitieren wie die Mit- und Umwelt.

Welche Aussichten – aber wer will die Botschaften denn wirklich hören? Wissen wir nicht längst auch ohne Muskeltest, dass der Körper von Fastfood wenig begeistert ist und dass Zigaretten ernsthaft krank machen können? Hat sich nicht sogar schon die Schädlichkeit von Handystrahlen und Dauerfernsehen allgemein herumgesprochen?

Wir nutzen ja nicht einmal das Instrument herkömmlicher Gesundheitsaufklärung, sollte uns da wirklich der Muskeltest eines Besseren belehren, nur weil er die innere Stimme ein bisschen »lauter« macht?

Eine meiner Töchter litt, als sie etwa sechs Jahre alt war, unter juckendem Hautausschlag. Der Muskeltest wies auf zu viel Weißmehlprodukte und Süßigkeiten hin. Sie war sehr einsichtig und ließ anfangs Tag für Tag austesten, wie viele Leckereien »erlaubt« waren. Da sie den Eigentest beherrschte, übernahm sie die Kontrollen nach wenigen Tagen selbst, und ich staunte, wie ehrlich – nämlich glaubwürdig – sie testete. Die Hauterscheinungen klangen in kurzer Zeit ab, sie setzte aber den Test noch eine Weile zur Vorbeugung fort.

Eines Abends fand ich sie mit einer Riesenauswahl Schokokeksen und Gummibärchen vor dem Fernseher. Als ich mich über die Men-

gen wunderte, sagte sie: »Mama, du glaubst doch nicht, dass ich das weiter teste! Die Haut ist wieder gut, und der Test sagt ja sowieso, dass ich das hier nicht essen soll, also frag ich doch lieber gar nicht mehr, sonst kriege ich ein schlechtes Gewissen!«

Der Muskeltest führt uns letztlich nicht weiter, als wir grundsätzlich zu gehen *bereit* sind. Und hier scheiden sich dann die Geister: Wer ohnehin nicht gewillt ist zu einschneidenden und manchmal lästigen Veränderungen, wird in dem Test höchstens das Spektakuläre, den Kick suchen. Der Test bleibt solange geliebt, wie er tut, was uns gefällt. So wie wir früher als unbedarfte Jugendliche das Pendel befragt haben (der Muskeltest war derzeit noch nicht auf dem Markt). Was wollten wir wissen?

Sicherlich nicht den Gesundheitswert von Cola, Zigaretten oder Vanilleeis, sondern uns interessierte, ob XY uns liebt, welchen unserer Jugendschwärme wir heiraten würden und wie viele Kinder wir bekommen. Niemandem von uns wäre es eingefallen, etwas »Vernünftiges« mit dem Pendel herauszufinden.

Da der Muskeltest nicht automatisch ein Bewusstsein hinzaubert, wo es nicht mit allen Konsequenzen gesucht wird, gäbe es keinen Sinn, ihn der Allgemeinbildung hinzuzufügen. Und diejenigen, deren Suche nach mehr Verständnis, gesünderem Leben und Weiterentwicklung von diesem Instrument profitiert, werden es vermutlich auf andere Weise finden als durch allgemeine Verordnung dieser erweiterten »Sinneswahrnehmung«.

Also doch kein Muskeltest in der Grundschule (außer, so hoffe ich, als Feedback beim Brain Gym, um besseres Lernen zu bahnen).

Und so bleibt der Test wohl zunächst weiterhin eher das »Zauberinstrument« in den Händen von Therapeuten, Beratern und Begleitern. Von dort aus allerdings könnte er schrittweise seinen Siegeszug starten, auch in das Privatleben hinein.

Wer den Muskeltest als seriöses Werkzeug in einer Praxis kennen lernt, erlebt dort unmittelbarer seine sinnorientierte Funktion. Das Verständnis wird damit von vornherein in bewusstere Bahnen gelenkt. Womit der Muskeltest dann am Ende vielleicht doch mehr und mehr zum Allgemeingut werden könnte.

Therapeut als Lebenslehrer?

Sind wir Therapeuten uns eigentlich des Schlüssels bewusst, den wir für ein globales Umdenken in der Hand halten? Sind wir uns überhaupt bewusst, wie stark wir das Denken der Menschen mitprägen?

Selbst wenn wir gar keine Allgemeinwirkung beabsichtigen, sondern uns auf diejenigen konzentrieren, die uns wegen ihrer Schmerzen, Übelkeit oder Hautausschläge, wegen Rheuma, Krebs oder Allergien aufsuchen, so zieht unser scheinbar begrenzter Einfluss doch zwangsläufig Kreise. Kein Politiker hat einen so eindringlichen Zugang zu »seinem« Wähler, kein Presseorgan erreicht den Menschen so hautnah wie sein Therapeut. Ihm vertraut er sein Lebensinstrument, den Körper, an, und er wird ihm menschlich und fachlich darüber hinaus vertrauen, wenn sein Rat oder Eingreifen erfolgreich war. Therapeuten haben Macht, weil Hilfe bei eigenem Leid weit stärker und überzeugender wirkt als Versprechen und Appelle.

Ob wir als Therapeuten dann in dieser Vertrauensstellung eine Medizin der pharmakologischen Machbarkeit propagieren, Nahrungsergänzungspräparate als Allheilmittel anpreisen oder versuchen, über Krankheitsursachen aufzuklären, wir entscheiden, ob wir das Wunschdenken vieler Patienten bzw. die Vorgaben des Medizinbürokratismus einfach nur bedienen wollen, wir entscheiden, ob wir Erfüllungsgehilfen für ein krankes System bleiben oder uns als Botschafter echter Gesundheit verstehen.

Spätestens dann müssen wir uns aber an die Aufklärung wagen, das heißt, dann geht es, abgesehen von einigen notwendigen Palliativbehandlungen, um ein Verständnis für Krankheitshintergründe.

Noch jenseits der Frage, ob Naturheilkunde nun »besser« ist als die orthodoxe Medizin, muss grundsätzlich und kompromisslos darüber aufgeklärt werden, dass wir den menschlichen Organismus nicht immer wieder von außen »reparieren« können, während ihm fortlaufend neuer Schaden zugefügt wird. So wird ASS auf Dauer den Kopfschmerz nicht lindern, der durch Elektrosmog oder emotionalen Stress entsteht, Kortison die Neurodermitis nicht heilen, die durch Schwermetallbelastung und Milchunverträglichkeit verursacht wird, und demjenigen ist weder mit Schmerztabletten noch Arnika noch kühlen Umschlägen zu helfen, der seinen Daumen immer wieder unter den Hammer hält.

Ohne Bewusstmachung und Eigenbeitrag wird es also kaum gehen. Unser Verständnis von Heilung geben wir zwangsläufig an den Patienten weiter und multiplizieren damit unsere eigene Sicht von Gesundheit und Krankheit, weit über unseren unmittelbaren Wirkungskreis hinaus.

Ich möchte weder auf einige Fähigkeiten der Schulmedizin verzichten noch die klassische Naturheilkunde missen, die uns mit vielen verträglichen Hilfsmitteln bei allen möglichen Unpässlichkeiten versorgt sowie Heilungsprozesse beschleunigt und unterstützt. Die traditionellen Richtungen der Naturheilkunde wie auch die fernöstliche Erfahrungsheilkunde können jedoch schon aufgrund dessen, dass sie deutlich älter sind als die modernen Krankmacher, diese nicht angemessen im Sinne des Bewusstmachens berücksichtigen. Sie beziehen die vielfältigen neuzeitlichen Einflüsse, die vom Menschen zum Beispiel in Form von Umwelt- und Innenweltzerstörung gesät wurden und aus denen oft Krankheit geerntet wird, nicht oder nur geringfügig mit ein.

Dabei ist es heute nicht mehr dauerhaft gleichgültig, womit wir heilen (dem Patienten vielleicht zunächst schon), sondern wir müssen auf lange Sicht individuelle und globale Krankmacher erkennen und möglichst eliminieren. Traditionelle chinesische Medizin kannte kein Fastfood, Hahnemann keinen Mobilfunk, Kneipp keine PCP-Vergiftungen und Ayurveda keine Impfschäden. So wichtig all ihre Heilmethoden zur Unterstützung sind, so müssen sie dringend durch Ursachenforschung ergänzt werden, um dann wiederum gern die Regeneration zu begleiten.

Ein Traum – das Ende der Symptommedizin

Mein Traum: Eines Morgens wachen alle Mediziner mit der Entscheidung auf, in einen lückenlosen Symptombekämpfungsstreik (von Notfällen abgesehen) zu treten. Weil sich alle einig sind, gibt es keine unterwandernden Konkurrenzangebote als Schlupfloch für Patienten, die zu »handlicheren« Therapeuten ausweichen wollen.

Stellen Sie sich vor, alle Ärzte und andere Therapeuten würden sich kategorisch weigern, chronische und stets wiederkehrende Erkrankungen zu behandeln, ohne die Ursachen und Auslöser mit zu berücksichtigen – dann würde umgehend das etablierte Gesundheitssystem zusammenbrechen, vermutlich, um nach einer Weile als Phönix aus der Asche gesund aufzuerstehen.

Selbst wenn beispielsweise Ärzte zu einem solchen Sichtwandel motiviert wären, fehlt es ihnen an Zeit und an Information. Ganz abgesehen davon, dass ihre Vergütung für zuwendungsintensive Patientenführungen so lächerlich ist, dass sie den Bankrott riskieren würden, sobald sie sich an gründliche Aufklärungsarbeit machen. Dementsprechend haben in der Zange des »modernen« Gesundheitswesens viele Mediziner inzwischen die Auswirkungen von Ernährung, Konsumgiften, Stress, Bewegungsmangel, Licht und Luft auf Körper und Seele etwas aus dem Blick verloren, der Rezeptblock liegt näher als aufwendige Beratungsgespräche.

Wenn aber schon die allseits *bekannten* Zivilisationssünden kaum in der Praxis zur Sprache kommen, wie sollen Ärzte sich darüber hinaus neben explodierendem Bürokratismus und Pflichtfortbildungen auch noch über alle potentiellen »Krankheitserreger« unserer heutigen Welt schlau machen? Im Studium kamen und kommen sie nicht vor, sie sind viel zu frisch und unerforscht und überdies umstritten. Kurz gesagt: Die Medizin kennt solche Ursachen eigentlich gar nicht.

Deshalb hätten wir als konventionelle Mediziner recht wenig anzubieten, selbst wenn wir uns entscheiden, Symptome als Signal einer tieferen Störung zu betrachten und dieser auf den Grund zu gehen. Sollten unsere Patienten nämlich fragen, was wir ihnen hinsichtlich einer gesunden Lebensweise empfehlen können, müssten wir die Antwort schuldig bleiben. Denn wissen wir in der Komplexität von persönlichen Lebensbedingungen und umweltbedingten Faktoren, welche Einflüsse für ihre Beschwerden verantwortlich sein könnten?

Zwar gab es zu allen Zeiten der Menschheitsentwicklung »Ungesundes«, aber noch nie zuvor in so unüberschaubarer und unvermeidbarer Fülle wie heute. Wann werden wir absehen können, wie sich jetzt, bald oder einst die denaturierte Nahrung, die Millionen chemischer Substanzen und deren Abbauprodukte aus Industrie, Landwirtschaft und Medizin auf unser Leben auswirken, ebenso wie die zahllosen Einflüsse aus Technik, Energiegewinnung und Verkehr?

Versuchsreihen an Tieren lassen sich nicht unmittelbar auf den Menschen übertragen, schon weil ein Mensch deutlich länger lebt (und damit mehr Schäden ansammeln kann) als eine Laborratte, ganz abgesehen davon, dass Experimente seltenst die Synergie oder Potenzierung mehrfacher Faktoren einbeziehen.

Beobachtungen am Menschen selbst müssten *unter kontrollierten Bedingungen* über Generationen hinweg all die eben genannten Einflüsse separat verfolgen und in ihrer Wechselwirkung erfassen. Es ist schlichtweg unmöglich, mit konventioneller Forschung sicher nachzuvollziehen, ob ein Mensch durch Umwelttoxine, durch Impfungen, durch falsche Ernährung, durch Elektrosmog, durch Genussgifte, durch psychosozialen Stress, durch Fluglärm oder durch Hormone im Trinkwasser oder durch die Kombination von zwei oder mehr dieser Faktoren krank geworden ist, weil selbst entsprechende Laborparameter zwar Belastungen zeigen, aber nicht beweisen können, ob dies auch die Ursache einer Krankheit ist. Schon diese kleine Auswahl ist weder experimentell noch empirisch zu überschauen, Tausende weiterer Einflüsse kommen hinzu.

Wo sollten wir also ansetzen, wenn wir einen Patienten allgemein zu gesunder Lebensführung auffordern? Es gibt unzählige wissenschaftliche, pseudowissenschaftliche und »alternative« Hypothesen und Vermutungen zu den Ursachen von Krankheiten, welchen wollen oder sollen wir in unserer Beratung folgen? – Richtig: Lassen wir den Muskeltest sprechen.

Ein realistischer Traum – Ursachenwegweiser

Ändern wir den Traum: Eines Morgens wachen alle Therapeuten auf und haben neben ihrem sonstigen Behandlungsrepertoire ein Instrument zur Verfügung, das ihnen und den Patienten zeigt, was ihre Gesundheit stört und für ihre Beschwerden oder Krankheiten verantwortlich ist, um auf dieser Basis den Prozess umzukehren in Richtung Regeneration. Ein Instrument, das die unüberschaubare Flut von potentiellen Krankmachern individuell filtert, so dass jeder Patient mit einfachen Mitteln zur optimalen individuellen Therapie geführt wird, die den Schaden möglichst ursächlich und damit dauerhaft behebt.

Dass morgen alle Therapeuten diesen Traum teilen, ist utopisch und zudem einseitig. Dennoch wird dieser Traum schon von immer mehr Therapeuten mitverwirklicht, die inzwischen zahlreiche feinstoffliche Untersuchungsmethoden entwickelt haben oder anwenden, um Krankheiten auf ihren Ursprung zurückzuführen.

Manche davon konzentrieren sich auf Teilaspekte wie die komplementärmedizinische Toxikologie oder die Störfeldsuche, andere, wie einige Formen der Kinesiologie, beziehen ganzheitlich die unterschiedlichen Einflussqualitäten ein, indem sie nach Ursachen aus der Struktur, der Biochemie, der Physik und der Psyche differenzieren. Auf den unermesslichen Informationsschatz feinstofflicher Untersuchungen können wir einfach nicht verzichten, wenn wir mehr verstehen und effektiver heilen wollen. Mit anderen Worten: Wir brauchen den Muskeltest!

Mein Plädoyer für den Muskeltest bekommt noch mehr Argumente: Er untersucht nicht nur ganzheitlich, sondern in der bewusstseinsgesteuerten Interaktion zwischen Therapeut und Patient impliziert er zugleich eine individuelle *Wertigkeit.*

Der Test packt den Faden, an dem entlang dem Kranken am besten zu helfen ist, er sucht quasi den Ansatz, von dem aus der größte Brocken mit möglichst einfachen Mitteln abgebaut werden kann. Viele »Krümel« verkrümeln sich dann durch den großen Anstoß gleich mit.

Dementsprechend bleiben die Konsequenzen einer Muskeltest-Untersuchung meist überschaubar, was dem Patienten die Mitarbeit erleichtert und die Kosten in Grenzen hält. Da der Patient außerdem die Zusammenhänge an seiner eigenen Muskelreaktion verfolgen kann, erkennt er deren »Rat« leichter an und kann notwendige Konsequenzen (z. B. eine Zahnsanierung) besser akzeptieren. In keiner anderen Methode liegt daher eine solche Überzeugungskraft wie im Muskeltest.

Indem durch erste Therapieerfolge das Vertrauen in die Methode und in den Therapeuten wächst, wird der Patient immer vertrauter mit diesem inneren Ratgeber, er versteht zunehmend, wie seine Lebensbedingungen auf seine Gesundheit einwirken. So lässt er sich durch positive Selbsterfahrung ganz nebenbei über ein gesünderes Leben »belehren«.

Vielleicht fließen Einsichten aus solcher Erfahrung auch in seine Familie und sein soziales Umfeld ein. Ganz unprätentiös und ohne Indoktrination führt der Therapeut ihn auf diese Weise zu einem neuen Verständnis gesunden Lebens, gewinnt ihn sozusagen für die Arbeit an und mit sich selbst. »Gesundheitserziehung« ohne erhobenen Zeigefinger bietet quasi durch die Hintertür neue Blickwinkel an, öffnet das Weltbild und die Wahrnehmung über das bisher Bekannte hinaus und schenkt dem Patienten mehr Wahlmöglichkeiten.

Damit wird ein Therapeut sozusagen »Geburtshelfer zur Bewusstseinserweiterung«. Rechnen wir diese Funktion auf immer mehr Therapeuten hoch und berücksichtigen die Kreise, die jeder Patient wiederum in seinem Umfeld zieht, dann haben Therapeuten tatsächlich das Potential – etwas pathetisch ausgedrückt –, »Botschafter einer neuen Welt« oder wenigstens eines neuen Gesundheitsbewusstseins zu werden.

Therapeut als Schüler

Wir Therapeuten lernen dabei mindestens ebensoviel wie unsere Patienten. Indem wir die Summe unserer Muskeltest-Untersuchungen betrachten, können wir gewisse allgemeine Rückschlüsse ziehen und unser Verständnis darüber erweitern, was heutzutage potentiell krank macht, um dieses Wissen präventiv einzusetzen.

Ebenso können wir diese Sammlung von Erfahrungen mit anderen Therapeuten teilen, um zu vergleichen, Unterschiede und Übereinstimmungen zu finden, zu diskutieren, Hypothesen aufzustellen, weiter zu forschen.

Schließlich wollen gerade neue Erkenntnisse oder Vermutungen besonders gewissenhaft hinterfragt und kritisch durchleuchtet werden; drei Fälle von Amalgambelastungen bei Neurodermitis zum Beispiel sind kein Beweis und reichen kaum für eine Hypothese. Aber sie sensibilisieren, auf Zusammenhänge zu achten.

Es gibt noch eine Menge zu erforschen, und ich hoffe, dass wir die Einwirkungen unserer modernen Krankmacher schneller erkennen (und beherzigen), als dass sie uns durch nicht mehr beherrschbare Folgen einholen.

Wie schon gesagt: Versuchsreihen hierzu würden ewig dauern, bei den explosionsartig ansteigenden Neuerungen kann man noch nicht einmal entscheiden, wo die Forschung am dringlichsten oder effektivsten wäre. Wenn wir uns aber durch stimmige Erfahrungen auf feinstoffliche Untersuchungen, insbesondere auf den Muskeltest, immer mehr verlassen können, dann haben wir wenigstens einen Handlungsansatz und eine Handvoll Hypothesen, und den notwendigen Forschungen läuft dann nicht mehr so die Zeit davon.

Den Prinzipien, um die es mir in diesem Buch geht, möge damit Genüge getan sein, so dass ich an dieser Stelle nicht weiter in die Details alternativmedizinischer Erkenntnisse gehen möchte; wer mehr dazu aus meiner Sicht lesen möchte, findet einiges in *Gesund durch analytische Kinesiologie.*

In Kürze für Eilige:

»Muskeltest für jedermann« dürfte sich selbst limitieren, da im Alltag nur wenige Menschen zu durchgreifenden Veränderungen bereit wären.

Therapeuten halten den Schlüssel für ein medizinisches Umdenken in der Hand, indem sie ein neues Bewusstsein für krankmachende Einflüsse schaffen können, individuell und generell im Gesundheitswesen.

Bewusstseinserweiterung – jenseits des Muskeltests

Der rote Faden:
Wo es hinführt und welche neuen Fragen sich auftun, wenn wir die Möglichkeit mentaler Kommunikation ernst nehmen und dabei über den Muskeltest hinausschauen.

Der erste Schritt in ein »neues Bewusstsein« betrifft für die meisten Anwender des kinesiologischen Tests üblicherweise Erkenntnisse *aus den Testresultaten,* von hilfreichen Hinweisen für den Alltag bis beispielsweise zu der oben angesprochenen alternativen Krankheitsforschung. Das allein ist schon revolutionär, zumindest für unsere heutige Medizinwissenschaft.

Mindestens ebenso bemerkenswert sind aber Thesen, zu denen wir *durch die Funktionsweise des Muskeltests* als solchen geführt werden. Der Muskeltest ist ein scheinbar harmloser Einstieg zu Fragen, die für die meisten von uns die Denkwelt auf den Kopf stellen müssten. Denn beim Muskeltest geschehen ein paar Dinge, die für mich weitaus aufregender sind als die Frage, ob Nahrungsergänzungsmittel eingenommen werden sollten, ob Impfungen das Immunsystem stören oder ob Handys Herzrhythmusstörungen auslösen können.

Ich wundere mich immer wieder, dass diejenigen, die den Muskeltest gelernt haben und anwenden, so oft wie selbstverständlich mit ihm umgehen. Diejenigen, die ihn ganz mechanistisch-neurophysiologisch betrachten, haben es insofern gut, dass sich ihnen viele Fragen gar nicht erst stellen. Sie arbeiten effektiv und erfolgreich mit dem Instrument, ohne nebenher Quantenphysik oder Philosophie zu studieren.

Aber in dem Moment, in dem ich feststelle, dass da Geist ins Spiel kommt, dürfte es geradezu unmöglich werden, weiterhin schematisch mit dem Muskeltest zu arbeiten. Und das müsste eigentlich bei jedem Kinesiologen der Fall sein, der sich bewusst ist, dass wir – ohne *äußere* Einflussnahme – die Muskelreaktion des anderen durch Erwartungen verändern können.

In diesem Augenblick beginnt das Wundern. Was es für die *An-*

wendung von Muskeltest und Kinesiologie bedeutet, sich der Macht des Geistes in dieser Arbeit bewusst zu werden, haben wir schon ausgiebig betrachtet, angefangen von unserer Steuerungsfunktion innerhalb einer Testsitzung bis in das Verständnis der Prinzipien hinein, die uns unabhängiger machen von Regelwerken, so dass wir Irritationen lösen, Fehler effizienter beheben und Methodik kreativ mitgestalten können.

Doch es tun sich noch Fragen auf, die über den Muskeltest und seine Funktionen hinausgehen, obwohl es der Muskeltest ist, der zunächst zum Hinschauen veranlasst:

- Der Muskeltest beweist, dass »mental über materiell« siegt. Allein die Tatsache, dass mentale Vorgaben die substantielle Wirkung dominieren, öffnet Fragen in die Richtung, inwieweit wir grundsätzlich per Gedankenkraft in die Materie hineinwirken. Wenn es »energetische« Wechselwirkungen gibt zwischen Mensch und Substanz, ohne dass diese sich über chemische Reaktionen mitteilt, wenn diese Interaktionen wiederum gedanklich außer Kraft gesetzt werden können, was sagt uns das generell über die Beziehung zwischen Geist und Materie?
- Ebenso beweist der Muskeltest, dass wir telepathisch kommunizieren, das lässt sich unmittelbar physiologisch am Gegenüber ablesen. Ich nehme nun einmal an, dass in unserem Gehirn nicht erst durch Armdrücken ein Schalter auf »Gedankenübertragung« umgelegt wird, sondern dass diese Interaktionen ständig stattfinden, wobei der Muskeltest sie *sicht- und fühlbar* macht. Was aber bedeutet das für unser alltägliches Miteinander?
- Wir haben zweifelsfrei Kontakt zum universellen Informationspool des kollektiven Unbewussten, dennoch scheint zugleich »etwas« den beliebigen freien Zugang zu beschränken. Was hat es mit dieser kosmischen Instanz auf sich, in welcher Beziehung stehen wir zu ihr?

Bei diesen Fragen wird der Muskeltest zu einem Angelpunkt, der kraft seiner unbestreitbaren Funktion auf Dimensionen weit jenseits der Methode Kinesiologie verweist. Und so möchte ich mich einige Gedanken lang an dieser Stelle vom Muskeltest lösen und einen Blick über ihn hinaus werfen.

Geist trifft Materie

Dass Geist die Grundlage des (auch materiellen) Seins ist, ist weder neu noch meine Erkenntnis. Obwohl jedoch große Weisheitslehrer aller Kulturen davon sprechen, hat mir als einer Normalsterblichen bislang die Verbindung gefehlt, was das mit meinem weltlichen Alltag zu tun hat. Sicher gab es da schon den einen oder anderen erhellenden Augenblick, in dem eine Ahnung aufschien, inwiefern ich durch mein Denken die Wirklichkeit mitkreiere.

Aber obwohl ich weiß, dass die für mich so feste Materie grundsätzlich gar nicht fest ist, sondern »nur« aus Schwingungen besteht, und dass auch mein Geist Schwingung produziert und »höher schwingt« als die Materie, gelingt es mir weder mit Bemühung noch durch Loslassen, rein mental aus meinem Schreibtisch ein Sofakissen zu machen. Und ich bin ganz froh darüber, dass sich die Wirkkraft von Gedanken und Wollen nicht simpel 1:1 umsetzt, die Folgen wären nicht auszudenken.

Immerhin gibt es Menschen, die kraft des Geistes die für uns unumstößlich scheinenden Gesetze der Materie durchbrechen. So beeindrucken mich beispielsweise Shaolinmönche, die in ihren Auftritten Betonplatten auf ihren Köpfen zerbersten lassen, und vielen Yogis werden materielle Wunder nachgesagt.

Mir selbst – und vielleicht den meisten von uns – liegen solche geistigen Fähigkeiten fern jeden Vorstellungsvermögens, sie sind bemerkenswert, aber weitab von meinem täglichen Leben.

Dieses kleine, handliche Werkzeug Muskeltest jedoch, das mir praktisch nahe ist, schenkt mir einen ersten Zugang, auch in meinem realen Alltag die Gesetze eines solchen Zusammenwirkens zu erkunden.

Indem wir unser Augenmerk nicht nur auf die Testergebnisse als solche konzentrieren, sondern wertungsfrei wahrnehmen, wie das Bewusstsein beim Muskeltest in welcher Weise mitwirkt, können wir uns forschend diesen Prinzipien ganz pragmatisch annähern. Damit zertrümmern wir noch längst keine Betonplatten und »machen« aus der Substanz, die wir testen, auch per Gedanken noch keine andere. Schließlich bewegen wir uns beim Muskeltest noch ausschließlich auf der Informationsebene. Und doch mag sich auf zugleich alltägliche wie dennoch spektakuläre Weise die Tür zu einem neuen Bewusstsein öffnen, das dann auch zunehmend in die Realität hineinwirkt.

Geist trifft Geist

Denn an anderer Stelle stellt sich die Frage schon längst, ob wir nicht dank unseres Bewusstseinsfeldes weit über unsere eigene Person hinaus wirken, nämlich insbesondere von Mensch zu Mensch.

Wenn ich davon ausgehe, dass ich beim Muskeltest per Gedankenfeld mit dem Gedankenfeld meines Gegenüber interagiere, dann wird sich das, wie gesagt, nicht auf die Zeit des Muskeltests beschränken oder an ihn gebunden sein. Ob ich dazu dieser Person auch wirklich nahe sein muss, oder ob dieses Feld dimensionslos ist, wäre eine Grundsatzfrage, die aber an dieser Stelle auch nicht entscheidend ist.

Vielleicht gibt es ein Sowohl-als-Auch, denn einerseits haben viele Menschen schon gedankliche Fernwirkungen kennen gelernt, andererseits scheint es Zusammenhänge mit räumlicher Nähe zu geben. So beobachte ich in der Gruppenarbeit, dass bei geführten Meditationen häufig Personen, die nebeneinander sitzen, ähnliche Bilder und Symbole entwickeln.

Da mag noch einmal mein Vergleich mit der Physik herhalten: Das Erdmagnetfeld breitet seine Wirkung global aus, und dennoch wirkt ein Haushaltsmagnet stärker auf die Objekte in seiner unmittelbaren Umgebung.

Wenn wir aber wiederum in unseren Gedankenfeldern miteinander vernetzt sind, dann stellt sich auch die Therapeut-Patient-Beziehung in einem anderen Licht dar. Denn auch hier kann der Einfluss nicht an die Verknüpfung mit dem Muskeltest gebunden sein, was heißt, dass diese Bewusstseinsfelder ständig aktiv sind. Die Hypothese, die sich daraus geradezu zwangsläufig ergibt, wäre, dass ein Therapeut ein heilendes bzw. zumindest ein beeinflussendes Feld aufbauen kann.

Ich spreche hier nicht von Suggestion. Suggestion hieße, einem Patienten zum Beispiel von bisherigen Erfolgen einer Therapie vorzuschwärmen oder ihm von sensationellen Studien zu berichten, ihn damit also bewusst bis manipulativ zu beeindrucken. Ebenso mag das Angebot besonders teurer Behandlungsformen suggestiv wirken: Was so viel kostet, dass nur Privilegierte es sich leisten können, muss ja gut sein.

Ich spreche auch nicht von einer Placebowirkung im herkömmlichen Sinn, von der aus medizinischer Sicht angenommen wird, dass sie auf einer *Einbildung* des Behandelten beruht. Den Beleg für »Nichtplacebo« bringen dann häufig Homöopathen, indem sie auf Erfolge bei Kleinkindern und Tieren hinweisen – also *muss* irgend etwas wirken, das nicht mit Einbildung erklärt werden kann.

Andererseits ist am Thema Placebo soviel dran, dass es durchaus ernst genommen wird – leider wiederum mehr als eine (der Wissenschaft oft lästige) Tatsache und weniger mit der Frage, was da eigentlich geschieht.

Es greift sogar so weit, dass dazu der Biophotonenforscher Fritz-Albert Popp eine Omni-Placebo-Theorie aufstellt, die besagt, dass jeglicher therapeutischer Erfolg im wesentlichen auf Placebowirkung beruht (Veröffentlichung in der Zeitschrift *Comed* 1/2006).

Wenn wir dem Heilpotential, das jeder Kranke in sich trägt, aus unseren Fähigkeiten heraus an der richtigen Stelle die richtigen Impulse geben, bringt die Resonanz in der Patient-Therapeut-Beziehung etwas »ins Schwingen«, mit dem die Heilung angeregt wird.

Die für mich aufregendste Idee zu Fragen feinstofflicher Wirkungen versus Placebo kommt aus Forschungsprojekten der Homöopathie: Anfang 2007 lief auf »arte« ein Film über homöopathische Studien und Experimente *(Homöopathie – der Test)*. Kurz und knapp auf den Punkt gebracht zeigte ein Laborergebnis, dass homöopathisch aufbereitete Mittel auch dann noch eine Reaktion im isolierten Zellgewebe bewirkten, wenn keinerlei materielle Substanz mehr in der Probe vorhanden sein konnte. Die Ergebnisse waren signifikant und sprachen damit zweifelsfrei für eine objektive Wirkung homöopathischer Essenzen. Und isolierten Zellen kann nun einmal keine »Einbildung« unterstellt werden.

Dieser Versuch, der von der Wissenschaftlerin Prof. Madeleine Ennis eigentlich durchgeführt wurde, um Homöopathie zu *widerle-*

gen, sollte dann unter wissenschaftlichen Doppelblindkriterien wiederholt werden, das heißt, dass niemand wusste, was in welcher Probe enthalten oder nicht enthalten war. Das Ergebnis war niederschmetternd, in diesem Fall lagen die Treffer nur noch im Zufallsbereich.

Damit schien die »objektive« Wirkung der Homöopathie widerlegt. Rätselhaft blieb auch den Kommentatoren des Films, dass Homöopathie selbst dann hilft, wenn sie Patienten ohne deren Wissen verabreicht wird, und ebenso, dass sie zunächst im Labortest »bestanden« hatte – nur unter den klassischen Doppelblindbedingungen wollte sie sich nicht bestätigen. Viele erfahrene Homöopathen kennen dieses Phänomen und bedauern, dass ihre eigenen Versuche, Homöopathie doppelblind zu beweisen, immer wieder scheitern.

Spannend wäre die Frage, die allerdings weder in dem Film aufgeworfen wurde noch mir bislang von Homöopathen bekannt ist, wie das *Wissen des behandelnden Homöopathen* die Wirkung beim Patienten beeinflusst. Könnte es nicht sein, dass er allein durch sein Einlassen auf den Patienten, durch die homöopathische Anamnese und das Repertorisieren, durch seine intensive Beschäftigung mit dem Thema des Patienten, im Bewusstseinsfeld eine Kraft aktiviert, die der Mittelwirkung entspricht? Also den von Popp angesprochenen spezifischen Heilungsimpuls setzt?

- Was geschähe dagegen, wenn jemand ohne Wissen und ohne Absicht versehentlich homöopathische Globuli einnimmt, zum Beispiel in der Meinung, das seien Pfefferminzkügelchen? Könnte es sein, dass sie dann gar nicht wirken?
- Was geschähe, wenn der Homöopath gewissenhaft ein Mittel bestimmt, versehentlich aber ein anderes verabreicht?

Beides lässt sich nicht experimentell und selten empirisch verfolgen, wäre aber ein Beitrag zum Verständnis der Homöopathie.

Darüber hinaus wäre es wohl ein Beitrag zum Verständnis des Placeboeffekts generell.

Wenn sich die These bewahrheitet, dass das Wissen des Homöopathen am Ende mehr bewirkt als die verabreichte Substanz, dann würde sich das decken mit der Erfahrung, dass sich beim Muskeltest das Bewusstsein des Testenden stärker durchsetzt als die Materie.

Wir würden uns also aus zwei unterschiedlichen Therapierichtungen – Homöopathie und Kinesiologie – bei derselben Schlussfolgerung treffen.

> Diese Schlussfolgerung lautet: Es scheint nicht hauptsächlich auf das Mittel anzukommen, das *verabreicht* wird, sondern auf das Wissen, die Haltung und die Absicht des Therapeuten.

Da »Mittel« und »Methode« sehr nahe beieinander liegen, könnte sich dann nicht ebenso die unermüdliche Jagd nach »der« idealen Behandlungsmethode als weitgehend überflüssig herausstellen?

Was für eine Chance eröffnet sich mit der Erkenntnis, in der Methodenvielfalt nur noch bereichernde *Möglichkeiten* zu sehen, als sich von einem Zaubermittel die Lösung für unser Heil zu erhoffen!

Auch da sage ich nichts Neues. In der unüberschaubaren Expansion neuer schulmedizinischer Verfahren, aber auch in der explodierenden Fülle alternativmedizinischer Angebote ist wohl so etwas aus dem Blick geraten, was uns schon Hippokrates mit auf den Weg gegeben hat:

Die 1. Arznei ist der Therapeut,
die 2. Arznei ist das gesprochene Wort,
die 3. Arznei ist das verabreichte Mittel.

Und ich bin mir sicher, dass er das nicht mangels moderner Medizintechnik gemeint hat …

Wir haben also das Potential zum »Allheilmittel« längst in uns, nämlich wirklich und wirkungsvoll gute Therapeuten zu werden. Aber das geschieht sicher nicht, indem wir uns auf die Methoden verlassen, sondern, indem uns bewusst wird, welche Macht uns selbst zum besten Therapieinstrument werden lässt.

Unser Beitrag, um effiziente (kinesiologische oder unkinesiologische, schulmedizinische oder alternativmedizinische) Therapeuten zu werden, liegt dann weniger in der Frage, *was* wir machen, sondern wie wir es machen.

Nicht nur die Erfahrungen mit dem Muskeltest, sondern auch viele weitere therapeutische Phänomene – von der »Droge Arzt« bis zum Geistheilen – zeigen die Kraft der Bewusstseinsfelder. Sie ist eher *be*legbar als *wider*legbar, und bei aufmerksamer Beobachtung können wir sie nicht nur in der Therapeut-Patient-Beziehung wiederfinden, sondern in vielerlei weiteren menschlichen Interaktionen.

Wenn wir uns aber dieser Kraft bewusst sind, können wir sie stärken, indem wir uns mit ihr auseinandersetzen. Die Qualitäten, die eine starke Wirkung in das Kommunikationsfeld hineintragen, gelten schließlich nicht nur für die Ergebnisse beim Muskeltest, der ja nur ein Anzeiger innerhalb dieser Felder ist.

Welche dieser Qualitäten demnach nicht nur für die Kinesiologie, sondern für therapeutisches Arbeiten generell förderlich sind, haben wir aus anderem Anlass und an anderer Stelle in diesem Buch angesprochen. Es scheint sich also in jeglicher Hinsicht zu lohnen, das »Instrument Therapeut« zu schulen, zu optimieren und zu pflegen.

In Kürze für Eilige:
Die Prinzipien des Muskeltests führen zu der Frage, inwieweit das Bewusstseinsfeld des Therapeuten möglicherweise höherrangig als jede Arznei und jegliche Methode wirkt.

Kosmische Pädagogik?

Der rote Faden:
Wie der Eindruck entsteht, dass das Leben uns absichtsvoll mit weisheitsvoller Logistik an die Hand nimmt – wenn wir es nur gewähren lassen.

Das Thema Bewusstsein, ausgehend von den Erfahrungen mit dem Muskeltest, wäre unvollständig ohne die Frage nach einer sinnhaften Einbindung unserer Arbeit. Und zwar »sinnhaft« nicht nur durch die sinnvolle Aufgabe, unseren Patienten helfen zu dürfen, sondern mit einem Blick auf höhere geistige Kräfte, die uns, unseren Weg und unser Tun begleiten.

Wie viele andere Therapeuten sehe ich mich eingebunden in ein großes Ganzes und fühle mich von einer Höheren Macht begleitet – das ist keine Frage, die ich hier diskutieren möchte. Mein Blick liegt an dieser Stelle vielmehr auf der »absichtsvollen«, zielgerichteten und dennoch undirektiven Führung dieser Instanz. Ihre vielen kleinen und großen Fügungen versetzen mich immer wieder in Erstaunen, und oft genug lassen sie mich schmunzeln über ihre geniale und bisweilen köstliche bis komische kosmische Logistik.

Wie auch immer man die Einbindung in die Welt als Ganzes für sich definiert, durch solcherlei Erfahrungen am eigenen Leib und im Miterleben bei Freunden und Patienten fühle ich mich in meinem ganz individuellen Sein aufgehoben in einer letztendlich liebevoll haltenden Energie, indem diese Höhere Macht ein offenkundig sehr persönliches Interesse an meinem Lebensweg bzw. dem Weg jedes einzelnen Menschen zeigt.

Ich sehe eine Fülle von Indizien, die einer solchen kosmischen Wegweisung und einer mehr oder auch manchmal weniger sanften »Erziehung« entsprechen. Da ich mich hier aber doch wieder mehr an das Thema des Buches und seine Hauptperson, den Muskeltest, halten will, greife ich drei typische Indizien heraus, die mir gerade in unserer Arbeit immer wieder begegnen:

- Ich habe keine willkürliche Macht über die Herausgabe von Daten des kollektiven Unbewussten.
- Es gibt eine übergeordnete Sinnhaftigkeit von Entwicklungswegen.
- Der Muskeltest lässt sich nicht testen.

Den ersten Punkt hatte ich an früherer Stelle schon erwähnt: Wir können nicht beliebig aus dem kosmischen Datenpool das herausfischen, wonach uns gerade der Sinn steht. Aber andererseits bekommen wir aus dieser Quelle phänomenale Auskünfte, wenn wir mit ihr angemessen umgehen.

Diese Quelle versiegt, sobald ich

- mir auf ihre Kosten ein bequemes Leben machen will,
- Dinge teste, die mich nichts angehen oder höchst überflüssig sind,
- Experimente mache, mit denen ich von ihr den Beweis ihrer Existenz fordere.

Dahingegen ist sie äußerst kooperativ, wenn
- Informationen notwendig, sonst aber schwer zugänglich sind,
- ich ihre Informationen zum Anlass nehme, mich intensiver mit einer Materie auseinanderzusetzen,
- ich respektvoll und achtsam mit ihr umgehe.

Das sieht doch stark nach »Absicht« aus, oder?

Weisheitsvoller Führungsstil

Nicht nur der Umgang mit dem kollektiven Unbewussten scheint sinnhaft gesteuert, indem mir einerseits Geschenke in den Schoß fallen, ich andererseits aber auch öfter einen Klaps auf die Finger bekomme.

Auch die typischen »Patientenkarrieren« in Begleitung mit dem Muskeltest lassen eine sinnvolle »Strategie« erkennen. Viele Therapeuten haben die Erfahrung gemacht, dass sich die Muskeltestsitzungen oft geradezu pädagogisch aufeinander aufbauen, indem sie für den Patienten zunächst eher harmlos beginnen und sich dann in anspruchsvollere Herausforderungen steigern. Der Patient wird quasi einschleichend dazu geführt, seine Lebensgewohnheiten bewusster und aus einer anderen Perspektive zu betrachten.

Die »Zumutungen« mögen zwar wachsen, aber immer nur so weit, wie es dem Patienten und seinem Bewusstseinsstand entspricht. Zwar werden ihm schon manchmal ziemliche Brocken serviert, aber gerade noch in einer Größe, die er verdauen kann.

Dementsprechend ergibt sich häufig eine recht typische Entwicklungsreise:
- Ein Mensch wird durch körperliche Beschwerden in eine Praxis »geschickt«.
- 1. Schritt: Er lernt ein merkwürdiges Instrument wie den Muskeltest kennen und akzeptieren.
- 2. Schritt: Durch den Test erfährt er etwas und setzt es um, das bislang in seinem Leben nicht vorkam, wie Ernährungsumstellung, Toxinausleitung, Elektrosmogsanierung und vieles andere.
- 3. Schritt (oder auch schon früher): Aufgrund der Erfahrung, dass

der Test »Recht hatte«, lässt er sich auch auf Bearbeitung emotionaler Ursachen ein.

- 4. Schritt: Das Vertrauen wird gestärkt, indem es ihm auch mit dieser Arbeit deutlich besser geht.
- 5. Schritt: Nachdem eher oberflächliche Konflikte gelöst wurden, wächst die Bereitschaft, sich tieferen Lebensmustern zuzuwenden.
- 6. Schritt: Es entwickelt sich ein Verständnis für sich selbst und die eigene Geschichte. Indem immer mehr emotionales Gerümpel abgetragen wird, beginnt die Flamme des eigenen Potentials wieder kräftiger zu brennen.
- 7. Schritt: Die innere Wahrheit, die innere Stimme wird zunehmend als Wegweiser zur Quelle und auf dem eigenen Weg erkannt.
- 8. Schritt: Der Muskeltest lehrt innere von äußeren Stimmen zu unterscheiden, Intuition von Überzeugung, Vision von Illusion zu differenzieren.
- 9. Schritt: »Ausschleichendes Absetzen« des Muskeltests – indem die Sensibilität für die leisen Töne und die wahre innere Stimme gestärkt wurde, kann das »Hörrohr Muskeltest« abgelegt werden, das uns als Verstärker gedient hat.
- 10. Schritt ... Alles von vorn auf höherer Ebene? – Ich weiß nicht, was folgt, und es ist auch nicht Thema dieses Buches, aber es wird wohl an dieser Stelle noch kein Ende haben.

Wenn ich die Geschichten von Menschen betrachte, die einen solchen Weg gegangen sind, dann haben sie in aller Vielfalt eines gemeinsam: Sie haben sich mit sich selbst und dem Leben ausgesöhnt, gehen eigenverantwortlich und bewusst mit sich und anderen um, ruhen in sich und strahlen Authentizität und Liebe aus.

Viele Menschen durften erleben, dass auch der Körper gesundet, wenn Geist und Seele im Einklang sind. Und auch diejenigen, deren Körper nicht heilte, fanden ihren ganz persönlichen Weg zu innerem Frieden, zu Zu-frieden-heit.

Das Ziel unserer inneren Reise scheint demnach Bewusstwerdung zu heißen und einen Weg zu Friede und Liebe zu finden. Damit kann das, was wir Menschen als Krankheit und Leid empfinden, zu einem Geschenk werden, um uns zu den eigentlichen Fragen unseres Lebens zu führen.

Wenn wir lernen, aufmerksam auf die Hinweise des Lebens zu lauschen, werden wir Leidvolles vielleicht immer weniger »nötig« haben. Darin ist uns der Muskeltest ein guter Helfer, solange wir noch nicht gelernt haben, die innere Wahrheit unmittelbar wahrzunehmen. Und das beginnt oft ganz praktisch-alltäglich, beim Gesundheitswert von Müsliriegeln und Mobilfunk – und wo es endet, darf offen bleiben.

Strategie »Highlights und Flops«

Es versteht sich von selbst, dass Krankheit nicht der einzige Weg ist, zu lernen und zu wachsen. Was für Patienten manchmal so offensichtlich ist, gilt in derselben Weise auch für jede andere Lebenssituation, und natürlich auch für den Weg als Therapeuten – siehe zum Beispiel den Zugriff auf die kosmische Datenbank.

Gerade da bin ich immer wieder vom »Führungsstil« dieser begleitenden Mächte beeindruckt, die sich offensichtlich verschiedener Raffinessen bedienen. Zu diesen Raffinessen gehören Lockvogelangebote unerwarteter therapeutischer Erfolge einerseits (das sind die beliebtesten) bis zu sinnvollen Fehltestungen andererseits (das sind die unbeliebtesten). Die Highlights lassen aufhorchen, machen aufmerksam auf den Test und seine Ergebnisse. Offensichtlich werden sie effektvoll »benutzt«, damit wir uns auf einen Weg machen und ihn auch auf Durststrecken durchhalten.

Denn merkwürdigerweise habe ich trotz meines Engagements mit Herz und Seele als schulmedizinische Hausärztin nie vergleichbare »Wunder« erlebt wie in der feinstofflichen Arbeit, also überrascht es doch nicht, dass es mich unwiderstehlich in diese vielversprechende kinesiologische Richtung »lockte«.

So kennen auch die Therapeuten, die mit dem Muskeltest arbeiten, den typischen beglückenden Anfangserfolg, den ich als raffinierte Strategie unserer inneren Weisheit verstehe, damit wir am Ball bleiben.

Schließlich motiviert Erfolg am meisten, und für Methoden, die recht unkonventionell oder sogar umstritten sind, muss dieser Erfolg schon einmal spektakulär sein.

Sicher kommt ganz praktisch hinzu, dass wir beim Start in etwas Neues auch noch konzentrierter und gewissenhafter damit umgehen, aber das allein reicht nicht, dieses eigentümliche, typische Anfängerglück zu erklären; damit lägen zwar korrekte Testresultate nahe, aber nicht zwangsläufig außergewöhnliche Highlights.

Nach einer »erzieherischen« Strategie sieht es auch aus, dass die Anfangserfolge in der Regel stagnieren, wenn wir uns zu sehr auf den Lorbeeren ausruhen und stets im selben Fahrwasser weitermachen, nach dem Motto »Der Test wird es schon machen«. Dann werden die Ergebnisse nicht zwangsläufig schlecht, aber irgendwie routiniert und ohne das Gewürz der Überraschungen und Highlights.

Wenn uns die Erfolge nicht motivieren, sie zu durchleuchten und etwas dazulernen zu wollen, bleiben neue Highlights bald aus. Ähnliches erleben Muskeltestanwender, die es sich mit dem Werkzeug allzu bequem machen: Hausschlüssel verlegt? – Kein Problem, wir haben doch den Muskeltest! Welches der drei Jobangebote ich annehmen soll? – Warum nachdenken, einfach testen! Mit dem Patienten ein Gespräch führen oder homöopathische Mittel repertorisieren? Wozu, wenn ich doch testen kann!

Wir bekommen offensichtlich beim Einstieg in eine neue Methode von unserer weisheitsvollen Führung so etwas wie ein Startkapital. Wenn wir es nicht würdigen und »mit ihm arbeiten«, verbraucht es sich im Laufe der Zeit.

Insofern fordert das Leben auch vom Beschenkten, vom feinstofflich arbeitenden Therapeuten, einen ähnlichen Einsatz und ähnliche Bereitschaft, wie wir sie vom Patienten auf seinem Weg erwarten: *Weiterlernen und Weiterwachsen.*

Das könnte unter anderem bedeuten, sich kontinuierlich bewusst und kritisch mit der Materie, die uns da anvertraut ist, auseinanderzusetzen.

In der Kinesiologie könnte das sowohl den Testinhalten wie dem Muskeltest oder der Methode an sich gelten. Was auch hin und wieder schon einmal recht ungemütlich werden kann, denn so wie wir uns liebend gern an Highlights gewöhnen und sie zum täglichen Brot machen möchten, so sicher kommen auch die Prüfungen.

Mit ihnen wiederum tritt das nächste Indiz einer weisheitsvollen

Führung auf den Plan: Immer wieder einmal bin ich in kinesiologische Krisen gestürzt und verzweifelte wegen dubioser Ergebnisse am Muskeltest. Aber jedes Mal, wenn ich drauf und dran war, dieses Instrument ein für allemal aus meinem Therapeutenleben zu verbannen, bekam ich zeitgleich – ohne inhaltlichen Bezug zum Krisenauslöser – von Patienten oder Kursteilnehmern »waschkorbweise« Erfolgsmeldungen und Dankbriefe. Solche Lobeshymnen konnten dann gerade noch verhindern, dass ich das Werkzeug über Bord warf, und ich sah ein, dass die Krise mich wohl mit der Nase auf eine neue Erkenntnis stupsen wollte, was dann auch regelmäßig geschah.

Wie viele andere Anwender habe ich ebenso eine andere Variante erlebt: Immer dann, wenn ich befürchtete, ich könnte aufgrund meines Wissens eine Erwartung in das Ergebnis »hineingetestet« haben, kamen wie auf Bestellung Resultate, mit denen ich niemals gerechnet hätte – womit ich die freundliche Versicherung bekam, dass ich tatsächlich frei von unterschwelligen Überzeugungen gearbeitet hatte und mich auf die Ergebnisse verlassen konnte.

Den Test testen

Noch nachdenklicher im Hinblick auf weisheitsvolle Führung in meiner Arbeit und in meinem Leben macht mich die Tatsache, dass uns der Muskeltest nicht den Gefallen tut, sich über Doppelblindversuche zu beweisen.

Wie erleichtert wären wir doch, wenn er sagen würde: »Seht her, ich funktioniere wirklich, nun mögen es doch auch die Skeptiker und Wissenschaftler endlich glauben!« Da könnte sich der Muskeltest sogleich mit der Homöopathie zusammenschließen und noch mit einigen weiteren feinstofflichen Methoden, und alle im Verein wären mit einem Schlag akzeptiert und etabliert.

Es ist doch bemerkenswert, dass genau *das* offensichtlich *nicht* geschieht. Die Homöopathie scheitert immer wieder am Versuch, sich materiell zu beweisen, und ähnlich geschieht es beim Muskeltest, wenn man ihn auf die Probe stellt. Wer den Test testet, landet meist auf der Nase.

Es ist verrückt, dass der Muskeltest äußerst zuverlässig ist, wenn wir ihn wirklich brauchen – so hat er mehr als einem Patienten zu einer rechtzeitigen Notoperation verholfen, das vorschnelle Einschläfern von Tieren verhindert oder entscheidende Erkenntnisse zutage gefördert. Für all diese Hinweise war jeweils nachweislich das Muskeltestergebnis maßgeblich.

Wenn man ihn allerdings herausfordern will, um seine Wahrheit und Wirklichkeit wissenschaftskonform zu beschneiden, sprengt er die Fesseln, die wir ihm anlegen wollen.

Wenn wir mit dem Test experimentieren, spielt er anfangs oder hin und wieder mit, entzieht sich aber sofort, wenn wir ihn fangen wollen.

Sobald wir meinen, wir hätten ihn im Griff und könnten ihn nun wissenschaftlich fixieren, dreht er uns eine Nase!

Solange wir andererseits respektieren, dass gewisse Funktionsweisen nicht unserer Kontrolle unterliegen, sondern letztendlich »etwas Höheres« über die Prüfbarkeit entscheidet, dann überhäuft er uns in der Regel mit Stimmigkeitsnachweisen innerhalb unserer Behandlungen.

Heute fühle ich mich zutiefst beruhigt, dass es so ist, während ich lange selbst auch davon geträumt habe, wie wunderbar es wäre, wenn wir mit wissenschaftlichen Versuchsanordnungen beweisen könnten, dass zum Beispiel Substanzen ein Feld ausstrahlen, das beim Muskeltest objektiv »abgelesen« wird.

Ich habe mir bzw. der Kinesiologie gewünscht, dass sie sich bis ins Letzte beweisen lässt, damit diese effektive Methode endlich offiziell anerkannt wird, hatte die Vision einer neuen Medizin, eines gesundenden Gesundheitssystems, zufriedener Patienten und glücklicher Therapeuten. Doch allmählich dämmert mir, dass eine solche Beweisbarkeit dazu führt, das Instrument bzw. die Methode kontrollierend zu vereinnahmen.

Erst indem der Muskeltest *nicht* vereinnahmt werden kann, scheint durch diese Machbarkeitslücke eine Weisheitsinstanz, die unseren Blick erweitert.

Machbarkeit heißt Macht, und damit steigt die Wahrscheinlichkeit, solche Instrumente oder Fähigkeiten im großen Stil zu missbrauchen. Damit würden dann auch sämtliche Ausbeutungspotentiale des Menschen erweitert – individuell, politisch, wirtschaftlich, militärisch –, anstatt Bewusstheit zu fördern. Denn – Hauptthema dieses Buches – wer nicht mit bewusster Offenheit mit diesem Instrument agiert, wird sein Anliegen, sein Weltbild und seine Überzeugungen in diesen Test hineintragen. Schlimmstenfalls durch aktive Manipulation.

> Indem sich übergeordnete Weisheitsinstanzen, die den Test (mit)leiten, nur unvollständig »beweisbar« machen, entziehen sie sich also letztlich dann doch unserem Zugriff und einer potentiellen Vergewaltigung, womit sich diese Höhere Weisheit in ihrer Existenz weitaus mehr beweist als in einem Doppelblindversuch.

Mir tut es gut, dass die höhere Weisheit uns zeigt, dass sie nicht mit sich machen lässt, was wir wollen. Da sie uns zugleich sehr offensichtlich mit Liebe und Humor durchs Leben zu leiten versucht (was kann sie dafür, wenn wir aufgrund unseres freien Willens nicht hören wollen und deshalb schon mal auf die Nase fallen müssen …), vertraue ich ihr, dass sie weiterhin ihre Hand über all die sensiblen Methoden und Erscheinungen hält, die zur Zeit schrittweise und manchmal sogar sprunghaft unsere Einsichten erweitern.

Wen dieses Thema zieht, sich näher damit zu beschäftigen, den möchte ich auf ein Buch aufmerksam machen, das mir zu meiner großen Freude kurz vor Fertigstellung dieses Kapitels begegnete: *Das kann doch kein Zufall sein* von Elisabeth Mardorf. Mit den Schlüssen, die sie dort zu »Zufällen und Synchronizitäten« zieht (die ja ebenfalls ständig geschehen, bestimmten Gesetzen unterliegen und sich dennoch nicht experimentell fassen lassen), hat sie mir fast wortwörtlich aus der Seele gesprochen. Viele der Gesetzmäßigkeiten, die sie in ihrem Buch beschreibt, lassen sich unmittelbar auf den Muskeltest und seine Prinzipien übertragen, so dass ich nur allzu gern auf ihre Arbeit verweise.

Ob Sie und ich dann am Ende eine ähnliche Sicht über die »Führung« unserer Entwicklung, mit oder ohne Muskeltest, teilen, ist letztlich unerheblich für eine qualifizierte Arbeit mit diesem Instrument.

Mich in ein sinnvolles Ganzes gefügt und eingebettet zu fühlen, das sich von uns nicht unterjochen oder manipulieren lässt, sondern seinen eigenen Gesetzen folgt, erhöht nicht nur meine Ehrfurcht vor dem, was in dieser Arbeit geschieht.

Zugleich entlastet es mich: Zwar bin ich gefordert, gewissenhaft und bewusst mit all dem umzugehen, was ich überschaue. Aber ich bin entbunden von all den Dingen, auf die ich durch mein verantwortungsvolles Handeln allein keinen Einfluss habe. Ich darf also getrost abgeben, was mir »zu groß« ist, darf den Kräften des Universums, Gottes, Allahs, des großen Geistes, des Lebens zutrauen, dass sie ein bisschen mehr Überblick haben als ich. Ich darf diesen Mächten eine gute Mitarbeiterin sein, aber die Hauptentscheidungen bleiben »Chefsache«.

In Kürze für Eilige:
In der Arbeit mit feinstofflichen Verfahren sprechen etliche Bausteine und Entwicklungssequenzen für eine weisheitsvolle Steuerung, sowohl des Lebens als solches wie auch vieler Muskeltestresultate. Ganz besonders könnte sich diese Lenkinstanz darin zeigen, dass Ergebnisse des Muskeltests extrem oft stimmig belegt, nur sehr selten aber experimentell-wissenschaftlich bewiesen werden können. Die Weisheitsinstanz, die den Muskeltest begleitet, lässt sich nicht in Kontrollfesseln legen.

Vom Stein des Anstoßes zum Stein der Weisen?

In den letzten Kapiteln war es wohl kaum zu überhören, wie dankbar ich bin, dass der liebe Gott den Muskeltest vom Himmel geworfen hat, um uns eine Chance zu geben, unser eigenes Hinterteil und hoffentlich auch diesen wunderschönen Planeten noch rechtzeitig zu retten. Um eine Sache ordentlich zu machen, gehört es wohl hin und wieder zu den göttlichen Stilmitteln, uns auszubremsen oder etwas Sand ins Getriebe zu streuen.

Zumindest ist es mir ja so ergangen, sonst wäre es nie zu diesem Buch und ein paar hoffentlich nützlichen Hypothesen gekommen. Somit haben die merkwürdigen Phänomene und scheinbaren Widersprüchlichkeiten des Muskeltests, die mir zeitweise das Leben ziemlich schwer gemacht haben, ihren Zweck erfüllt.

Wir brauchen Untersuchungsinstrumente wie den Muskeltest, um im ganz realen Alltag und besonders im Bereich Gesundheit und Heilung bislang unbekannte Zusammenhänge aufzudecken.

Wenn in einem Werkzeug jedoch ein Potential mit erheblicher allgemeiner Tragweite verborgen liegt, resultiert daraus zwangsläufig die Notwendigkeit, dass es auch verlässlich sein muss. Wer das erkannt hat, wird vermutlich von sich aus einen sorglosen oder sogar fahrlässigen Umgang mit dem Muskeltest vermeiden.

Dazu gehört wiederum geradezu zwangsläufig, sich mit den Prinzipien eines solchen Verfahrens soweit auseinanderzusetzen, dass alle wesentlichen Einflüsse und Fehlerquellen vertraut sind, um bestmögliche Ergebnisse zu garantieren.

Um solche Einflüsse auf den Test nachzuvollziehen, braucht niemand blind zu glauben, was ich schreibe. Jeder kann beispielsweise ausprobieren, dass der Muskeltest auf unterschiedlichen Aktionsebenen funktioniert:

- In vorderste Linie steht die *manipulative Drucktechnik* – eindeutig zu nichts nütze und unethisch, aber sie funktioniert. Dazu gehört nicht nur, bei einem erwarteten oder erwünschten schwachen Arm stärker zu drücken, sondern auch »bei Bedarf« den Druck zu reduzieren, was verschleiert öfter geschieht, indem kürzer getestet wird.
- In zweiter Reihe steht die *mentale Manipulation.* Sie ist ebenfalls ein obsoleter Missbrauch des Tests, lässt sich aber ebenso gut willentlich überprüfen.
- Dahinter folgen viele Reihen von Einflüssen positiver oder negativer Art, von Wissen und Fähigkeiten bis hin zu Überzeugungen, dazwischen begleitet von mehr oder weniger Rezeptivität, ge-

mischt aus Kompetenz und Offenheit. Um deren Einwirkungen zu beurteilen, reichen keine kurzen Experimente, sondern nur langfristige Verlaufskontrollen.

- Jenseits davon können wir im kosmischen Internet surfen, von fachkompetentem Zugang bis zum Fischen im Trüben ohne geeigneten Köder ist vieles möglich. Auch das lässt sich nur langfristig verfolgen.

Die vielen widersprüchlichen Aussagen zur Quelle unserer Antworten beim Muskeltest resultieren nicht zuletzt daraus, dass es nun einmal tatsächlich mehrere Instanzen gibt, die mitmischen, und wir haben die Wahl, uns allen oder auch nur einem Teil zuzuwenden oder unbewusst den Ergebnissen zu folgen, ohne zu wissen, aus welchem Lautsprecher die Stimme kommt.

Die im vorigen Kapitel angesprochene höhere Macht wird uns sicherlich immer wieder weisheitsvolle Wegweiser aufstellen, aber sie zwingt uns nicht, hinzuschauen und ihnen zu folgen. Wir dürfen laut freiem Willen gern machend und kontrollierend und besserwisserisch sowohl durch das Leben gehen wie mit dem Muskeltest umgehen.

Die Grenzen des »Machbaren« sind lange geduldig, was uns die Ausbeutung unseres Heimatplaneten zeigt, aber wenn sie erreicht wird, ist das Kind kaum noch aus dem Brunnen zu holen – in Wirtschaft, Ökologie, in mancher Ehe, in Politik, Sozialwesen, Medizin – und beim Muskeltest.

Ebenso erlaubt unser freier Wille, gar nichts zu wollen. Dann dümpeln wir auf dem Fluss des Lebens nach dem Motto: »Der liebe Gott wird es schon machen, wenn er es so will.« Wir dümpeln mal hierhin und mal dorthin, je nach Wind und Strömung oder Muskeltestergebnis, oder wo immer wir gerade den Hinweis des großen Geistes mutmaßen.

Damit würden wir vielleicht zunächst weniger Schaden anrichten als die Macher, wähnen uns aber mit ewiglicher Intuition verbunden und meinen, als Marionetten Gottes nun »alles richtig« zu machen.

Ich habe Gott aber nicht so verstanden, dass er uns willenlos möchte, sondern zu seinem Ebenbild und seinen Mitarbeitern. »Nicht mein Wille, sondern dein Wille geschehe« heißt für mich, dass wir sehr wohl wollen sollen, doch in letzter Instanz anerkennen, dass die unendliche Weisheitskraft am Ende noch ein bisschen klüger ist als wir selbst und dass der göttliche Wille dann Vorrang haben soll, wenn wir mit dem eigenen in die Irre zu laufen drohen.

Was fürs Leben gilt, gilt folglich auch für den Muskeltest: Wir selbst entscheiden, welche Haltung und welche Einstellung wir einnehmen wollen. Dementsprechend kann natürlich jeder, auch als Therapeut, seine persönliche Note leben und auf seine Weise glücklich werden.

Ebenso liegt bei jedem selbst die Entscheidung, ob man sich über den unmittelbaren eigenen Dunstkreis hinaus mitverantwortlich fühlen möchte für weiterreichende Wirkungen.

Wenn uns allerdings daran liegt, nicht nur selbst einigermaßen über die Runden zu kommen, sondern auch allgemein die Glaubwürdigkeit des Muskeltests und der Kinesiologie zu fördern, brauchen wir mehr als ein »Wer heilt, hat Recht«.

Wer kann schon im Einzelfall oder bei Kurzzeitbeobachtungen belegen, dass es tatsächlich die Konsequenz aus dem Muskeltest war, die den entscheidenden Anstoß zur Heilung gegeben hat?

> Wir brauchen Logik und Stimmigkeitsabgleiche und darüber hinaus die Fähigkeit, das Wesen(tliche) des Muskeltests so in Worte zu fassen, dass andere es verstehen.

Lasst uns Zeit, die Gesetze dieser wunderbaren, wundersamen Welt mit und ohne Muskeltest zu erkunden, denn sie konfrontiert uns mit etlichen fremdartigen Wahrheiten.

Selbst wenn immer mehr – insbesondere esoterische – Richtungen so selbstverständlich mit feinstofflichen und »energetischen« Prinzipien hantieren, auch wenn große Physiker und spirituelle Lehren die geistige – d. h. nichtmaterielle – Natur des Seins postulieren, so ist dies nicht nur ein prozentual kleiner Anteil, sondern im Verhältnis zur Menschheitsgeschichte ein noch total junges Gedankengut.

Auch in der Kinesiologie sollten wir nicht unterschätzen, dass wir im Verhältnis zur Menschheit oder selbst nur zu anderen Therapeuten oder gar nur zu »alternativen« Therapeuten immer noch ein winziger Haufen sind, und besonders diejenigen, die schon auf Jahre der Erfahrungen zurückgreifen können, sind noch wesentlich weniger.

Nur durch Offenheit, Austausch und Abstimmung können wir weiter forschen, tiefere Zusammenhänge erkennen und praktikable Modelle anbieten. Uns sollte dringend daran gelegen sein, die Kinesiologie aus den Wolken der Geheimwissenschaften herauszuholen und auf ein solides Fundament zu stellen.

Blick zurück – und nach vorne

Nehmen wir das Ende dieses Buches zum Anlass, um noch einmal an den Anfang zurückzukehren, nämlich den Umgang mit der Kinesiologie und dem Muskeltest. Ausgangspunkt waren Irritationen, die mir meine Freude am Muskeltest verleiden wollten. Allein indem mir bewusst wurde, inwieweit in feinstofflichen Testverfahren der Geist innerhalb der Kommunikationsfelder mitwirkt, ordnete sich alles in ein stimmiges Bild.

Vielleicht hat schon allein damit der Exkurs in die Hintergründe des Muskeltests für das Verfahren selbst etwas Nützliches bewirkt, indem Anwender mit diesem Modell entspannter und sicherer arbeiten können oder Neulinge sich durch die teilweise Sprachverwirrung oder ungewöhnliche kinesiologische Praktiken nun nicht mehr grundsätzlich abschrecken lassen.

Wer sich bewusst macht, dass wir einerseits eingebettet sind in ein sinnhaft geleitetes geistiges Netzwerk und andererseits über eigene freie geistige Kräfte verfügen, die sich auf unterschiedliche Weise mit anderen oder dem Ganzen verbinden, wird hieraus zwangsläufig Konsequenzen ziehen.

Wer sich zum Beispiel bewusst macht, dass der Muskeltest zwar Zugang schafft zu kognitiv verborgenen Informationen, auch aus dem »kosmischen Internet«, wer zugleich weiß, dass eigene Überzeugungen unmittelbarer und damit stärker auf den zu Testenden einwirken als das kollektive Unbewusste, wird sein eigenes Handeln durchleuchten und versuchen, vor sich selbst Rechenschaft abzulegen über Motivation und Umgehensweise mit diesem Testverfahren.

Wer weiß, dass der Muskeltest nicht eine eigenständige Informationsinstanz ist, sondern ein erweiterndes Kommunikationsinstrument, wird nicht mehr der Illusion testimplizierter Allmacht unterliegen.

Entsprechend kann jeder von uns, wenn gewünscht, praktisch dazu beitragen, der Kinesiologie respektive dem Muskeltest mehr Ansehen zu verschaffen.

Für den allgemeinen kinesiologischen Knigge gäbe es einige Tabus, die zwar nicht absolut gelten müssen, deren Einsatz aber immer hinterfragt und bewusst abgewogen werden sollte. Wer als Neuling Unterstützung bei einem Kinesiologen sucht, dem mag eine solche Checkliste die Orientierung erleichtern, therapeutische Angebote klarer zu beurteilen und den für sich bestmöglichen Therapeuten zu finden. Entscheiden Sie selbst: Möchten Sie bewusst in einer Untersuchung, Beratung oder experimentell

- Heilversprechen abgeben,
- Zukunftsvoraussagen machen,
- Verkaufsabsichten durchsetzen,
- Absolutheitsanspruch der Testergebnisse vertreten,
- Test statt Wissen propagieren,
- nonverbale Dialoge oder Selbstgespräche am Patientenarm führen,
- Budenzauber auf Partys veranstalten,
- realitätsfern im kosmischen Internet surfen,
- ohne echtes Anliegen testen,
- per Muskeltest Schuld zuweisen,
- den Test testen?

Oder konstruktiv ausgedrückt: Wollen wir nicht eigentlich

- Kinesiologie und bzw. den Muskeltest dort anbieten, wo es angemessen, sinnvoll, notwendig oder gefragt ist,
- die Anwendung des Tests transparent machen – privat, als Therapeut und ganz besonders in der Öffentlichkeitsarbeit und in Ausbildungen,
- den Muskeltest einbetten in Kommunikation und ihn als Teil einer solchen behandeln,
- uns bewusst machen, welche Testuntersuchungen sinnvoll sind und welche nicht,

- wo immer es möglich ist, die Resultate auf anderen Wegen nachvollziehen und auf Stimmigkeit prüfen,
- kritische Fragen nicht abwiegeln, Widersprüche nicht leugnen, sondern anerkennen, dass noch etliche Phänomene unbeantwortet sind?

Im kinesiologischen Innenverhältnis geht es noch einen Schritt weiter. Da könnte es heißen, als Therapeut und Ausbilder gern individuell in methodischer Vielfalt zu schwelgen, auf der Suche nach der Essenz aber möglichst an einem Strang zu ziehen, um

- einerseits *mit dem Muskeltest* zu forschen,
- andererseits *den Muskeltest selbst* zu erforschen.

Hierbei brauchen wir Austausch und ehrliche Auseinandersetzung auch mit kritischen Stimmen und unbequemen Fragen.

Wenn wir unsere Achillesferse mancher Unerklärbarkeit nicht mehr verstecken (irgend jemand erwischt sie doch!), haben wir die Chance, Wissenslücken zunehmend zu füllen und den Prinzipien immer mehr auf die Spur zu kommen, um dann nicht zwangsläufig mit einer Stimme, aber doch stimmig und in sinnvollem Zusammenklang in die Öffentlichkeit zu treten.

Welche Schlüsse Sie aus den Anregungen dieses Buches ziehen, liegt zweifellos bei Ihnen. Doch wenn Sie sich mit seinen Hypothesen und Ideen auseinandersetzen wollen, wenn Sie prüfen und mehr erfahren wollen, dann theoretisieren Sie nicht, sondern nehmen Sie sich ausreichend Zeit, vorbehaltlos zu beobachten.

- Widmen Sie sich besonders aufmerksam der Selbstwahrnehmung von Überzeugungen.
- Nehmen Sie Lehrinhalte als Möglichkeit oder Wahrscheinlichkeit, aber setzen Sie sicherheitshalber hinter jede Annahme ein Fragezeichen.
- Agieren Sie in einem Bereich, in dem Sie sich so gut auskennen, dass Sie die Ergebnisse prüfen oder adäquat verfolgen können.
- Überprüfen Sie ebenso sorgsam, inwieweit meine Behauptungen, Empfehlungen und Schlussfolgerungen stimmen können.

Es gehört ein langer Atem dazu, vielleicht noch über mehrere Generationen, ein neues Denken so zu etablieren, dass es alltäglich selbstverständlich wird. Allzu frühe Anerkennung durch etablierte Institutionen legt einem freien Gedankengut durch Anwendungsvorschriften schnell eine Zwangsjacke an und nimmt den Bewegungsspielraum, den es braucht, um den Dingen wirklich auf den Grund zu gehen.

Auch wenn es langsamer gehen mag als »per gesetzlicher Verordnung« oder institutioneller Anerkennung, setze ich mehr auf die vielen Bereiche, in denen sich derzeit ein neues Bewusstsein allmählich zu kristallisieren scheint, wie in der Quantenphysik, in der Gehirnforschung, in der Komplementärmedizin, in spirituellen Lehren und vielem mehr.

Die Grundlage wird stabiler, wenn sie von unten her wachsen kann – ähnlich wie beim Kristallisationsprozess: Eine kristalline Lösung ist lange Zeit flüssig bis viskös, sie zeigt noch keine feste, greifbare Struktur. Mancher Tropfen, der dieser Lösung zugefügt wird, mag den Vorgang zunächst auch wieder mehr verwässern. Wenn wir dieser Lösung jedoch weiter »solide« Teilchen hinzufügen, wird sich die Kristallisation fortsetzen. Schließlich erreicht sie den Umschlagpunkt, an dem plötzlich aus der formlosen Masse feste Kristalle werden – stark genug für ein tragfähiges Fundament.

An welcher Stelle dieses Bewusstseins-Kristallisationsprozesses wir heute stehen und wann der Umschlagpunkt zu erwarten ist, können wir nicht wissen. Aber eines ist sicher: Er kommt nur, wenn wir weitermachen, solide Beiträge beizusteuern.

In Anlehnung an den berühmten Ausspruch von Neil Armstrong bei der ersten Mondlandung (»Ein kleiner Schritt für einen Menschen, ein großer Schritt für die Menschheit«) möchte ich dem Muskeltest meine Referenz erweisen durch die Anwandlung seiner Worte:

Der Muskeltest – ein kleines Instrument zum Erkennen, ein großes Instrument auf dem Weg zur Erkenntnis!

Danke!

Ohne die verständnisvolle Unterstützung etlicher Freundinnen und Begleiter wäre dieses Buch nie zustande gekommen. Ich danke allen, die über mehrere Jahre die wiederkehrenden Klagen, Krisen und Konflikte mitgetragen oder aufgefangen haben, die in mir brodelten. Ich danke Nina, die sich dadurch nicht in der klaren, konsequenten Fortsetzung unserer gemeinsamen Arbeit beirren ließ, ich danke Johanna und Bärbel für das geduldige Ohr und die immerwährenden Ermutigungen, ich danke allen meinen Freundinnen und Freunden, die mich in so manch schwierigen Situationen ausgehalten und in meinem Anliegen bestärkt haben. Ganz besonders danke ich Birgit Klein nicht nur für den gelungenen Entwurf des Buchcovers, sondern auch für alle Anregungen und Erkenntnisse, die durch unsere immerwährenden Diskussionen zum Thema Muskeltest möglich wurden.

Ich danke Ulrike Haberfellner für die »Kontroll-Lesung« und ihre konstruktiven Rückmeldungen. Ich danke Herrn Martin Brugger vom Oesch Verlag für die Neugier auf meine »Botschaften«, für das geduldige Ausharren bis zur Geburt des fertigen Manuskripts und für die verlegerische Bearbeitung sowie Herrn Dr. Werner Jopp als Lektor für das kooperative Ringen um Begrifflichkeiten.

Ich danke meinen Ausbildern für alles das, was ich bei ihnen lernen durfte, und allen Patienten, die mich an Grenzen zu neuen Erkenntnissen geführt haben. Ich danke ganz besonders allen Kursteilnehmerinnen und Ausbildungsabsolventen, die mich durch Anregungen, Fragen, Unsicherheit und Diskussion oftmals »getriezt« haben – nur so war es möglich, in eine tiefere Auseinandersetzung mit der Materie zu gehen.

Ich danke allen wohlwollenden Kritikern, vor deren Urteil ich mich zwar jedes Mal wieder ein bisschen fürchte, aber erleben darf, dass es sie, mich und das Buch weitergebracht hat – und zu verschmerzen war es auch.

Ich danke dem großen Geist, Gott, dem Universum für die trickreiche und liebevolle Führung, mit der ich an die Hand genommen wurde, um ein faszinierendes Thema durchleuchten und mit anderen Menschen teilen zu dürfen – möge es zum Wohle und Besten des Ganzen wirken!

Literatur

Zum Thema Kinesiologie und zu den in diesem Buch angesprochenen Themen gibt es eine unüberschaubare Fülle interessanter Bücher. Um niemanden zu favorisieren oder zu übergehen, beschränke ich mich hier auf die Veröffentlichungen, die im Text erwähnt wurden.

Diamond, John: *Leben als Cantillation,* Freiburg 1991.

Dürr, Hans-Peter: *Auch die Wissenschaft spricht nur in Gleichnissen.* Freiburg 2004.

Hirschi, Gertrud: *Mudras – FingerYoga für Gesundheit, Vitalität und innere Ruhe.* München 2003.

Keding, Christa: *Gesund durch analytische Kinesiologie. Der Muskeltest als Brücke zu ganzheitlicher Heilung.* 7. Auflage, Jopp/Oesch, Zürich 2007.

–: *Gesund durch psychologische Kinesiologie. Die Kraft der Psyche als Tür zur Heilung.* 6. Auflage, Jopp/Oesch, Zürich 2007.

Krebs, Charles T.: *Wie der Muskeltest funktioniert.* Freiburg 1993.

Mahr, Albrecht: *Konfliktfelder – wissende Felder. Systemaufstellungen in der Friedens- und Versöhnungsarbeit.* Heidelberg 2003.

Mardorf, Elisabeth: *Das kann doch kein Zufall sein!* München 1997.

Popp, Fritz-Albert: *Biologie des Lichts.* 1984.

–: *Neue Horizonte in der Medizin.* Heidelberg 1983.

Schulz von Thun, Friedemann: *Miteinander reden.* Band 1–3, Hamburg 1981.

Sheldrake, Rupert: *Der siebte Sinn des Menschen.* Bern 2003.

Spitzer, Manfred: *Nervensachen.* Frankfurt am Main 2005.

–: *Nervenkitzel.* Frankfurt am Main 2006.

Watzlawick, Paul: *Wie wirklich ist die Wirklichkeit.* München 2005.

Vom Verlag zusätzlich empfohlene Bücher:

Baureis, Helga / Wagenmann, Claudia: *Kinder lernen leichter mit Kinesiologie. Lern- und Konzentrationshilfen – Ratgeber für die Familie.* 3., verbesserte Auflage, Oesch, Zürich 2006.

Baureis, Helga: *Du wirst ja immer jünger! Die besten Tipps für die schönsten Jahre.* Jopp/Oesch, Zürich 2007.

Hoffmann, Marion: *Muckis und Köpfchen. Kinesiologische Übungen und Tipps für gestresste Kids.* Oesch, Zürich 2008.

Keding, Christa: *Der große Kinesiologie-Ratgeber. Ganzheitliche Heilung durch den Muskeltest. Analytische und psychologische Kinesiologie.* Gesamtausgabe beider Bücher. Oesch, Zürich 2006.

Von Rosen, Jürgen Freiherr: *Die Dr. von Rosen-Kur. Entschlackung, Ernährung, Bewegung: ganz natürlich gesund.* Oesch, Zürich 2008.

Rosenbach, Victoria: *Kinesiologie für Mutter und Kind. Ganzheitliche Hilfe während Schwangerschaft, Geburt und der ersten Lebensjahre.* Oesch, Zürich 2008.

Die Auflösung der Denksportaufgabe von Seite 92:

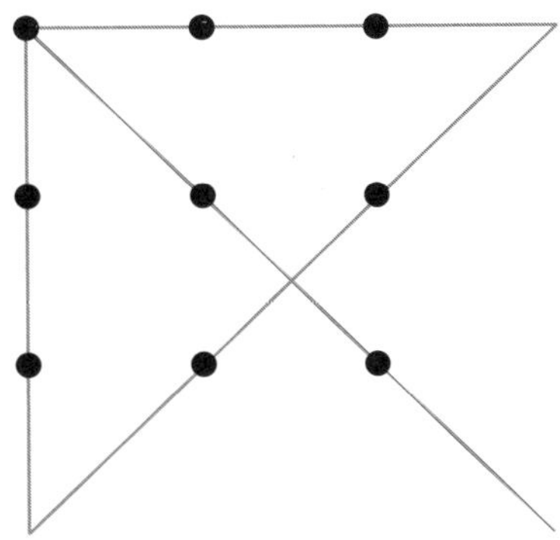

Wenn Sie interessiert sind an der therapeutischen Arbeit mit dem Muskeltest und den Elementen der analytischen Kinesiologie, informieren wir Sie gerne über unsere Seminare und Ausbildungen unter folgender Adresse:

AITIA – Akademie für Ätiodiagnostik und Individualheilkunde
Leitung: Dr. med. Christa Keding
Eggerstedtstraße 64
22765 Hamburg
Tel. 040 – 380 11 746

Im Internet finden Sie uns unter www.aitia-akademie.net

Meine eigenen Erfahrungen

Meine eigenen Erfahrungen

Meine eigenen Erfahrungen